엄마와 딸이 함께 읽는 **여성건강백서**

0세가, 100세까지 건강하게

P 堂
Publishing House

초 판 인 쇄	2015년 8월 25일
초 판 발 행	2015년 8월 31일
지 은 이	이화여자대학교 의료원
펴 낸 곳	P당
주 소	서울시 마포구 서교동 343-1 서문빌딩
대 표 전 화	02) 539-9143
팩 스	02) 539-9177
전 자 우 편	pdang@pdang.net
신 고 번 호	313-2008-000004호
I S B N	978-89-969372-3-4 23510
도 서 공 급	타래 02)2277-9684~5

값 16,500원

잘못 만들어진 책은 서점에서 교환하여 드립니다.

엄마와 딸이 함께 읽는 **여성건강백서**

여자, 100세까지 건강하게

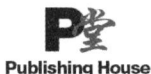

발간사

독자 여러분, 안녕하십니까?

건강에 대한 관심이 증가하고 의료 기술이 발전하면서 본격적인 수명 100세 시대에 들어섰습니다. 이제 '얼마나 오래 사느냐'가 아니라 '노후를 어떻게 살아갈 것인가'가 중요한 문제로 대두되고 있습니다. 노후의 삶의 질을 좌우하는 것은 바로 '건강'입니다. 〈여자, 100세까지 건강하게〉는 이런 시대적 필요에 발맞추어 여성들이 건강하고 아름다운 삶을 가꿔가는 데 도움을 드리고자 출간되었습니다.

여성 건강을 선도해온 이화여자대학교 의료원은 여성의 몸과 마음을 가장 잘 이해하는 병원입니다. 여성을 향한 이화여자대학교 의료원의 사랑은 1887년 한국 최초의 여성 병원인 '보구여관(保救女館)' 설립과 함께 시작되었으며, 이후 다양한 연구와 진료 경험을 쌓으며 여성 건강 증진을 위해 노력해 왔습니다. 그에 힘입어 매년 정부에서 전국 의료기관을 대상으로 시행하고 있는 유방암, 대장암, 폐암, 급성심근경색증, 뇌졸중 등 중증질환 분야에 대한 의료질 평가에서 잇달아 최고 등급인 1등급을 획득해 환자 안전과 의료 서비스 품질이 국내 최고임을 인정받았습니다.

그동안 여성 질환 예방의 길잡이를 자처하며 많은 노력을 해왔지만, 아직도 많은 여성이 건강의 사각지대에 놓여 있습니다. 병원을 멀리하고 증상이 나타나도 그저 참기만 하다가 결국 병세가 걷잡을 수 없이 진행된 후에야 병원을 찾는 여성 환자를 만나면 안타까운 마음을 금할 수가 없습니다. 또한 노후에 질환이 발병하면 늘그막에 무슨 영화를 보겠다고 치료를 받느냐며 치료를 거부하는 분들도 있습니다. 그러나 70세에 질환이 발견되었다고 해도 100세까지는 30년이라는 시간이 남아 있습니다. 향후 30년의 여생 동안 질환으로 고통을 받을 수도 있어 적극적인 태도가 필요합니다. 즉 아름답고 행복한 노후 준비는 건강에서부터 시작됩니다.

이 책에는 수명 100세 시대를 맞아 여성의 건강을 지키기 위해 여성 4대 암부터 골반장기 탈출증이나 폐경, 화병 같은 여성들만의 질환, 중년 여성의 다이어트와 섹스에 관한 실생활에 밀접한 문제와 노년기에 겪을 수 있는 노안과 백내장, 관절염, 치매, 임플란트, 수면건강 등 전반적인 건강 문제를 폭넓게 다루고 있습니다. 이화여자대학교 의료원이 자랑하는 각 분야 전문의들의 가장 실용적이고 구체적인 의학적 조언을 담았습니다. 또한 진료실에서만 만나던 근엄한 모습의 의료진이 아닌 캐리커처를 통한 친근한 모습으로 독자 여러분께 더 가까이 다가가기 위해 노력했습니다.

비록 작은 책 한 권이지만 〈여자, 100세까지 건강하게〉가 부디 건강하고 아름다운 노후를 준비하는 여성들에게 든든한 이정표가 되길 기대해봅니다. 앞으로도 이화여자대학교 의료원은 여성 건강증진을 위해 최선을 다함으로써 여러분의 사랑과 관심에 보답하겠습니다.

이화여자대학교 의료원 편집실

목차

1장 여성 4대 암 극복하기

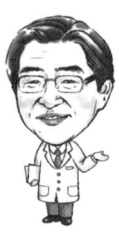

얼마든지 예방할 수 있어요
유방암 13
문병인 교수

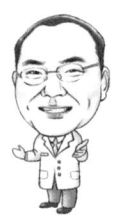

여성암 1위인
갑상선암 25
임우성 교수

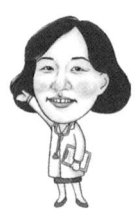

정기 건강검진으로 발병률을 낮춰요
대장암 37
정성애 교수

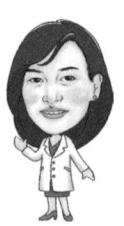

조기에 발견하면 완치할 수 있어요
위암 53
심기남 교수

2장 예방이 중요한 부인과 질환

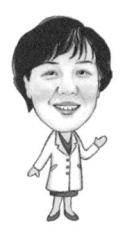

백신으로 예방할 수 있어요
자궁경부암 73
문혜성 교수

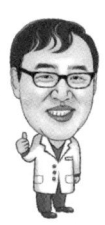

엄극복 여사의 투병기
난소암 89
주웅 교수

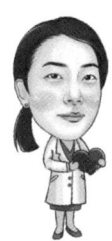

늘그막에 또 한 번의 산고?
골반장기 탈출증 105
이사라 교수

3장 남성과 다른 여성의 치료

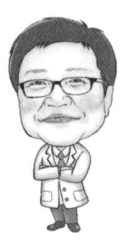

잘못된 상식이 더 위험해요
뇌졸중과 만성두통 125
김용재 교수

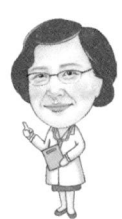

말없이 찾아오는 중년의 불청객
여성심장질환 141
신길자 교수

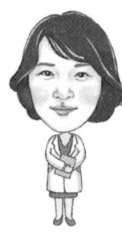

가슴이 타는 듯한 통증, 혹시?
위식도역류질환 163
정혜경 교수

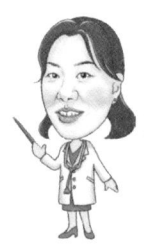

양심적인 한국 사람들의 고질병
화병 175
임원정 교수

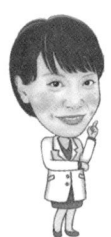

40대 이후
다이어트법은 따로 있다! 183
심경원 교수

4장 중년 여성 질환

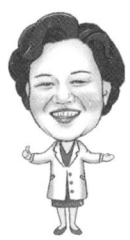

마음의 감기라고 생각하세요
중년우울증 *197*
연규월 교수

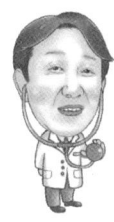

당당하고 성숙한 사랑 만들기
중년의 섹스 *213*
심봉석 교수

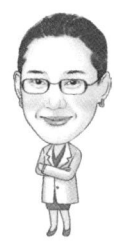

숨기지 말고 병원으로 오세요!
여성비뇨기질환 *227*
윤하나 교수

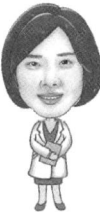

건강한 여성들의 즐거운 중년 맞기
폐경과 골다공증
247
정경아 교수

5장 노년 여성 질환

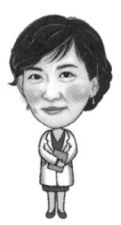
여성의
수면장애 271
이향운 교수

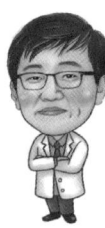
무릎 관절이 편안해야 노년이 행복하다
무릎 관절염 287
유재두 교수

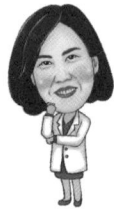
여성의
치주질환과 임플란트 299
방은경 교수

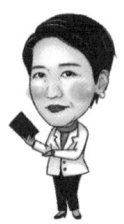
여성,
치매 없이 101세까지
311
정지향 교수

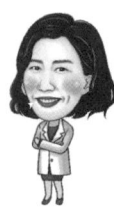
여성의 안과질환
안구건조증 · 백내장 · 녹내장 333
전루민 교수

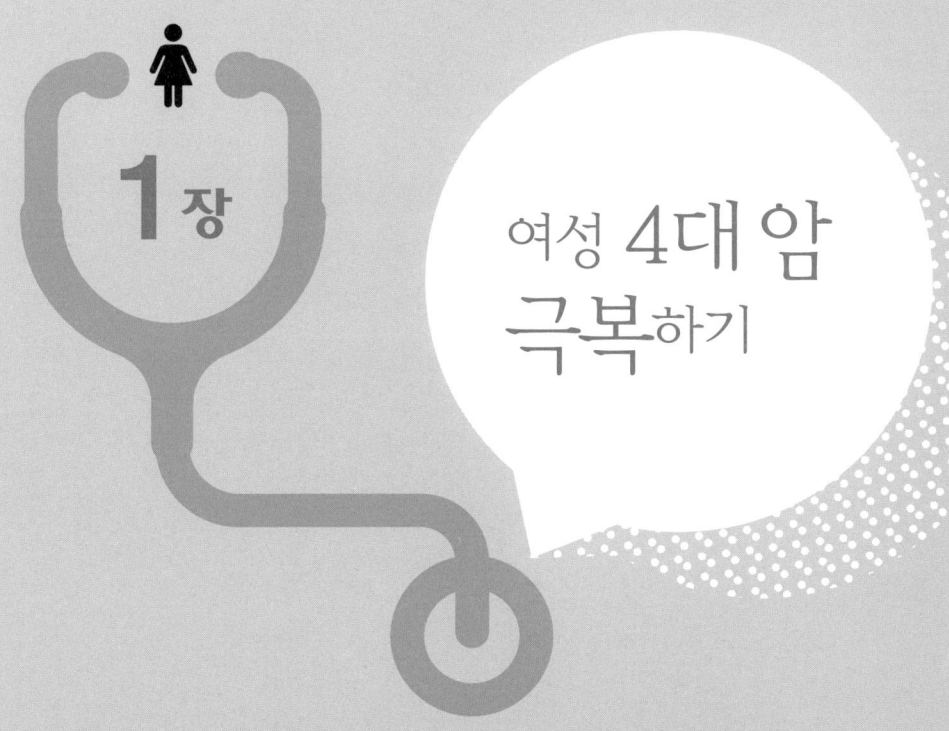

1장 여성 4대 암 극복하기

여성 4대 암이란 갑상선암, 유방암, 위암, 대장암으로 여성암 환자 중 60% 이상에 해당되는 여성의 주요 질환입니다. 이화여자대학교 의료원은 여성들에게 가장 많이 발생하는 4대 암을 선정, 각 전문 의료진이 여성 4대 암에 대한 예방, 치료, 예후 등의 치료 경험과 정보를 알려드립니다.

얼마든지 예방할 수 있어요
유방암

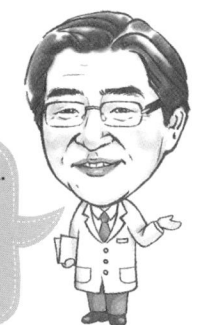

- 콩류와 과일, 야채, 녹차, 비타민 D, 저지방 고섬유식을 즐겨 드세요.
- 과다한 음주와 고지방식, 과다한 탄수화물 섭취는 피해 주세요.
- 규칙적인 운동은 유방암의 위험도를 낮춰줍니다.
- 매월 한 번씩 일정한 날짜를 정해 자가검진을 시행하세요.

이대여성암병원 유방암·갑상선암센터
문병인 교수

갑상선암을 이겨낸 가수 엄정화와 위암으로 안타깝게 세상을 떠난 배우 장진영, 그리고 유방암 판정을 받은 후 힘든 투병 끝에 건강을 되찾은 배우 오미희까지 우리는 일상에서 대중 매체를 통해 연예인들의 암 소식을 자주 전해 듣게 된다.

특히 갈수록 국내외에서 유방암에 대한 경각심과 의식 향상을 위한 캠페인이 늘어나고 있다. 해외 유명 연예인들이 유방암 근절을 위한 '핑크 리본 캠페인'을 시작한 것을 계기로, 국내에서도 배우 전인화와 이영애 등이 유방암 홍보대사로 활동한 바 있으며 최근에는 각종 사진전과 마라톤 등 다채로운 행사들을 통해 유방암의 인식 확산과 조기검진의 중요성을 알리고 있다.

유방암은 최근 10년간 약 3배 정도 증가할 만큼 국내에서 발병률이 높은 추세를 보이고 있어 예방과 자가진단에 대한 중요성이 날로 커지고 있다. 2012년 보건복지부 통계에 의하면 유방암은 우리나라 여성암 발생률에 있어 갑상선암에 이어 2위를 차지하고 있으며 이는 남녀 통틀어 5위를 기록하는 수치다.

갈수록 유방암의 발병률이 높아지는 까닭은 무엇일까? 유전과 여성호르몬, 환경 호르몬, 비만, 과거의 방사선 노출 경력 등의 기존 위험 인자들 외에도 최근 유방암 발생이 증가하는 원인으로 여성의 늦은 결혼과 출산, 서구화된 식습관 등이 손꼽히고 있다.

특히 우리나라에서 유방암은 40대 여성에서 많이 발생하고 있다. 그 원인은 40대 여성들이 1960년 이전에 출생한 50대 여성들보다 서구식 생활을 해온 기간이 길기 때문이라는 분석이다. 앞으로도 유방암의 발병은 더욱 증가할 것으로 전망되며 이에 따른 예방의 중요성이 대두되고 있다.

유방암의 예방과 함께 가장 중요한 것은 바로 조기발견이다. 조기발견은 무엇보다 치료 후의 완치 가능성을 매우 높여 주고 있으며 암 치료에 있어서 가장 두려워하는 항암치료를 피할 수 있는 장점이 있다. 또한, 수술 범위를 축소시켜 줌으로써 미적 만족도를 증가시킨다.

그렇다면 어떻게 유방암을 예방할 수 있을까? 유방암 주 발생 연령인 40대를 기준으로 예방법 및 조기 검진에 대해 알아보자.

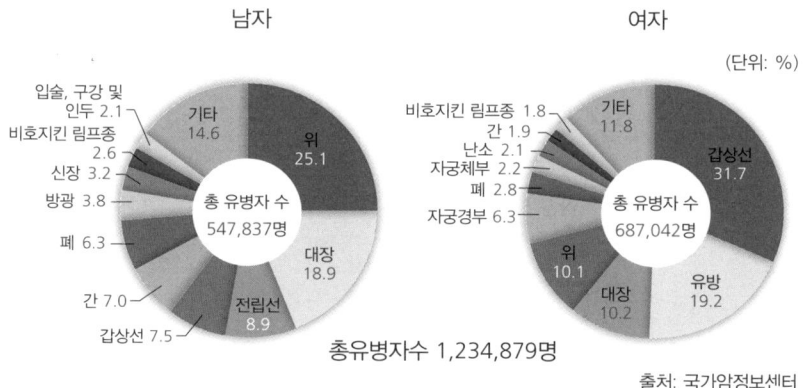

그림 1. 성별 주요 암종 유병자 분율: 2012년

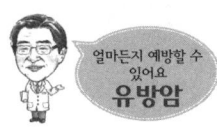

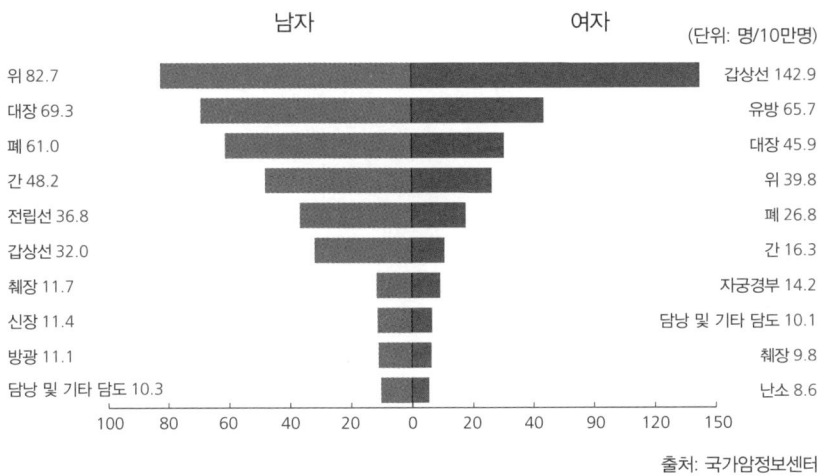

그림 2. 성별 10대 암종 조발생률: 2012년

유방암 예방에 좋은 음식과 피해야 할 음식이 있나요?

1. 유방암 예방을 위해 이것만은 챙겨 드세요

　유방암 예방에 있어서 가장 중요한 것은 무엇보다도 균형 잡힌 식사를 하는 것이다. 가령 아무리 몸에 좋은 음식이라도 한 가지만 주로 먹게 되면 우리 몸에서 필요한 영양소들을 골고루 공급해 주지 못하고, 결국 유방암을 예방하기보다는 우리 몸에 더욱 해가 된다. 유방암 예방에 있어 추천되고 있는 식품들은 콩류 및 콩 제품, 과일 및 야채, 녹차, 비타민 D, 저지방 고섬유식 등이다. 홍삼은 면역 기능을 증강시키는 측면에서는 긍정적인 부분이 있지만 아직까지는 이에 대한 충분한 연구가 없기 때문에 권장되지 않는다.

1) 콩류 및 콩 제품

 콩이 유방암 예방에 좋다는 것은 이미 널리 알려져 있다. 동양인들이 콩으로 만든 두부와 두유, 비지, 된장국 등을 많이 섭취하고 있기 때문에 서양인보다 유방암의 발생이 적다는 분석도 있다.
 콩은 식물성 여성호르몬인 피토케미컬(Phytochemicals)과 피토에스트로겐(Phytoestrogens)을 많이 포함하고 있으며 이것이 여성호르몬 수용체의 발현을 낮게 하여 유방암 억제에 기여하게 된다. 특히 청국장의 경우는 식물성 여성호르몬의 일종인 이소플라본(Isoflavones)이라는 물질이 많이 들어 있으며, 이는 선택적 에스트로겐 수용 조절체(Selective Estrogen Receptor Modulator)로 작용하여 유방암을 예방하는 것으로 알려져 있다.
 성인기 이후에는 콩류 섭취가 유방암 예방에 거의 효과가 없다는 연구가 있지만, 논란의 여지가 있는 만큼 아직도 연구되어야 할 항목 중의 하나이다.
 폐경기 여성은 갱년기 증상으로 인해 호르몬 대체 요법을 받는 경우가 많다. 이러한 호르몬 대체 요법이 유방암 발생률을 증가시킨다는 분석도 있는데, 콩류를 섭취함으로써 식물성 여성호르몬을 얻어 갱년기 증상 호전에 도움을 받고 유방암도 예방할 수 있으니 일석이조인 셈이다. 이외에도 비타민 E, 검은 노루 삼약초, 붉은토끼풀, 달맞이유, 동콰이(다년초 멧두릅속 식물) 등이 갱년기 증상 호전에 효과가 있다고 하나 이에 대한 연구는 더 필요하다.

2) 과일 및 야채

 과일 및 야채를 섭취하면 항산화제와 섬유소 등을 통해 유방암을 억제할 수 있다. 양배추와 브로콜리 등에 많은 인돌-3-카비놀(Indol-3-Carbinol)은 에스트로겐 농도를 저하시켜 유방암 발생을 억제하는 것으로 알려져 있으며, 당근과 호박, 고구마 등 적황색 채소와 브로콜리, 시금

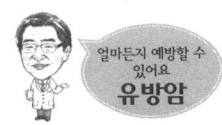

치 등 진한 녹색의 채소는 암 발생을 억제하는 데 효과적이다. 한 연구에 의하면 하루에 5개 이상의 야채나 과일을 섭취하는 사람이 2개 미만의 과일과 야채를 소비하는 사람보다 유방암의 위험률이 0.64배로 현저히 낮았다. 이 때문에 하루에 3~5회 이상 채소와 과일을 섭취하고, 특히 성장기 아이들에게 이러한 식습관을 키워주는 것이 유방암 예방에 있어 매우 중요한 요소이다.

3) 녹차

녹차 성분인 폴리페놀, 카테킨은 항산화 작용을 가지고 있으며, 이는 유방암 조직의 혈관 성장을 둔화시킨다. 또한, 에스트로겐 농도를 저하시켜 유방암 성장을 억제하는 것으로 알려져 있어 유방암 예방에 좋은 음식이다. 하지만 녹차를 발효시킨 홍차의 경우에는 녹차에 비해 폴리페놀의 양이 상대적으로 적게 함유돼 있다.

4) 유제품, 비타민 D, 칼슘

우유는 칼슘과 비타민 D가 풍부하다. 일부 연구에서 우유 속의 인슐린 유사 성장인자(Insulin Like Growth Factor I: IGF-1)가 유방암을 유발할 수도 있다고 보고하였으나 그 양이 극미하여 영향이 없으며, 칼슘과 비타민 D 효과로 오히려 유방암을 예방할 수 있는 식품이다. 최근 연구 결과에 의하면 칼슘과 비타민 D의 효과는 폐경 전 여성에 있어서 더욱 우수한 효과를 보이고 있다. 그래서 유방암을 예방하기 위해 성인은 하루에 1컵, 소아와 청소년의 경우는 하루 2컵씩의 우유 섭취가 권장되고 있다.

2. 유방암 예방을 위해 이것만은 피해 주세요

유방암 예방을 위해 섭취해야 할 음식도 있지만 반대로 피해야 하는 것도 있다. 과다한 음주와 고(高)지방식, 과다한 탄수화물 섭취 등이다.

1) 음주

음주는 유방암 예방을 위해 절대적으로 피해야 한다. 유방암과 음주에 관한 연구사례를 보면 매일 맥주 1잔을 마실 경우 유방암 위험률이 3~4% 증가하고, 이보다 4배 정도를 더 마실 경우 30%가량의 유방암 위험성이 증가한다고 알려져 있다. 최근 여성의 음주 비율이 과거에 비해 증가하고 있는데 이러한 것도 우리나라의 유방암 증가와 밀접한 관련이 있을 것으로 분석된다. 알코올이 체내의 에스트로겐의 농도를 증가시키는 것과 관련해 음주에 의한 유방암의 증가는 호르몬 수용체가 있는 사람에게만 제한된다는 보고가 있는데, 이에 대한 연구는 계속 진행 중이다.

2) 고지방식

지방이 많은 음식을 섭취하면 정말 유방암 발병에 좋지 않은 영향을 끼칠까? 정답은 '지방의 종류에 따라 다르다'이다. 수많은 연구 결과에도 불구하고 식이 지방과 유방암의 관계는 명확히 밝혀지지 않았다. 동물 실험 결과에서 고지방식을 많이 섭취한 경우 유방암의 발생이 증가하는 것으로 나타났으나, 지방을 많이 섭취한다고 해서 유방암의 위험성이 증가하는 것은 아니며 지방의 종류에 따라 효과가 다른 것으로 알려져 있다. 이 중 동물성 지방이 유방암의 증가와 관련이 있으며 등푸른생선에 포함된 지방이나 오메가3 지방산 등은 오히려 유방암 발생

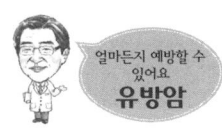

을 감소시키는 것으로 나타났다. 따라서 지방을 많이 포함한 육류나 마가린, 버터 등의 섭취를 줄이고 등푸른생선이나 올리브유 등과 같이 오메가3 지방산이 풍부한 음식을 섭취하는 것이 좋다.

3) 탄수화물 과다 섭취

탄수화물의 과다한 섭취는 유방암의 위험성을 증가시키는 것으로 알려져 있다. 탄수화물이 인슐린에 대한 저항성을 유발시켜 체내 포도당 농도를 증가시키기 때문이다. 한 연구에서는 당이 높은 식품을 섭취한 상위 20%의 사람들에게서 하위 20%의 경우보다 유방암 발생이 1.08배 높은 것으로 분석됐으며, 또 다른 연구에서도 당을 많이 섭취하는 사람들에게서 적게 섭취하는 사람보다 유방암 발생률이 1.14배까지 높다고 보고했다. 이와 같이 탄수화물의 과다한 섭취는 유방암의 위험성을 증가시킬 수 있으므로 적절한 양의 탄수화물을 섭취할 필요가 있다.

4) 기타

고기를 먹을 때는 가급적 직화 방식은 피하고 탄 부분은 섭취하지 않는 것이 좋다. 어육류를 직접 불에 구워서 섭취할 경우 발암 물질인 헤테로사이클릭아민이나 벤조피렌 등이 발생할 수 있기 때문이다. 또한, 햄과 같이 어육류를 가공한 음식을 피하는 것도 유방암 예방에 도움이 된다.

유방암 예방약, 효과가 있나요?

유방암의 위험이 큰 사람이나 수술을 받은 경우 보조 약제를 사용한다. 유방암으로 수술받은 여성의 혹이 호르몬 수용체를 발현하는 경우 항호르몬제를 5년간 투여하거나, 일부 경우 항암제를 장기간에 걸쳐 투약하는 경우가 그 예이다. 한 연구에서는 암에 걸린 적 없으나 폐경 후 유방암 위험도가 높은 여성에게 타목시펜과 랄록시펜이라는 약제를 투여했더니 유방암의 발생이 약을 투여하지 않은 군에 비해 60% 정도 감소됐다는 결과가 보고되기도 했다. 이 때문에 약제를 사용하는 경우는 유전으로 인한 암 발생의 가능성이 높은 경우이거나 폐경기 후의 여성에게 추천되며 일반적으로는 통용되지는 않는다.

운동으로도 유방암을 예방할 수 있어요

우리나라에서 발표된 한 연구에 따르면 운동 1회당 30분 이상, 그리고 일주일에 3회 이상을 꾸준히 운동하였을 때 폐경 후 여성에서 유방암의 발생을 반 정도 줄일 수 있다. 또한 미국 암 센터에서는, 일주일에 4시간 이상의 운동을 규칙적으로 하는 경우 여성호르몬 수치를 감소시켜 유방암의 위험도를 낮출 수 있으며 이러한 운동의 효과는 정상 체중 또는 약간의 저체중 여성에서 극대화된다고 전한다.

운동은 우리 몸의 적정 체중을 유지함과 동시에 유방암 발생에 기여하는 여성호르몬 수치를 감소시켜 줌으로써 유방암 예방에 기여하게 된다. 그렇다면 어떠한 운동들이 유방암 예방에 도움이 될까? 적절한 유산소 운동과 근력 운동 같은 무산소 운동을 병행하는 것이 좋으며, 특히 걷기나 뛰기 등 어느 정도 땀이 나는 유산소 운동이 추천된다. 한 번에 30분에서 1시간 정도, 1주일에 3~4시간 이상이 적당하다.

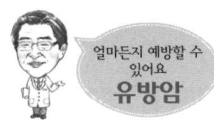

나도 혹시 유방암?

1. 유방암 조기에 발견하려면

유방암을 조기에 발견할 수 있는 방법으로는 자가검진 방법이 대표적이다. 또한, 전문가의 신체 검진 그리고 유방 촬영 및 유방 초음파와 같은 영상학적 진단 방법 등이 있다.

한국유방암학회의 권고 사항에 따르면 보통 30세 이상의 여성은 매월 유방 자가검진을 받도록 하며 35세 이상의 여성에서는 2년 간격으로 의사에 의한 임상 진찰, 40세 이상의 여성들은 1~2년 간격으로 의사에 의한 임상 진찰 및 유방 촬영술, 그리고 고위험군에 대해서는 전문가와 상의하도록 권유하고 있다.

참고로 우리나라 여성의 경우에는 서양 여성에 비하여 상대적으로 치밀 유방(유방의 유선 조직이 많이 발달해 있는 유방)의 빈도가 높기 때문에 혹이 있어도 유방 촬영술에서 잘 안 나타나는 경우가 있다. 이런 경우에는 유방 초음파가 유방암의 진단에 많은 도움이 될 수 있다.

2. 유방암, 스스로 진단하는 방법은?

유방암의 자가검진 시기는 폐경 전 여성의 경우는 생리가 끝난 직후 일주일 전후가 가장 좋은 시기이다. 임신이나 폐경 등으로 생리가 없는 여성의 경우는 매월 한 번씩 일정한 날짜(예를 들어 매월 첫째 주 토요일)에 시행하도록 한다. 유방 자가검진은 3단계로 나누어 시행할 수 있다.

1) 유방 자가검진 1단계

거울을 보면서 육안으로 자신의 유방을 관찰하여 이상 여부를 판별

1단계

거울을 보면서 육안으로 관찰, 평상시 유방의 모양이나 윤곽의 변화를 비교

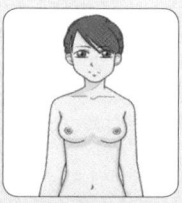

양팔을 편하게 내려놓은 후 양쪽 유방을 관찰한다.

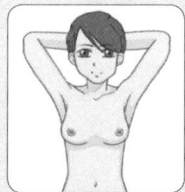

양손을 뒤로 깍지 끼고 팔에 힘을 주면서 앞으로 내민다.

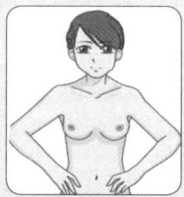

양손을 허리에 얹고 어깨와 팔꿈치를 앞으로 내밀면서 가슴에 힘을 주고 앞으로 숙인다.

2단계

서거나 앉아서 촉진 로션 등을 이용하여 부드럽게 검진

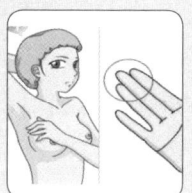

검진하는 유방쪽 팔을 머리 위로 들어 올리고 반대편 2,3,4번째 손가락 첫마디 바닥면을 이용해 검진한다.

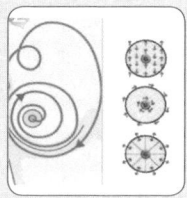

유방 주위 바깥쪽 상단부위에서 원을 그려가면서 안쪽으로 반드시 쇄골의 위, 아래 부위와 겨드랑이 밑에서부터 검진한다. 동전크기만큼씩 약간 힘주어 시계 방향으로 3개의 원을 그려가면서 검진한다. 유방 바깥쪽으로 원을 그리고 좀 더 작은 원을 그리는 식으로 한 곳에서 3개의 원을 그린다.

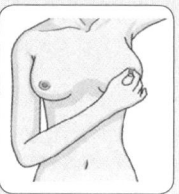

유두 주변까지 작은 원을 그리며 만져 본 후에는 유두의 위아래와 양 옆에서 안쪽으로 짜보아서 비정상적인 분비물이 있는지 확인한다.

3단계

누워서 촉진, 2단계 보완 자세

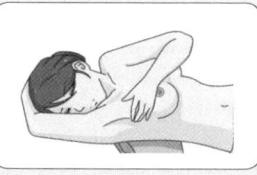

편한 상태로 누워, 검사하는 쪽 어깨 밑에 타올을 접어서 받친 후 검사하는 쪽 팔을 위로 올리고 반대편 손으로 2단계 방법과 같이 검진한다.

출처: 한국유방건강재단

그림 3. 유방 자가검진 3단계. ① 평상시 유방 특성을 파악한 후 ② 매달 정기적으로 ③ 유방 전체를 꼼꼼하게 검진한다.

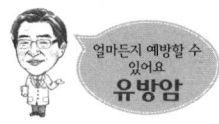

하는 단계다. 먼저 양쪽 팔을 편하게 내려놓은 후 양쪽 유방을 관찰하며, 양손을 머리 위로 올린 후 팔에 힘을 주면서 앞으로 내밀며 유방을 관찰한다. 마지막으로 양손을 허리 위로 올린 후 어깨와 팔꿈치를 앞으로 내밀면서 가슴에 힘을 주고 앞으로 숙이면서 유방을 관찰한다.

2) 유방 자가검진 2단계

서거나 앉아서 유방을 만지면서 검진하는 단계이다. 먼저 검진하는 쪽의 팔을 들어 머리 위로 올리고 반대편 2, 3, 4번째 손가락의 첫마디의 바닥면을 이용하여 유방을 만져본다. 이때 유방 주위 바깥쪽 상단 부위에서 안쪽으로 원을 그려가되 반드시 쇄골의 위, 아래 부위와 겨드랑이 밑에서부터 검진한다. 이후 유두를 짜보아서 비정상적인 유두 분비물이 있는지 확인한다.

3) 유방 자가검진 3단계

누워서 유방을 만지면서 검진하는 단계로, 2단계에서 시행했던 방법과 같다. 이때 검사하는 쪽의 어깨 밑에 수건을 접어서 받친 후 검사하는 쪽의 손을 올린 후 반대편 손으로 검진을 시행한다.

4) 자가검진 시 이상 소견

자가검진에서 이상이 발견되는 경우는 다음과 같다. 한쪽 유방의 크기가 평소보다 커져 있는 경우와 한쪽 유방이 평소보다 늘어져 있는 경우, 평소와 달리 위쪽의 팔이 부어 있는 경우다. 또한, 유두가 평소와 달리 들어가 있거나 피부가 변한 경우, 유방의 피부가 귤껍질처럼 변한 경우, 비정상적인 혹이 만져지는 경우, 유두에서 비정상적인 분비물이 나오는 경우 등은 즉시 전문가의 진찰이 필요하다.

지금까지 살펴본 것처럼 유방암은 식이 습관과 운동 그리고 유방암

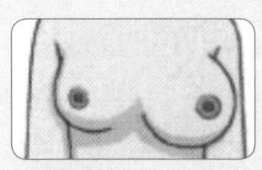
① 한쪽 유방의 크기가 평소보다 커졌다.

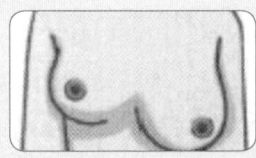
② 한쪽 유방이 평소보다 늘어졌다.

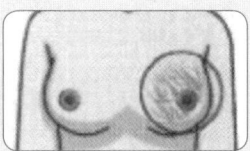
③ 피부가 귤껍질 같다.

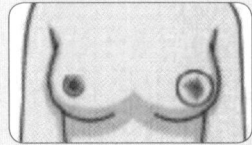
④ 평소와 다르게 유두가 들어갔다.

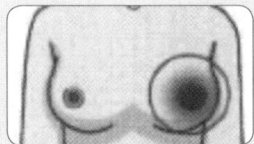
⑤ 유두의 피부가 변했다.

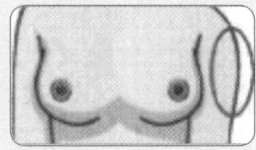
⑥ 평소와 달리 위팔이 부었다.

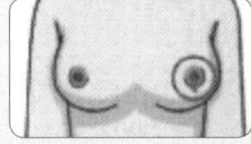
⑦ 유두에서 분비물이 나온다.

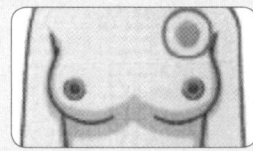
⑧ 비정상적인 덩어리가 만져진다.

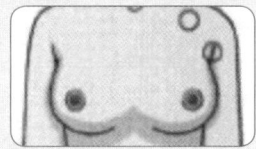
⑨ 림프절이 커져 있다.

그림 4. 유방암 자가검진 이상 소견

의 조기발견으로 예방과 치료의 완치율을 높일 수 있다. 조기 임신과 모유 수유 등이 유방암 예방에 있어서 도움이 된다고 알려져 있으나, 이는 대부분 자녀를 두고 있을 40대 여성의 유방암 예방 활동으로서는 실효성이 떨어진다. 하지만 이러한 정보들을 주변의 20~30대 미혼 여성과 공유한다면 유명 연예인들이 유방암에 대한 의식 향상을 위해 캠페인을 벌이는 것과 같은 효과를 줄 수 있을 것이다. 예방과 조기발견이 중요한 유방암에 대한 경각심은 여러 번 강조해도 지나치지 않는다. 대한민국 모든 여성이 100세까지 건강하게 사는 그 날까지 파이팅!

여성암 1위인
갑상선암

- ✓ 갑상선에서 발견된 결절 중 약 5% 정도만 암으로 진단됩니다.
- ✓ 갑상선암 환자는 영양소를 골고루 섭취하는 것이 중요합니다.
- ✓ 부갑상선 기능이 저하된 경우 칼슘이 많이 함유된 음식을 섭취하세요.
- ✓ 완치될 수 있다는 긍정적인 사고가 가장 중요합니다.

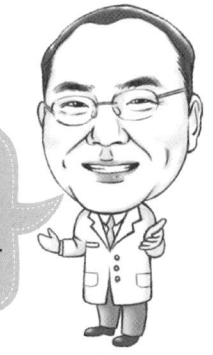

이대여성암병원 유방암 · 갑상선암센터
임 우 성 교수

얼마 전 몇몇 의사들이 갑상선암은 수술하지 않아도 된다는 어처구니없는 발언을 해 갑상선암이 다시 세간의 화제가 되었다. 언론에서는 앞다투어 우리나라 갑상선암 검진 및 수술의 문제점에 대해 일제히 보도하며 국민건강을 위해 갑상선암과 싸우는 의사들을 일종의 사기꾼처럼 몰아간 적이 있었다. 이전에도 갑상선암에 대한 관심이 높아진 사건이 있었는데 일본에서 원자력발전소가 폭발한 것이다. 이유는 방사능의 유출이 인체에 여러 가지 영향을 미치지만, 그중 암의 발생을 증가시키며 방사능에 노출되었을 때 대표적으로 발생하는 암이 갑상선암이기 때문이다.

갑상신암은 우리나라 여성암 중 발생률 1위를 차지한다. 중앙암등록본부의 자료에 따르면 2012년 우리나라에서 발생한 모든 암 224,177건 중 1위는 갑상선암으로 44,007건이며 약 20%를 차지한다. 갑상선암은 남성보다 여성에서 더 많이 발생하는데, 2012년 전체 갑상선암 44,007

건 중 남성은 8,052건, 여성은 35,955건으로 남성보다 여성에서 4.5배 더 많이 발생한다.

전체 갑상선암의 발생을 국가 간에 비교하기 위해서는 연령을 보정한 인구 10만 명당 발생하는 암 환자 수를 비교하는데, 미국에서도 갑상선암의 발생이 매년 증가하여 2012년에 인구 10만 명당 16.3명이 발생하는 것으로 보고되었고, 우리나라의 경우 2012년 인구 10만 명당 62.5명으로 미국에 비해 발생률이 높은 것을 알 수 있다.

갑상선암의 발생이 급격하게 증가하고 있는 것은 전 세계적으로 비슷한 현상이지만 우리나라의 경우를 보면 1999년과 2012년을 비교하였을 때 갑상선암의 발생이 890% 증가하였다.

이러한 증가추세로 미루어 볼 때 2015년에는 갑상선암 환자가 65,829명 발생하며 전체 암 환자 중 약 23%를 차지할 것으로 예측된다.

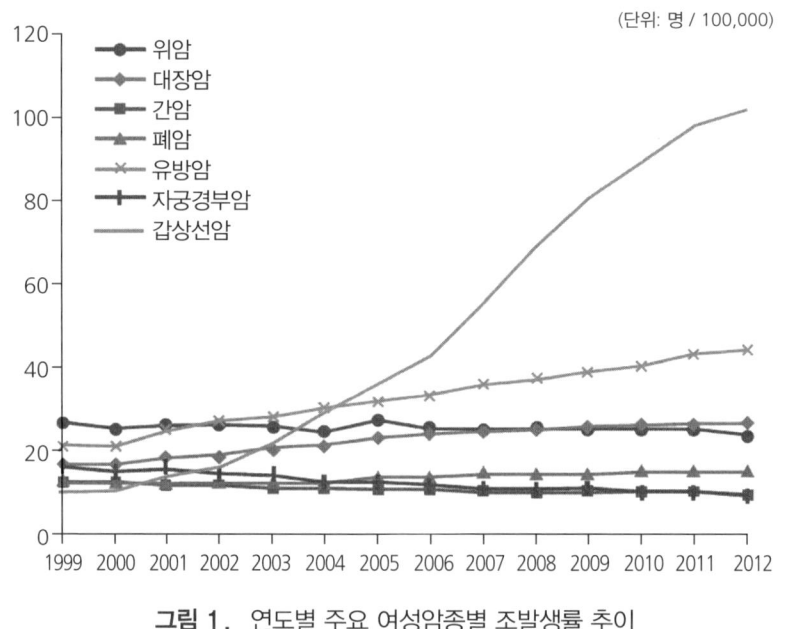

그림 1. 연도별 주요 여성암종별 조발생률 추이

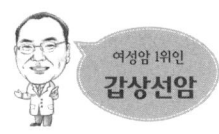

우리나라에서 갑상선암이 가장 많이 발생하는 여성의 연령은 45세에서 59세이다. 하지만 다른 암들이 35세 미만의 젊은 나이에 거의 발생하지 않는 것에 비해 갑상선암은 15~34세 여성 10만 명당 69.6명이 발생하며 같은 연령대의 여성에서의 유방암 발생률은 10.8명으로 젊은 연령의 여성에서도 가장 발생률이 높은 암이다.

갑상선암이 발생하는 이유는?

아직까지 갑상선암이 생기는 원인을 어느 한 가지로 국한해서 설명할 수는 없지만, 유전자 이상과 환경적 요인이 복합적으로 작용해서 생긴다고 생각하고 있다.

갑상선암은 가족력과 관련이 높다. 분화가 좋은 유두암이나 여포암의 경우 5% 정도가 가족력과 관련이 있고 수질암의 경우 25% 정도에서 유전적 요인이 작용한다고 보고되고 있다. 갑상선암도 다른 암과 비슷하게 세포의 유전자 변화에 의해 정상적인 세포가 암으로 발전할 수 있으며, 암으로 변형되는 과정에 관련된 여러 가지 유전자에 대한 연구가 많이 진행되었지만 이러한 유전자의 변화를 일으키는 궁극적인 원인에 대해서는 아직 잘 알려져 있지 않다.

갑상선암의 또 다른 원인으로 환경적 요인을 꼽을 수 있는데, 특히 방사선에 노출된 경우와 요오드 섭취가 부족한 경우 갑상선암의 발생이 증가한다는 연구 결과가 있다. 하지만 우리나라의 경우 삼면이 바다로 되어 있어 해조류의 섭취가 원활하므로 요오드 결핍에 의한 갑상선암 발생은 거의 없다고 할 수 있다. 방사선 노출의 경우 갑상선암과 밀접한 관련이 있는데 1986년 체르노빌 원전사고는 이러한 사실을 정확히 뒷받침하고 있다. 이 사고로 방사능에 노출된 사람들에게서 갑상선암의 발생이 증가하였으며, 이러한 갑상선암은 거의 유두암이었다.

그 외 여성에게서 갑상선암의 발생이 높은 이유로 여성호르몬과 갑상선암과의 연관성에 관한 연구가 진행되었지만, 아직까지 여성호르몬이 갑상선암을 증가시킨다는 뚜렷한 증거는 없다.

갑상선암의 증상과 진단 방법은 무엇인가요?

갑상선에 결절이 있다고 해도 증상이 없는 경우가 대부분이고 정기 건강검진이나 다른 수술을 위한 검사 중 우연히 갑상선에 혹이 발견되는 경우가 많다. 갑상선 결절은 남성에 비해 여성에서 더 많이 발견되는 것으로 알려져 있으며 최근 초음파기기의 발달로 고해상도 초음파를 이용하여 갑상선을 검진하면 인구의 50%에서 갑상선 결절이 발견되는 것으로 보고되고 있다. 하지만 갑상선에서 발견된 결절이 모두 악성인 암은 아니며, 전체 결절 중 약 5% 정도만 암으로 진단되고 대부분은 암이 아닌 양성질환으로 확인된다.

대부분의 갑상선암은 증상이 없지만 가장 흔한 증상은 통증이 없는 혹이 갑상선 부위에서 만져지는 것이다. 또한, 갑상선암이 커짐에 따라 주위 조직을 압박하여 여러 가지 증상이 나타날 수 있는데, 목소리가 변하거나 침이나 음식을 삼킬 때 불편감을 느낄 수 있으며 심한 경우 호흡곤란까지 나타날 수 있다.

증상 없이 초음파 검사에서 결절이 우연히 발견되는 경우, 모양이 불규칙하거나 결절 내에 석회화를 동반하고 있는 경우에는 암이 의심되며, 초음파상 암이 의심되는 경우에는 미세침흡인 세포검사를 통해 암인지 아닌지를 진단하게 된다. 미세침흡인 세포검사를 통한 갑상선암 진단의 정확도는 95% 정도로 매우 높은 편이지만 여포암의 경우는 미세침흡인 세포검사만으로 암의 여부를 진단하기가 매우 어렵다.

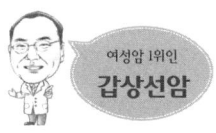

갑상선암의 종류와 단계별 특징(병기)을 알려주세요

 대부분의 갑상선암의 분화도가 좋아 예후가 좋은 갑상선암은 유두암 또는 여포암이다. 분화도가 좋다는 의미는 암세포가 정상세포의 모양과 기능을 어느 정도 가지고 있다는 의미로, 암의 성격이 비교적 온순하며 예후가 좋다. 하지만 일부 분화도가 나쁜 암들은 갑상선암이지만 예후가 안 좋은 암으로, 수질암이나 미분화암이 이에 해당한다.

 분화도가 좋은 갑상선암인 유두암과 여포암은 전체 갑상선암의 약 95%를 차지하며 다른 암에 비해 예후가 좋다. 이러한 분화암의 병기를 구분하는 데 있어 가장 중요한 것이 나이다. 45세를 기준으로 45세 이전이면, 다른 곳으로 원격전이(갑상선과 목의 림프절 이외에 갑상선에서 멀리 떨어진 폐, 간, 뼈 등으로 암이 퍼진 경우)가 없는 경우 암의 크기, 목의 림프절 전이 여부와 관계없이 무조건 1기로 진단된다. 또한, 원격전이가 있다고 하더라도 45세 이전에는 갑상선암 2기로 진단된다. 다른 암인 경우 원격

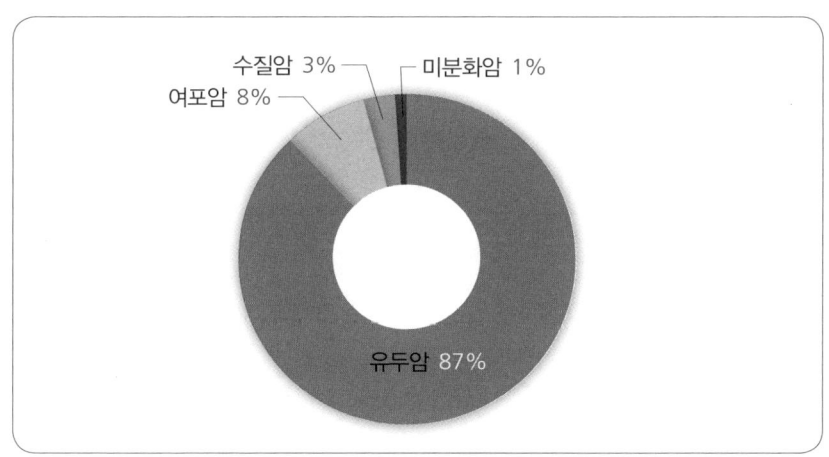

그림 2. 갑상선암의 종류별 발생률

표 1. 갑상선암의 병기별 10년 내 사망률

병기		10년 내 사망률
1기	45세 미만 다른 장기에 전이 없음 45세 이상 2 cm 이하 & 다른 장기에 전이 없음	1.7%
2기	45세 미만 다른 장기에 전이 있음 45세 이상 2~4 cm & 피막내 & 전이 없음	15.8%
3기	45세 이상[피막침범 or 중앙부 림프절 전이(+)] & 다른 장기 전이(−)	30%
4기	45세 이상 다른 장기 전이(+) or 측부 림프절 전이(+)	60.9%

전이가 있으면 4기로 판정되지만, 분화도가 좋은 갑상선암은 다른 곳으로 퍼졌다 하더라도 45세 이전에는 예후가 좋다는 것이다. 하지만 45세가 넘으면 다른 암과 마찬가지로 1기부터 4기까지 분류된다. 암의 크기, 주위 조직으로의 침윤 여부, 림프절 전이 여부, 원격전이 여부에 따라 상세한 병기가 결정되며 그에 따라 예후도 달라진다.

분화도가 좋은 암 중 하나인 유두암은 전체 갑상선암 발생 중 80~90%를 차지할 정도로 가장 흔한 암이다. 흔한 암이지만 조기에 치료하면 예후도 아주 좋아 유두암 1기의 경우 10년 생존율이 98.3%에 이른다. 어느 정도 진행된 2, 3기의 경우에도 10년 생존율이 80%에 가까울 정도로 다른 암에 비해 상당히 예후가 좋다. 하지만 갑상선암이라고 모두 예후가 좋은 것은 아니다. 갑상선암 중 미분화암은 모두 4기로 진단되며 그 예후 또한 매우 불량하다.

전통적 수술로 치료하는 갑상선암

최근에는 내시경이나 로봇을 이용한 갑상선 절제술도 시행되고 있

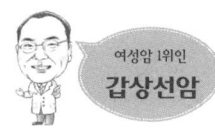

지만, 아직 목 앞부분의 절개를 통한 갑상선 절제술이 주를 이루고 있다. 대부분의 암 치료 원칙은 수술로 암 조직을 깨끗하게 제거하고, 검사상 발견되지 않고 숨어있을지도 모르는 미세 전이를 억제하기 위해 다양한 수술 후 보조치료를 시행하는 것이다. 갑상선암의 치료도 일반적인 암의 치료와 마찬가지로, 암이 생긴 갑상선 및 전이가 있는 경우 림프절을 수술로 제거한 후 수술 후 보조치료로 갑상선호르몬제 복용 및 방사성 동위원소 치료를 하는 것이 원칙이다.

갑상선암의 수술로는 갑상선암이 있는 한쪽 엽만을 제거하는 방법과 갑상선 전체를 제거하는 방법이 있다. 일반적으로 암의 크기가 1 cm 보다 작은 미세갑상선암의 경우 한쪽 갑상선엽과 그 주위에 있는 중앙 경부 림프절을 절제한다. 갑상선의 한쪽 엽만 절제하게 되면 수술시간이 단축되고 그에 따른 합병증이 적게 나타날 수 있다. 또한, 본인의 갑상선이 남아있으므로 기능적으로 유리한 측면이 있다. 하지만 갑상선암의 크기가 작더라도 갑상선 피막을 침범했거나 주위 장기에 침범이 있는 경우, 림프절이나 다른 곳에 전이 소견이 있는 경우에는 갑상선 전절제술을 시행해야 한다. 전절제술과 일엽절제술을 비교하면 장기적으로 관찰했을 때 전절제술에서 재발률이 낮은 것으로 되어있고, 수술 후 방사성 동위원소 치료 및 재발 여부를 판단할 수 있는 검사가 쉬워지는 장점이 있다.

최신 수술 치료는 없나요?

전통적인 갑상선암의 수술방법은 목의 앞부분에 6 cm 정도의 절개를 통해 갑상선을 절제하기 때문에 커다란 흉터를 남기게 된다. 갑상선암은 다른 암에 비해 상대적으로 예후가 좋고 젊은 연령의 여성에게서 많이 발생하기 때문에 수술적 치료 시 완벽하게 암을 제거하는 것 뿐 아니라 흉터를 최소화하거나 보이지 않게 하는 미용적 측면도 중요하게 고려되어 왔다.

목의 앞부분에 커다란 흉터를 남기는 전통적인 갑상선 절제술의 단점을 보완하기 위해, 최근 목의 앞쪽이 아닌 목에서 멀리 떨어진 부위를 절개하여 내시경이나 로봇을 이용해 갑상선을 절제하는 방법이 다양하게 소개되었다.

단순 내시경을 이용하여 수술하는 경우 한계가 있었던 부분까지 보완해주는 수술용 로봇도 도입되어 갑상선암 수술에 활발히 이용되고 있다. 수술용 로봇 중 가장 많이 사용되고 있는 다빈치(Da Vinci)는 환자의 몸에 여러 개의 작은 구멍을 뚫은 후 3차원의 확대 영상을 보여주는 카메라 및 수술용 로봇 팔을 의사가 원격 조정하여 정교하게 수술할 수 있는 장비이다. 다빈치 로봇 수술은 집도하는 의사의 미세한 손 떨림을 보정해 주고 관절이 자유자재로 꺾여 기존 내시경으로는 접근하기 어려웠던 부분까지 쉽고 정밀한 수술을 가능하게 해준다.

로봇을 이용한 갑상선 수술은 현재 우리나라가 전 세계적으로 선도적이고 독보적 위치를 차지하고 있으며, 양성종양 및 초기 암에 대한 안전성과 유용성이 입증되고 있다. 실제로 외국의 외과의들이 로봇 갑상선 수술을 배우기 위해 국내 각 병원으로 연수를 오고 있는 실정이다.

로봇 갑상선 수술의 방법은 접근 방법에 따라 크게 3가지로 나뉜다. 무기하 겨드랑이부 접근 방법은 수술 공간 확보 시 이산화탄소 가스를 사용하지 않고 견인기를 이용하여 갑상선을 절제하는 방법이다. 겨드랑이 부위에 6 cm 정도의 절개창을 이용하여 모든 로봇 팔을 넣거나, 앞가슴 부위에 0.8 cm 정도의 작은 절개창을 추가해 3번째 로봇 팔을 넣어 갑상선 절제를 한다. 수술 절개창이 겨드랑이에 위치하게 되므로 미용적인 효과가 뛰어나다. 이 접근법을 이용한 로봇 갑상선 수술은 2009년 미국 FDA 승인을 받았다.

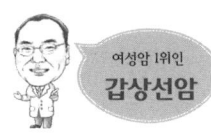

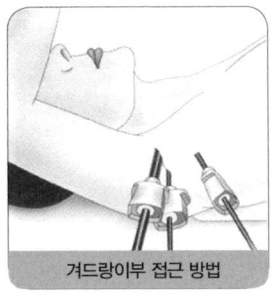
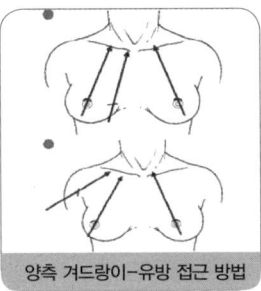
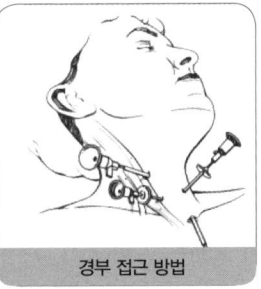

그림 3. 로봇 갑상선 수술의 다양한 접근 방법

양측 겨드랑이-유방 접근 방법은 양측 겨드랑이와 유륜에 1 cm 정도의 절개창을 낸 후 로봇 팔을 넣어 갑상선을 절제하는 방법이다. 절개창이 작아 미용적으로 우수하고 양방향에서 시야가 확보되어 갑상선 전절제술 시 특히 용이하다.

겨드랑이-경부 접근 방법은 겨드랑이와 목의 측면에 절개창을 내 수술하는 방법이다. 목 측면의 절개창은 1 cm 미만의 아주 작은 크기이며, 여성의 경우 머리카락을 내렸을 때 보이지 않는 곳에 위치하므로 미용적으로 우수하고 목 측면의 절개창으로부터 갑상선까지의 거리가 가까우므로 상대적으로 통증이 덜하다.

로봇 갑상선 수술은 기존 내시경을 이용한 갑상선 수술의 단점을 보완하여 보다 정확하고 안전한 수술을 가능하게 한다. 의료기술 발달의 한 부분인 로봇 갑상선 수술의 발전은 암 수술 시 치료적 측면뿐 아니라 미용적 측면을 고려해 환자 삶의 질 향상에 기여하고 있다.

수술 후에도 보조치료가 필요합니다

분화도가 좋은 갑상선암은 수술 후 일반적인 암에서 보조치료로 시행되는 항암화학요법 및 방사선 치료가 필요 없다. 수술 후 갑상선암의 치료에는 크게 갑상선호르몬제 복용과 방사성 동위원소 치료가 있다.

갑상선암으로 수술을 받으면 대부분의 환자는, 특히 갑상선 전절제술을 받은 경우 갑상선 기능이 저하되어 혈액 내에 갑상선호르몬이 부족하게 된다. 우리 몸의 생명 및 대사 유지를 위해서는 갑상선호르몬이 반드시 필요하므로 갑상선호르몬을 보충해 주어야 한다. 우리 몸에 갑상선호르몬이 부족하게 되면 뇌하수체에서 갑상선을 자극하는 호르몬(갑상선자극호르몬: TSH)이 분비되는데, 이 갑상선자극호르몬은 갑상선을 자극하여 갑상선호르몬 분비를 활성화시키는 역할을 하지만 또한 갑상선암세포도 자극할 수 있다. 따라서 갑상선호르몬제의 복용은 갑상선호르몬 보충의 의미도 있지만 갑상선호르몬을 복용함으로써 갑상선자극호르몬의 분비를 억제해 갑상선암의 재발을 낮추는 역할도 한다.

일반적으로 갑상선호르몬제를 얼마나 복용할 것인지 복용량을 결정하는 데 혈중 갑상선자극호르몬의 농도가 기준이 된다. 투여 용량의 원칙은 유리 T4 및 T3의 수치가 정상인 범위에서 갑상선자극호르몬 수치를 최대한 억제하는 것이다. 갑상선암의 고위험군인 경우 갑상선자극호르몬을 $0.1 \sim 0.5$ mU/L 정도로 유지하고, 저위험군일 때는 $0.3 \sim 2.0$ mU/L로 유지되도록 갑상선호르몬제를 복용한다.

수술 후 방사성 동위원소 치료는 혹이 갑상선 피막을 침범하였거나 림프절 전이가 있을 때, 수술 후 잔여 종양이 남아있거나 재발 또는 원격전이가 있을 때 시행한다. 방사성 동위원소 치료는 주로 수술 후 잔여 갑상선 조직을 파괴함으로써 갑상선암의 재발을 억제하기 위해 이용되며, 잔여 종양이 남아있거나 수술 후 재발 또는 원격전이가 있을 때 수술 대신 치료 목적으로 이용된다. 방사성 동위원소 치료는 부작용이 거의 없어 비교적 안전하게 시행될 수 있으며 상기 적응증에 해당되는 경우 치료 효과가 매우 우수하여 권장되지만, 암 크기 1 cm 미만이거나 갑상선 피막의 침윤이 없는 경우, 40세 미만의 젊은 환자에서

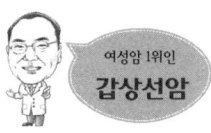

는 재발할 가능성이 낮으므로 방사성 동위원소 치료가 권장되지는 않는다. 치료원리는 갑상선호르몬 생성에 꼭 필요한 물질인 요오드를 이용하는데, 정상적인 체내의 요오드를 저요오드 식이를 통해 고갈시킨 후 남아있는 정상 갑상선 조직이나 암세포들이 요오드에 대한 갈증이 생기도록 만들어 방사성 요오드를 경구 투여한다. 방사성 요오드가 체내로 들어오게 되면 요오드를 필요로 하는 잔여 갑상선 조직 및 암세포들이 선택적으로 방사성 요오드를 흡수하게 되고 이후 방사성 물질로 인해 파괴된다. 방사성 동위원소 치료 과정은 물약이나 알약의 형태로 되어있는 방사성 요오드를 복용하는 것으로 매우 간단하다. 다만 고용량 치료 시에는 주변 사람들에게 방사선이 피폭되는 것을 막기 위해 2일간의 격리입원치료가 필요하다.

치료 후에는 이렇게 관리하세요

대부분의 암 환자들과 마찬가지로 갑상선암 환자들도 수술 후 가장 궁금해하는 것 중 하나가 음식에 관련된 것이다. 어떤 음식이 좋고, 어떤 음식은 피해야 하는지에 대해 많은 질문을 한다. 결론적으로 말하면 갑상선암 환자가 특별히 주의해 피해야 할 음식은 없다는 것이 정설이다. 특히 갑상선이 요오드와 밀접한 연관이 있으므로 요오드가 많이 함유된 미역, 김, 다시마 등의 해조류를 섭취하면 안 된다고 생각하는 환자들이 많은데 이는 잘못된 생각이다. 다량의 요오드가 농축된 건강보조식품을 섭취하는 것이 영향을 미칠 수 있지만 이미 갑상선을 제거한 환자의 경우 일상적인 식사에서 섭취하는 해조류에 포함된 요오드의 양은 걱정하지 않아도 된다. 다만 갑상선암으로 수술 후 방사성 동위원소 치료를 받아야 하는 경우 치료 전 일시적으로 과다한 요오드 섭취를 제한하는 경우는 있다. 우리나라 사람들이 많이 섭취하는 된장,

콩, 생선, 육류, 나물 등의 음식들도 전혀 문제가 되지 않으며 갑상선암의 재발을 막는 특별한 식이요법은 없다. 따라서 균형 잡힌 식단으로 영양소를 골고루 섭취하는 것이 중요하다. 일부 갑상선암 환자에게서 수술 후 부갑상선 기능이 떨어지는 경우가 있는데 부갑상선 기능이 저하되면 체내의 칼슘 농도가 감소되므로 칼슘이 많이 함유되어 있는 음식을 섭취하는 것이 도움이 된다. 또한, 적절한 운동으로 적정 체중을 유지하는 것이 중요하고 마지막으로 갑상선암은 완치될 수 있다는 긍정적인 사고를 갖고 생활하는 것이 무엇보다 중요하다고 할 수 있다.

갑상선암 정말 수술하지 않아도 될까요?

서두에서 말했듯이 일부 갑상선암 비전문가로 구성된 의사들의 갑상선암 검진 및 수술의 해악에 대한 주장은 국민들에게 오해와 불신을 낳았으며 더 나아가서는 국민건강을 위협하는 아주 위험한 발언이다.

갑상선암이 다른 암에 비해 진행 속도가 느리지만 방치하거나 수술을 미루면 수질암이나 미분화암 등 성질이 아주 나쁜 암으로 바뀐다. 또 1 cm 미만의 암은 위험하지 않다는 얘기도 오해의 소지가 있는데, 1 cm 미만의 암도 피막을 뚫고 나왔거나 림프절에 전이가 있으면 예후가 좋지 않기 때문에 가능한 조기에 수술하는 것이 좋다. 또한, 과잉진료에 대한 오해도 있는데 작은 암의 발견은 영상기기의 발달에 기인한 면이 크긴 하지만 현재 갑상선암은 1 cm 이상의 암도 함께 증가하고 있다. 따라서 갑상선암의 증가는 단순히 영상기술의 발달과 과잉진료만으로는 설명할 수 없는 다른 원인이 있는 것이다.

모든 암이 그러하듯이 갑상선암도 조기에 발견하여 적절한 치료를 하는 것이 완치를 위한 가장 현명한 방법이다.

정기 건강검진으로 발병률을 낮춰요
대장암

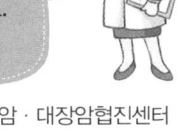

✓ 65세 이상 여성의 경우 대장암이 발생률 1위를 차지합니다.
✓ 섬유질과 칼슘의 섭취량을 늘려주세요.
✓ 하루에 섭취하는 총 칼로리가 2,000 Kcal를 넘지 않도록 하세요.
✓ 흡연, 음주량, 트랜스지방 섭취량을 줄여주세요.

이대목동병원 위암 · 대장암협진센터
정 성 애 교수

종합 검진에서 대장암이 발견되어 수술 치료 후 경과 관찰 중인 연예인들 소식을 종종 듣게 된다. 비단 연예인뿐만 아니라 주변 가족 중에도 대장암으로 진단되어 치료받고 있는 사람들을 접하는 건 그렇게 어려운 일이 아니다. 대장암은 얼마나 흔한 병일까?

대장암을 얼마나 알고 있나요?

식습관이 서양화되면서 우리나라에서도 대장암이 증가하고 있다는 것을 각종 매스컴을 통해 최근에 자주 듣게 되었다. 이는 통계청 자료에서도 확인되는데, 2015년 통계청 발표 자료에 따르면 평균 수명인 81세까지 생존할 경우 암에 걸릴 확률은 3명 중 1명이고, 특히 대장암의 경우 65세 이상 노령 여성에서 가장 많이 발생하는 암으로 집계되었다.

1999년도에서 2012년도까지의 통계자료를 분석한 결과에서도 여성의 대장암 발생률이 매년 4.5%씩 증가하는 것이 확인되었다.

병원에서 진료를 하다 보면, 혈변처럼 눈에 보이는 증상으로 내원하여 이미 대장암이 많이 진행된 상태로 진단받는 사람부터, 검진 중 우연히 암을 발견해 치료 후 재발 없이 여러 해를 건강하게 살고 있는 사람들까지 다양한 경우를 접하게 된다. 우리가 어렸을 때만 해도 대장암은 이미 많이 진행된 상태에서 진단되는 경우가 많았고, 또 진단되더라도 연세가 높으신 어르신의 경우 적극적으로 치료하지 못하는 경우도 많았다. 그러나 지금 수명이 연장되고 전체적인 건강상태가 좋아져 70대, 80대의 어르신들도 대장암을 진단받고 무사히 수술 치료를 마친 후 다시 건강하게 살아가는 환자들을 많이 보게 된다. 의술이 빠른 속도로 발전하고 있음을 실감한다.

대장암은 대변이 이동하는 통로에 종양이 생긴 질병 상태인데, 통로의 흐름을 방해하고 심할 경우 변이 내려갈 통로를 막아버리게 된다. 대장암은 암이 발생하는 위치에 따라 다르게 부를 수 있는데, 결장에 생기는 암을 결장암, 직장에 생기는 암을 직장암이라고 하고 이를 통

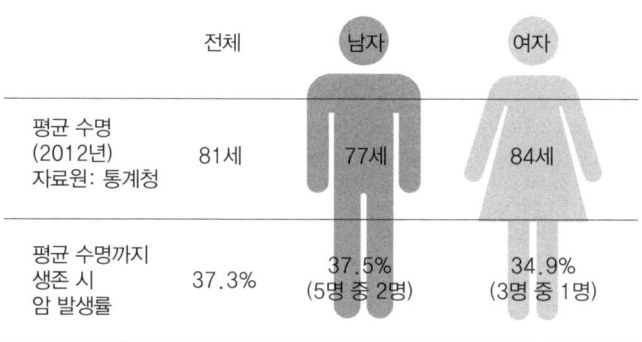

그림 1. 평균 수명까지 생존 시 암 발생 확률: 2012년

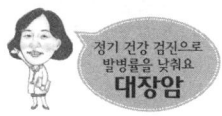

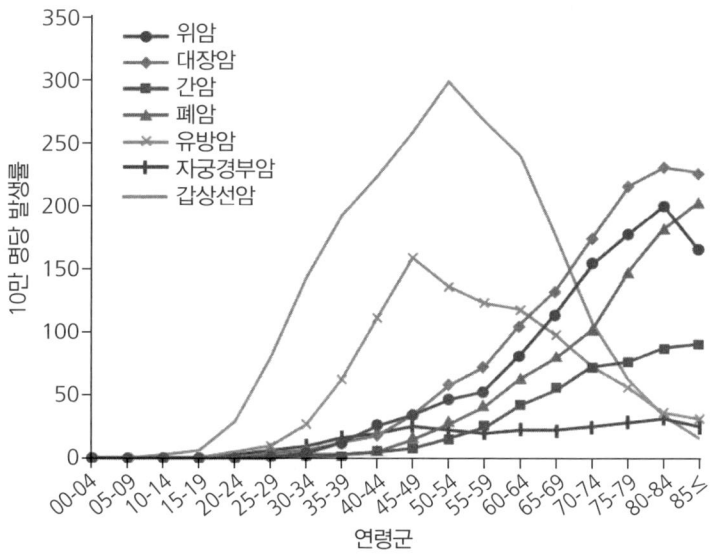

그림 2. 주요 암종 연령군별 발생률: 여자, 2012년

칭하여 결장직장암, 또는 대장암이라고 부른다. 대장암의 발생을 부위별로 살펴보면 직장의 길이는 전체 대장에서 약 10%에 불과하지만, 직장암이 차지하는 비율이 전체 대장암의 약 40~50%에 이른다. 그 다음 20~30%의 대장암은 구불결장과 하행결장에서 발생하고 상행결장, 횡행결장의 순위로 대장암이 발생한다.

대장의 벽은 여러 층의 다른 조직으로 이루어져 있다. 대장의 내용물, 즉 분변과 접촉하는 장의 내부는 점막이고 점막의 아래에는 혈관과 신경 등이 지나는 점막하 조직이 있고, 그 아래에는 대장의 연동 운동을 담당하는 근육층 그 바깥쪽, 즉 복막에 연한 부분에는 장막이 있다. 우리가 흔히 말하는 대장암이란 대장 벽의 가장 안쪽이면서 변이 지나가는 통로인 점막 조직의 세포에서 발생하는 선암이다.

나의 식습관은 괜찮을까요?

　대장암에 걸릴 확률을 예측할 수 있을까? 우선, 대장암의 위험 인자로 고령(50세 이상), 식이습관, 비만, 유전적 요인, 선종성 용종, 염증성 장질환의 병력, 운동량, 과음 등을 들 수 있다. 대장암은 연령에 비례하여 발생하는 경향이 있는데, 2015년에 발표된 한국 중앙암등록본부에서 발표한 국가암등록통계에 의하면 65세 이상 여성의 대장암 발생률은 10만 명당 215명으로 1위로 나타났다.
　식사와 대장암의 관련성은 특히 연구가 활발한 분야이다. 이민 등으로 거주 지역이 변하면 유전적 차이에 상관없이 지역적인 특성에 따라 대장암의 발생률이 달라지는 특징을 보인다. 특히 높은 열량의 섭취, 과다한 동물성 지방 섭취, 섬유소 섭취 부족이 대장암의 발생과 연관 있는 것으로 알려져 있다. 지방 섭취가 전체 음식 섭취의 40% 이상인 지역에서는 지방 섭취가 10%~15%로 적은 지역보다 대장암 발생 비율이 훨씬 높게 나타난다. 대장암이 많이 발생하는 서구의 식생활을 살펴보면 섭취 음식물의 40% 이상이 지방분인 것을 알 수 있다.
　그동안 특히 동물성 지방 섭취가 대장암뿐만 아니라 그 전구병변인 선종(Adenoma) 발생률을 증가시키고 용종 제거 후에도 선종 발생률을 증가시킨다는 여러 보고가 있었다. 섭취된 지방은 대장 내의 담즙산과 콜레스테롤의 양을 증가시키며, 이는 장내 세균에 의해 독성 대사물로 전환되는 것으로 추측하고 있다.
　조리방식도 대장암 발병에 영향을 준다. 육류를 굽거나 튀기거나 바비큐할 경우 대장암 발생 위험이 증가한다고 알려져 있다. 이것은 높은 온도에서 육류가 조리될 때 나오는 발암물질이 대장암의 발생을 촉진하기 때문으로, 가능하면 육류를 굽거나 튀기거나 바비큐하는 방식은 피하는 게 좋다.
　음식의 종류와 상관없이 섭취 총 칼로리가 높을수록 대장암의 위험

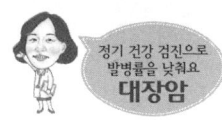

도가 높아진다는 사실 또한 많은 연구를 통해 밝혀졌다. 비만(특히 내장비만)은 결장암의 발병 위험을 높인다.

반면 섬유질은 대장암을 예방할 수 있는 주요한 식이 원료로 연구되고 있다. 섬유질은 담즙산과 결합하여 장 점막에 독성물질로 작용하지 못하도록 막아주고 대변량을 늘려서 독성물질을 희석하는 효과가 있으며, 대변 통과 시간을 감소시켜 독성물질이 점막에 접촉하는 시간을 줄여서 대장암을 예방해준다. 칼슘 섭취 또한 대장암 발생 억제 효과가 있다는 연구 결과들이 발표되어 칼슘 섭취를 권장하고 있으며 몸 안에 비타민 D 농도가 충분하면 대장암 사망률이 감소하는 것으로 나타났다.

어떤 질병이 대장암과 연관이 있나요?

대장암 환자의 25%는 가족력이 있어 유전적 요인이 발암 과정과 관련이 있을 것으로 추정되고 있다. 대장암이나 선종을 가진 환자의 가족은 가족 중에 대장암이나 선종이 없는 사람에 비해 대장암에 걸릴 확률이 높다. 유전적 소인이 있는 경우 좀 더 어린 시기에 암이 발생하고 대장 이외의 장기에도 발생하는 경향이 있다. 대장암의 발병 위험을 높이는 가족 내 유전 질환으로는 크게 두 가지가 있다.

첫째는 가족성 용종증(Familial Adenomatous Polyposis)인데, 선종성 대장폴립(Adenomatosis Polyposis Coli, APC) 유전자 이상으로 발생하며 수 개에서 수천 개의 선종성 폴립이 대장 점막에 생기고 성인이 되면 거의 100% 암으로 발전한다.

둘째는 유전성 비용종증 대장암(Hereditary Nonpolyposis Colon Cancer, HNPCC)으로, 젊은 나이에 발병하고 가족성 용종증보다 흔하며, 린치라는 사람이 발견한 후로는 린치증후군(Lynch Syndrome)이라고도 불린다. 유전성 비용종증 대장암은 상염색체 우성으로 유전하는 유전 질환으로, 조직학적으로 규명된 대장직장암이 가족 중 최소 3인 이상 있으며, 이 중 1명이 다른 두 명과 직계가족이어야 한다. 이때 1명 이상이 50세 이전에 발병하고, 대장암이 최소 두 세대에 걸쳐서 발병한 경우에 진단할 수 있다.

대부분의 대장암은 대장용종에서 발생한다고 추정된다. 용종(폴립)이란 대장 점막에서 육안으로 식별이 가능한 점막 돌출로서, 점막이 관강 내로 돌출한 병변은 점막에서 기원한 것과 점막 아래 부위에서 기원한 병변으로 나눌 수 있는데 일반적으로 점막에서 기원하여 돌출된 병변을 용종이라고 표현하고 있다.

용종이 중요한 이유는 대장용종 중 많은 부분을 차지하는 선종이 대장암과 연관이 있기 때문이다. 일반적으로 선종에서 대장암으로 이행되는 기간은 약 7~10년 정도 소요되는 것으로 알려져 있다. 1 cm의 용종이 5년 경과 후 2.5%, 10년 경과 후 8.0%, 그리고 20년 후에는 24% 정도 암으로 전환된다고 한다. 따라서 조기에 용종을 발견하고 치료하는 것이 무엇보다도 중요하다.

염증성 장질환인 궤양성 대장염과 크론병의 경우 대장암 발병 위험이 4~20배 상승하고, 이로 인한 대장암은 일반 대장암보다 20~30년 일찍 발병하는 것으로 알려져 있다. 특히 궤양성 대장염 환자에서 많이 발병하는 것으로 되어 있다. 진단 후 10년 이후부터 매해 암 발생률이 0.5~1%씩 증가하고, 궤양성 대장염 유병기간이 25년 이상인 경우 8~30%에서 대장암이 발생하는 것으로 알려져 있다. 또한, 궤양성 대장염을 진단받은 나이가 젊고 대장 질환의 침범 범위가 넓을수록 대장암 발병 확률이 높다.

최근 대장암 발생률이 높은 서구 국가를 중심으로 수행된 연구들에 따르면, 노동량이 많은 직업군에서 결장암의 발생 위험이 감소되며, 일과 시간뿐 아니라 여가 시간에서의 육체적 활동량의 증가도 대장암의 발생 위험을 낮춘다고 한다. 또한, 신체 활동이나 운동은 장의 연동 운

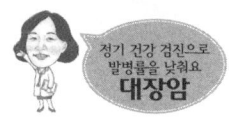

동을 촉진시켜 대변의 장내 통과 시간이 짧아지게 함으로써 대변 내 발암 물질과 대장 점막이 접촉할 시간을 줄여 발암 과정을 억제하게 되는 것으로 알려져 있다.

담배에 대해서는 여러 가지 이견이 있는데, 최근 연구에 의하면 흡연자의 대장암 사망률이 비흡연자의 사망률보다 30~40% 정도 높다고 보고되고 있다. 15~30년간 방광암 등으로 요관을 장에 연결하는 수술을 한 환자를 대상으로 한 연구결과에 따르면, 요관을 연결한 후에 대장암이 5~10%의 발병률을 보이는 것으로 보고되기도 하였다.

나에게도 대장암 의심 증상이 있나요?

대장암의 초기에는 흔하게 증상이 나타나지 않으며, 증상이 나타나는 경우에는 상당히 진행되는 경우가 많다. 따라서 조기 대장암은 정기 건강검진이나 우연한 검사를 통해 진단되는 경우가 대부분이며, 진행성 대장암의 경우 변에 피가 섞여 나오는 증상으로 내원하는 경우가 많다.

증상은 대장에서 암이 어느 부위에 발생했는지, 어떤 모양인지, 얼마나 큰지, 얼마나 진행했는지, 전이는 했는지에 따라서 다양하게 나타난다.

우측 대장암의 경우 설사가 흔하고 복통 및 복부 팽만, 소화불량, 체중 감소, 근력 감소 및 소량의 출혈이 계속되어 빈혈도 관찰된다. 좌측 대장암에 발생한 경우 배변 습관의 변화가 두드러지고 혈변 및 점액변, 변비가 나타날 수 있으며 크기가 큰 경우 장이 막혀 심한 복통 및 배가 불러오는 증상이 동반될 수 있다.

항문에서 가까운 직장에 발생한 경우 혈변 및 변비 혹은 설사가 동반될 수 있으며 배변 후에도 변이 남은 느낌, 배변 시 통증을 느끼게 되는 경우가 많다. 물론 암이 진행하여 크기가 큰 경우 이런 증상들은 더 심하게 나타나게 된다. 이 밖에 피로감, 오심, 구토, 체중 감소 등도 나타나게 된다. 경우에 따라서는 환자 본인이 복부에 종괴가 만져지는 것을 느껴 내원하게 되는 경우도 있다. 많이 진행된 경우 전이 부위의 통증을 호소하기도 하는데 뼈 전이가 있는 곳의 통증, 간의 전이로 인한 황달, 폐 전이로 인한 호흡곤란, 복막 전이로 복부 불편감 및 복수가 차기도 한다.

진단은 대장내시경이 대세?

대장암의 진단은, 간단하게는 의사가 항문과 직장의 내부를 손가락으로 진찰하는 직장 수지 검사를 통해 직장의 종괴를 발견하는 것에서부터 대장 전체의 관찰이 가능하고 검사와 동시에 조직검사를 시행할 수 있어 가장 효과적인 검사로 알려진 대장내시경 검사까지 다양하다.

암태아성항원(Carcinoembryonic Antigen, CEA) 검사는 태아시기에 정상적으로 만들어지는 당단백질로 정상인은 출산 이전에 CEA의 생산이 중단되지만, 혹시 혈중 CEA수치가 증가하게 되어 높은 수치가 나오는 성인의 경우 대장암을 의심해 볼 수 있다. 그러나 간경변증, 간질환, 알코올성 췌장염, 흡연 등에 의해서도 상승할 수 있어 대장암 치료 후 치료 효과나 재발 확인을 위한 검사로 더 유용하게 사용하고 있다.

분변 잠혈 검사(Fecal Occult Blood Test, FOBT)는 대변 내에 미세하게 섞여 있는 혈액 성분을 확인하는 검사로서 위장관 출혈을 알아낼 수 있는 검사다. 출혈을 동반한 대장암의 경우 양성이 나올 수 있다. 검사가 간단하고 저렴한 비용이 장점이나 검사의 정확도가 떨어지는 단점이 있다. 따라서 분변 잠혈 검사에서 음성이었더라도 대장암이 아니라고 진단할 수는 없다. 그러나 분변 잠혈 검사에서 양성이 나온 경우에는

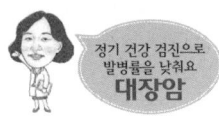

대장암을 포함해 기타 출혈이 동반될 수 있는 소화기계 질환을 진단하기 위해 대장내시경을 포함한 검사를 하도록 하고 있다. 대규모 인구집단을 대상으로 하는 암검진 프로그램에서는 비용을 고려할 때 유용한 검사이다.

구불결장경 검사는 짧고 가늘며 쉽게 구부러지는 내시경을 이용해 직장과 구불결장을 검사하는 방법이다. 간단한 관장 후 대장을 직접 관찰할 수 있고 비용이 저렴하다는 장점이 있지만, 장 전체 검사가 이루어지지 않는 단점이 있다. 구불결장경 검사에서 용종(선종)이 확인되면 관찰하지 못한 대장의 상부에 용종이나 암이 있을 가능성이 있으므로 대장내시경 검사가 필요하다. 다른 나라에 비해 국내에서 구불결장경 검사는 많이 시행되고 있지는 않다.

대장내시경 검사는 항문을 통해 대장내시경을 삽입하여 직장, 구불결장, 하행결장, 횡행결장, 상행결장까지 관찰하는 검사법으로, 대장 점막을 직접 관찰하고 병변 발견 시 조직검사를 할 수 있고, 작은 용종의 경우에는 바로 제거하는 치료술까지 진행할 수 있다. 대장내시검 검사는 대장질환 검사 방법 중 가장 정확한 검사이지만, 검사 전 장정결을 해야 되며 검사 중에도 환자가 불편감을 느끼는 단점이 있다.

불편함이 적은 영상검사도 많이 이용해요

대장암 진단을 위해 시행하는 영상검사에는 대장 조영검사, 복부 전산화 단층촬영(CT), 자기공명영상 검사(MRI), 초음파 검사, 양전자 단층촬영(Positron Emission Tomography, PET) 등이 있다.

대장 조영검사(Barium Enema)는 항문을 통해 작은 튜브를 삽입하고 바륨이라는 조영제와 공기를 대장 내에 넣어 진행하는 검사이다. 바륨으로 대장 점막을 도포하고 공기로 대장 내강을 확장시킨 후 X-선 투시

장치를 이용하여 영상을 얻어 검사하게 된다. 대장 전체를 관찰할 수 있고 대장벽의 변화를 알 수 있으나 병변이 의심되는 경우 결국 대장내시경 검사를 필요로 하게 된다.

복부 전산화 단층촬영은 대장암이 진단된 경우 병기, 즉 주위 조직 침윤 정도나 간이나 폐 등의 타 장기 전이 여부 및 림프절 전이를 확인하는 데 사용한다.

자기공명영상 검사는 많이 사용되지는 않으나 직장암의 경우 주변 조직 침윤 여부를 보는 데 유용하게 사용된다.

양전자 단층촬영은 암세포가 정상세포에 비해 대사 활동이 빠른 점을 이용하여 포도당에 양전자 방출체를 부착시켜 주사한 후 표지 물질에서 방출되는 감마선으로 암세포를 발견하는 검사법이다. 수술 전 다른 장기로의 전이 또는 림프절 전이를 확인하거나 수술 후 추적 전산화 단층촬영에서 재발이 의심되는 경우 정밀 검사로 많이 사용되고 있다.

최근에는 항문을 통해 작은 튜브를 넣고 공기 또는 이산화탄소만을 주입하여 대장을 부풀린 후, 복부 전산화 단층촬영을 이용하여 단면 영상을 얻어 컴퓨터에서 3차원으로 재구성하여 대장내시경으로 대장 내부를 보는 듯한 영상을 얻을 수 있는 검사법인 전산화 단층 대장 조영술(CT Colonography)이나 PET검사와 함께 CT검사도 시행하여, 두 검사의 결과를 하나의 영상으로 조합함으로써 각 검사의 단점을 보완한 새로운 검사법들도 많이 이용되고 있다.

이렇게 진단된 대장암은 대장벽을 어느 정도 침습하였는지 또는 주변으로 얼마나 퍼졌는지, 주변 림프절로 전이되었는지를 보고, 멀리 떨어진 다른 장기에 전이되었는지 등의 여부에 따라 그 병기를 결정하게 된다. 점막이나 점막하층에만 암세포가 있는 경우를 조기 대장암이라고 하고, 이보다 깊은 근육층 이상을 침범한 경우부터를 진행성 대장암이라고 하며 보통 1기부터 4기까지 그 병기를 평가하여 치료 방법, 치료 후의 예후 등을 짐작하게 된다. 자세한 병기의 분류는 〈표 1〉과 같다.

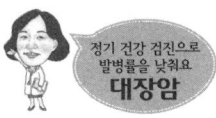

표 1. TNM (Tumor-Node-Metastasis) 병기 분류

TNM 병기		정의
T병기 (종양의 장벽 침범 정도)	T1	암세포가 점막하층까지만 국한된 경우
	T2	암세포가 근육층까지만 국한된 경우
	T3	암세포가 근육층을 뚫고 장막하층까지 침윤된 경우
	T4	T4a 암세포가 장막층을 뚫은 경우
		T4b 인접 주위 장기까지 침윤된 경우
N병기 (림프절 전이 정도)	N0	림프절 전이가 1~3개 있는 경우
	N1	N1a 림프절 전이가 1개인 경우
		N1b 림프절 전이가 2~3개인 경우
		N1c 림프절 전이 없이 암세포가 장막하, 장간막이나 복막으로 싸여있지 않은 대장 주위 조직에 있는 경우
	N2	림프절 전이가 4개 이상인 경우
		N2a 림프절 전이가 4~6개인 경우
		N2b 림프절 전이가 7개 이상인 경우
M병기 (원격 전이 유무)	M0	원격 장기 전이가 없는 경우
	M1	원격 장기 전이가 있는 경우
		M1a 한 장기에만 원격 전이가 있는 경우
		M1b 하나 이상의 장기에 원격 전이가 있는 경우

노인의 대장암, 과연 수술이 정답일까요?

통계청 자료에 따르면 2015년 암으로 사망한 사람은 총 76,698명이고, 대장암으로 인한 사망자 수는 9,018명으로 11.7%를 차지하고 있다. 이중 여성 사망자는 3,809명으로 폐암에 이어 두 번째로 많다. 여성 10만 명당 15.0명이 대장암으로 사망하는 셈이다.

우리나라 여성에서 대장암 5년 생존율은 꾸준히 증가(1993~1995년 54.2%, 2008~2012년에는 71.8%)하여 미국 대장암 5년 생존율인 64.9%와 비교해 더 높은 생존율을 보이고 있다.

평균 수명이 증가함에 따라 70대~80대 대장암 환자들에게서도 적극적 치료를 해야 될지가 관심사가 되고 있다. 의료 현장에서 80세 이상의 고령 부모가 대장암으로 진단된 경우 "선생님 부모님께서 같은 상황이 되었을 때 선생님이라면 어떻게 하시겠습니까?"라는 질문을 많이 받곤 한다. 어려운 질문이다.

물론 전신 마취를 해야 되는 수술과 항암치료를 하는 것은 쉬운 과정이 아니므로 환자 전신 상태에 따라 치료를 고려해야 한다. 특히 대장암의 경우에는 진행하게 되면 언젠가는 덩어리가 장을 막게 되어 배변이 되지 않고 막힌 부위의 상부가 늘어나서 배가 불러오고 통증이 동반될 수 있어 수술적 치료가 불가피한 부분도 있다. 또한 최근에 고령 대장암 환자를 대상으로 한 몇몇 연구들의 결과, 수술 치료 후 발생한 합병증이 젊은 연령 때와 큰 차이가 없었으며, 적극적 치료를 시행한 경우가 그렇지 않은 경우에 비해 5년 생존율이 당연히 높았다는 사실을 확인할 수 있다.

물론 병기에 따라 생존율은 당연히 다르다. 미국 국립암연구소(National Cancer Institute, NCI)의 SEER 자료에서는 종양의 병기를 국소 병변(Localized Cancer; 종양이 발생한 장기에 국한), 부위 병변(Regional Cancer; 종양이 원발 부위를 넘어서 근처의 장기나 림프절로 퍼진 경우), 전이 병변(Distal Cancer; 종양이 원발 부위에서 원격 장기나 림프절로 퍼진 경우)으로 정의하여 5년 '상대 생존율'을 발표하였다. 상대 생존율이란 대장암 환자가 일정 기간 동안 살아 있는 확률을 성별, 연령이 동일한 일반 인구의 기대 생존율로 나누어 구한 값으로, 대장암 환자가 대장암 이외의 다른 원인으로 사망했을 경우는 포함되지 않는 생존율을 말한다. 1996년에서 2004년까지 미국 내 대장암 환자 5년 상대 생존율은 국소 병변 90.7%, 부위 병변 70.0%, 전이 병변

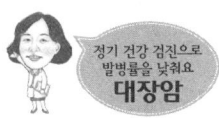

11.4%였다. 병기가 낮으면 대장암 수술 후 특별한 문제 없이 사는 경우가 많다. 설사 이미 어느 정도 진행한 경우라도 적극적인 치료를 하는 경우 생존율이 높다는 것은 자명하다.

대장암의 치료법

대장암을 진단받은 후 어떤 치료들을 하게 되는지에 대해 살펴보자. 대장암 치료의 기본은 수술적 치료다. 조기에 발견된 경우에는 내시경을 이용한 내시경 치료가 이루어지고 조금 더 진행된 경우 복강경과 로봇을 이용한 수술을 받게 된다.

대장암 1기 환자의 경우 대부분 수술 후 추가적인 치료 없이 경과 관찰을 하게 되고, 2기와 3기 환자들은 근치적 수술 후 항암화학요법을 시행하며, 4기의 경우 환자 상태에 따라 항암화학요법, 고식적 수술 등을 고려할 수 있다.

내시경 절제술은 조기 대장암 중 암세포가 점막층 또는 점막하층 일부에만 국한되어 있고 조직검사상 암세포의 분화도가 좋고 주변 혈관이나 림프관 침범이 되지 않은 경우 시행하게 되며, 이대목동병원의 경우 대부분 내시경 절제술 후 1~2일 후 퇴원이 가능하다. 물론 내시경 절제 후 조직검사에서 분화가 나쁘거나 혈관이나 림프관을 침범하는 경우 추가적인 개복 또는 복강경 수술을 통해 광범위한 절제가 필요한 경우도 있다. 또한 내시경 절제술 시행 중 예비 검사에서 보였던 것과는 달리 점막하층으로 깊게 침범해 점막 박리가 불가능한 경우도 수술적 치료를 해야 한다. 조기 대장암의 내시경 절제술을 받은 환자도 정기적인 추적검사는 필요하다.

수술적 치료는 완치를 목적으로 하는 근치적 절제와 증상 호전을 목적으로 하는 고식적 절제로 나눌 수 있으며, 근치적 절제 시 암 조직과 부근의 임파선을 넓게 완전히 도려내어 재발을 최소화하고, 재건을 통해 장관의 연속성을 유지하고 가능한 항문 괄약근을 보존하며 배뇨 기능과 성기능을 보존하는 것을 목표로 하게 된다. 대장암의 위치에 따라서는 우측 대장 절제술, 횡행 대장 절제술, 하행 대장 절제술, 좌측 대장 절제술, 전방 절제술을 시행하게 되고, 종양이 대장을 거의 막아 대장 폐쇄가 있는 경우 병변 부위에 스텐트라는 관을 삽입하여 폐쇄부위를 넓혀서 대변을 배출시킨 후 수술을 진행하기도 한다.

직장암의 경우 그 위치 때문에 항문을 없애고 인공항문을 갖게 되는 경우가 발생하는데 최근 의료 기술 발달로 하부 직장의 병변이라도 항문을 보존하는 경우가 많아졌다. 항문을 조이는 근육이 존재하는 항문연에서 3~4 cm 종양의 완전 절제를 위해 확보해야 하는 종양 주변의 정상 점막 2 cm를 합해 항문연으로부터 5~6 cm 정도 여유가 있는 경우 항문의 보존이 가능하게 되었다. 직장 및 항문을 완전히 절제하여 인공항문을 만드는 복회음 절제술도 이전보다는 환자 편의를 위한 방향으로 발달하였다.

대장암도 예방이 가능한가요?

가장 손쉽게 할 수 있으면서 가장 중요한 예방법은 생활 패턴의 교정이다. 미국암학회에서는 대장암 예방을 위해 식습관 교정 항목으로

(1) 지방이 차지하는 비율을 30%로 줄이자
(2) 섬유질을 30 g 이상 먹자
(3) 매일 신선한 과일과 야채를 먹자
(4) 비만해지지 않도록 주의하자

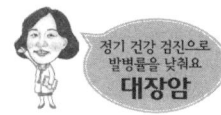

(5) 음주를 줄이자

(6) 칼슘 섭취를 늘리자

위 여섯 가지를 제시하고 있다. 대한장연구학회에서는 적당한 운동과 과음을 피하고 금연을 할 것도 추가로 제시하고 있으며, 앞서 말한 바와 같이 조기에 발견되면 얼마든지 완치가 가능하고 행복하게 일상생활을 영위할 수 있으므로 선별 검사의 중요성에 대해서도 강조하고 있다.

대장암은 대부분이 양성 종양인 선종이 5년~15년에 걸쳐 서서히 악성으로 변하여 생기는 것이기 때문에 선종을 발견해 미리 제거하면 대장암을 예방할 수 있다. 정기 건강검진을 충실히 받으면 대장암의 발생률은 90%나 줄일 수 있다고 보고되고 있다. 우리나라 국립암센터에서 발표한 대장암 조기 검진 권고안에서는 50세부터 매 5~10년마다 대장내시경 검사를 시행하라고 권하고 있으며, 미국에서는 분변 잠혈 반응 검사는 50세 이상에서 매년 한 번씩, 구불결장내시경은 3~5년에 한 번씩, 대장내시경은 10년에 한 번씩 받을 것을 권고하고 있다. 특히 대장암 가족력이 있는 경우 조금 더 일찍 검사하는 것이 도움이 된다.

일부 성분들이 대장암 예방에 효과가 있는 것으로 보고됐는데, 이와 같이 음식이나 약제에 존재하는 물질을 이용해 암의 발생을 억제하거나 발암물질을 해독하여 암이 진행되는 과정을 방해하는 것을 화학적 예방이라고 한다. 아스피린, 비스테로이드성 소염제, 항산화제(비타민 C, 비타민 E, 비타민 A), 칼슘 등이 대장암 예방에 효과적인 것으로 알려져 있다.

이대목동병원 위암·대장암협진센터에서 지속적으로 진행하는 대장암을 예방하는 건강한 생활 습관 '3 UP & 3 DOWN 캠페인'은 한번 눈여겨볼 만하다.

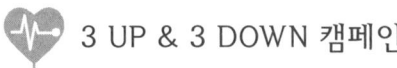 3 UP & 3 DOWN 캠페인

1 UP 섬유질 섭취량을 늘린다
권장 식이섬유의 양은 하루에 20~25 g 정도로 사과에는 약 5 g, 바나나에는 약 4 g의 섬유질이 함유되어 있다(1개 기준).

2 UP 칼슘 섭취량을 늘린다
칼슘 권장 섭취량은 하루 성인 남녀 700 mg(폐경기 여성 800 mg)으로 우유는 하루 2컵 이상, 요구르트나 치즈 같은 저지방 유제품을 섭취하는 것이 좋다.

3 UP 대장암 고위험군의 경우 정기 건강검진 횟수를 늘린다
50세 이상 성인은 5~10년마다, 가족력이 있는 고위험군은 2~3년마다 정기적으로 대장내시경 검사를 받는 것이 좋다.

1 DOWN 총 칼로리 섭취량을 줄인다
20세 이상 성인 남자의 경우 하루에 섭취하는 칼로리가 2,500 Kcal, 여성은 2,000 Kcal를 넘지 않도록 한다.

2 DOWN 트랜스 지방 섭취량을 줄인다
과자, 도넛, 케익, 패스트푸드 등에 주로 들어있는 트랜스 지방의 섭취량을 줄이도록 한다.

3 DOWN 흡연과 음주량을 줄인다
과도한 음주는 직장암의 발생 위험을 높이고, 흡연은 대장 선종과 대장암 위험을 높인다.

조기에 발견하면 완치할 수 있어요
위암

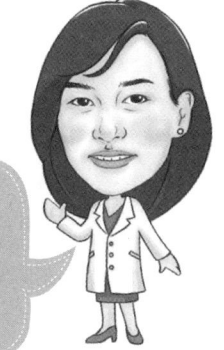

✓ 속쓰림이나 소화불량, 식욕 부진을 무시하지 마세요.
✓ 소금에 절인 음식이나 훈제식품 등의 섭취를 피해요.
✓ 신선한 야채와 과일 섭취로 위암을 예방합니다.
✓ 가장 좋은 예방법은 정기 건강검진입니다.

이대목동병원 위암·대장암협진센터
심 기 남 교수

몇 해 전 여배우 장진영이 세상을 떠났다. 빼어난 미모에 〈반칙왕〉, 〈소름〉, 〈싱글즈〉 등의 영화를 통해 연기력까지 인정받았던 그녀가, 이제 막 사랑하는 사람과 가정을 꾸리고 삶의 절정을 누려야 할 시기에 세상을 떠나리라고는 아무도 예상하지 못했을 것이다. 그의 죽음을 목격한 많은 사람이 눈물을 흘렸다. 그리고 얼마 지나지 않아 장진영을 보낸 안타까움에서 채 벗어나기도 전에 드라마 〈다모〉의 예쁘고 씩씩한 호위무사 김민경도 위암으로 우리 곁을 떠났다. 그녀는 장진영보다 더 젊은 스물아홉의 나이였다. 이러한 스타들을 떠나 보낸 슬픔과 안타까움이 채 가시기도 전에, '슈퍼스타 K'에 출연하고 있던 울랄라세션의 리더 임윤택도 당시 위암 4기로 치료를 받고 있었으며 끝내 우리의 곁을 떠나고 말았다.

이쯤 되면 안타까움과 함께 위암에 대한 다양한 궁금증이 생길 수밖에 없다. '위암은 술 많이 먹고 비만한 아저씨들에게 주로 생기는 거 아닌가?', '주변에 위암 환자들 치료받고 잘 사는 경우 많이 봤는데?' 그 숱한 위암 환자들 중 왜 유독 젊디 젊은 그들은 죽음의 그림자를 피하지 못했던 것일까?

반면, 락그룹 '부활'의 리더 김태원은 '남자의 자격'에서 시행한 검진 프로그램 중 우연히 발견된 조기위암으로 내시경 치료를 받고 현재 왕성한 활동 중에 있다.

결론적으로 이야기하자면 '늦은 진단' 때문이다. 위암은 초기에 발견되면 생존율이 90% 이상이지만, 말기에 발견되면 5% 남짓으로 진단 시기에 따라 17배 이상 차이가 난다. 장진영이 처음 내시경 검사를 받고 위암 진단을 받았을 때, 이미 손 쓸 수 없을 만큼 암이 진행된 상태였다고 한다.

진단이 늦는 이유는 사람들은 이미 일상에서 배 아픔에 대해 익숙해져 있기 때문이다. 속쓰림이나 소화불량, 식욕부진 등 위암의 전형적인 증상들을 그저 스트레스나 신경성 복통 정도로 생각하고 무시하는 경우가 많다. 특히 여성들의 경우, 직장에서 의무적으로 시행하는 단체 정기 건강검진을 받는 비율이 남성들보다 낮은 것도 이유가 되고 있다. 때문에 주부들은 반드시 스스로 정기 건강검진을 받도록 신경 써야 한다. 전업주부의 경우, 건강보험공단에서 가입자의 배우자에게 위내시경 검사를 무료로 실시해주고 있으니 반드시 챙겨 받는 게 좋다.

우리나라 사람들은 왜 위암에 잘 걸릴까요?

위암은 우리나라 암 발생률 2위(전체 암 발생의 13.8%)로, 서양보다 발생률이 최고 10배나 높다. 다행히 암 완치를 뜻하는 '5년 생존율'은 약 71.5%로 미국(28.3%) 등 의료 선진국보다 월등히 높은 편이다. 이는 정

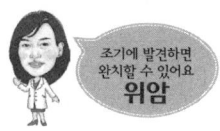

기 건강검진의 생활화로 조기진단과 조기치료가 늘었음을 의미한다.

한국인의 위암 발생률이 높은 이유로는 헬리코박터 파일로리(Helicobacter pylori, 이하 헬리코박터)균 감염을 주로 꼽는다. 찌개 등의 음식에 다같이 수저를 넣어 떠먹는 식사 문화의 영향으로 우리나라 헬리코박터균 감염률은 다른 선진국의 2배 수준에 이르고 있는 것도 사실이다. 헬리코박터균은 소화성궤양과 만성 위염의 주요 원인으로 알려졌다. 한국인을 대상으로 한 헬리코박터균과 위암과의 관계에 대한 많은 연구가 발표되고 있는데, 이 세균에 감염된 사람은 위암에 걸릴 위험도가 3.6배 높다.

장상피화생(위 점막은 장의 점막과는 다른 것이 정상적인데 소장이나 대장 점막과 유사한 세포로 바뀐 상태) 역시 위암의 발생에 많은 영향을 미치고 있는 것으로 알려졌다. 국내 연구 기관에서 920명을 대상으로 장상피화생 존재 여부에 따른 위암 발생률을 8년간 조사한 결과, 장상피화생이 있는 사람은 그렇지 않은 사람에 비해 위암 발생률이 약 11배 높게 나타났다. 헬리코박터균 감염이 장상피화생의 가장 큰 위험 인자로 알려져 있는데, 헬리코박터균에 감염된 경우 30대에 이미 21%의 높은 장상피화생 양성률을 보였으며 70세 이상에서는 50%의 양성률을 보였다. 그 외에도 장상피화생은 연령이 증가할수록, 흡연, 음주력이 있는 경우, 짠 음식을 즐기는 경우에 발생 가능성이 큰 것으로 알려졌다. 그러나 헬리코박터균 감염이 되었다고 해서 모두 장상피화생이 생기거나 위암이 발생하는 것은 아니다.

헬리코박터균 이외의 위암 발생 요인으로는 유전적 요인이나 환경적 요인을 들 수 있다. 위암 환자의 직계가족은 그렇지 않은 경우에 비해 위암 발병의 위험도가 2~3배 더 높다고 보고되고 있다. 이는 유전적인 요인과 관련 있을 수도 있고, 공통 환경이나 생활 습관을 지니기 때문일 수도 있다.

식이 요인이 위암 발생의 가장 큰 변수

　식이 요인도 위암 발병에 중요한 자리를 차지한다. 위암 발생률을 높이는 위험 식품으로 염장식품, 훈제식품, 질산 가공식품, 불에 탄 고기, 방부제 성분인 아질산염을 들 수 있다. 이런 위험 인자에 얼마나 많이, 오랫동안 노출됐는가 하는 것이 위암 발생의 가장 큰 변수이다. 우리의 소화기관은 음식을 적절한 시간 동안 저장하고 소화액을 분비하여 분해하는 기능을 하는데, 위험 인자가 음식에 들어 있다면 이들 음식이 위장관에 머무는 시간 동안 위장관과 접촉하게 되어 위암을 일으킬 수 있다. 음식섭취와 관련된 발병 위험 인자를 요인별로 열거해 보면 다음과 같다.

1. 염분

　소금에 절인 채소나 생선, 젓갈과 같이 짠 음식은 위암 발생률을 높인다. 소금 자체가 암을 유발하지는 않지만, 소금으로 인해 위 점막이 손상을 받아 결국 위 내에서 발암물질이 활동할 수 있는 여건을 만들 수 있다. 조사에 따르면 한국인이 일상적인 식사를 할 때 평균 11~12 g의 소금을 섭취하지만, 실제로 하루에 적절한 필요량은 10 g 이하로 알려져 있다. 또한 소금은 위암 외에도 고혈압을 포함한 심혈관계질환과 많은 관련성을 갖기 때문에 소금의 섭취를 줄이도록 음식을 싱겁게 먹어야 한다.

2. 불에 태운 음식 또는 훈제식품

　불에 태운 고기나 생선, 훈제식품 등에는 질산이나 아질산염이 많이

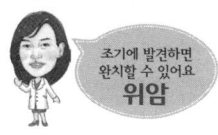

들어 있을 뿐 아니라, 발암 물질인 탄화수소도 많이 포함되어 있기 때문에 이러한 음식은 더욱 주의해야 한다.

3. 질산염 화합물

질산이나 아질산염이 포함된 식품을 섭취하면 위 안에 있는 세균에 의해 발암물질이 생성될 수 있다. 소금에 절인 식품, 햄, 소시지 같은 가공 육류 등에는 질산이나 아질산염의 함량이 높은 것으로 알려져 있다. 이들 식품의 과다한 섭취는 위암 발병의 위험도를 증가시킨다.

4. 흡연

담배를 피우면 위암에 걸릴 위험이 높아진다. 세계보건기구(WHO)에서는 담배를 위암 유발 물질로 규정하고 있다. 국내외 연구에 의하면 담배를 피우는 사람은 담배를 피우지 않는 사람에 비하여 위암에 걸릴 위험이 1.5~2.5배 가량 높다. 그리고 담배를 오랜 기간 피우는 경우에 위암 발생 위험이 더욱 증가한다.

암은 아니지만 암이 발생할 수 있는 병이 있을 때에도 주의해야 하는데 이를 전구병변이라 일컫는다. 용종은 위에 발생하는 양성 혹으로, 과형성 용종은 위암으로 발전할 가능성이 거의 없는 것으로 알려져 있지만, 선종성 용종은 암으로 진행할 수 있다. 또한 그 크기가 클수록 위암 발병 가능성이 더욱 높은 것으로 알려져 있다. 따라서 위용종이 발견되었을 때에는 용종으로 인한 증상이 없다 하더라도 예방적 차원에서 제거하는 게 바람직하다. 또 다른 전구병변으로 만성 위축성 위염이 있는데, 이는 위 점막의 정상적 구조물이 파괴된 상태로 위암으로 진행할 수 있는 위험도가 높은 병변이다. 만성 위축성 위염이 생긴 지 약

16~24년 정도 지나면 위암이 발생 가능한 것으로 알려져 있다. 병변이 있다는 소견을 들은 경우 1~2년 간격으로 위장 검사를 받는 것이 좋다.

위암의 예방에 효과가 있다고 알려진 음식들도 있다. 일반적으로 야채와 과일의 섭취는 위암 발병을 막는 강력한 방어 효과가 있는 식품이다. 구체적인 요소로는 비타민 C, E, A가 실험실 연구에서 분명하게 항암효과를 나타내는 것으로 알려져 있는데, 이는 이들이 발암물질의 형성을 억제하기 때문이라고 여겨진다. 하지만 이렇게 좋은 음식도 염분섭취나 조리법에 따라 효과가 달라질 수 있다. 소금에 절인 야채를 많이 먹는다면 오히려 위암 발생 가능성을 높이게 된다.

요약하면 위암의 전구병변으로는 만성 위축성 위염, 선종성 용종, 장상피화생이 있고 장상피화생에는 헬리코박터균 감염이 연관된다. 유전적 및 환경적 요인으로는 위암의 가족력, 과다한 염분 섭취, 잘못 조리된 음식을 섭취하는 경우, 과일 및 야채의 섭취가 적은 경우가 있고 흡연과 음주도 위암 발생에 기여할 것으로 생각된다. 결국 소금에 절인 음식이나 훈제식품 등의 섭취를 피하고, 신선한 야채와 과일 섭취로 위암을 예방하는 노력을 할 수 있다.

 위암의 발생 원인

- 헬리코박터균 : 위험도 3.6배
- 유전적 원인 : 직계가족 위험도 2~3배
- 식이 요인 : 염장 식품, 가공육류, 태운 음식, 짠 음식
- 환경 요인 : 흡연 위험도 2~3배

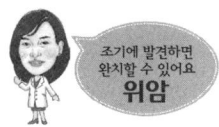

위암의 증상을 구분하세요

위암인 경우, 특히 암 초기에는 약 80%에서 증상이 없다. 증상이 나타난다 하더라도 소화가 잘 안 되거나 속이 쓰리거나 조금만 먹어도 배가 부르고 속이 더부룩한 정도로, 보통 소화불량과 다르지 않다. 그러니 위장병을 자가진단하는 것은 금물이다. 이러한 증상들이 장시간 지속되거나 자주 재발한다면 반드시 병원을 방문해 진료를 받는 것이 좋다. 특히 전체 위암 가운데 7~8%가 20~30대에 발병하니 젊은 나이에도 주의할 필요가 있다.

병이 진행된 경우 나타나는 증상으로는 체중 감소, 음식물을 삼키기 힘든 증상, 권태감, 구토, 토혈, 흑색변, 빈혈, 복부에 덩어리가 만져지는 것 등이 있다. 이런 증상이 보이면 반드시 병원에 가서 검사해야 한다. 최근에는 정기 건강검진을 받는 사람이 늘어나 증상이 없어도 조기에 위암이 발견되는 경우가 많기 때문에 사망률 못지 않게 완치율도 높은 편이다.

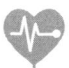 위암의 증상

- **초기에는 대부분 무증상**
  - ✓ 토하거나 음식을 삼키기 힘들다.
  - ✓ 체중이 준다.
  - ✓ 피를 토하거나 새까만 변을 본다.
  - ✓ 빈혈이 있다.
  - ✓ 명치에 딱딱한 덩어리가 만져진다.

위암의 진단

위내시경 검사와 조직검사를 통해 위암을 진단하고, 암의 침윤 정도와 림프절 전이 및 다른 장기로 전이를 확인하기 위해 내시경 초음파, 복부 초음파, 복부 전산화 단층촬영(CT) 등이 필요하다.

1. 위내시경 검사

약 8~9 mm 정도의 얇은 튜브 끝에 카메라 렌즈가 달린 내시경을 삽입하여 위장 점막을 직접 보는 방법이다. 내시경 삽입 전 8시간 이상 금식해야 한다. 위내시경 검사는 식도, 위장, 십이지장의 미세한 변화를 확인할 수 있고, 필요한 경우 조직검사를 시행할 수 있어 암을 확진할 수 있는 방법이다.

2. 위장조영술

조영제를 먹고 방사선으로 위장 점막에 병변이 있는지 확인하는 검사법으로서 8시간 이상 금식 후 시행한다.

위장관을 잘 펴기 위해 조영제와 함께 발포제가 섞인 약을 먹은 후 방사선을 찍어 상부위장관(식도, 위장, 십이지장)의 표면에 조영제가 묻어 있는 양상으로 진단하는 방법으로, 내시경 검사에 비해 고통이 적은 검사법이다.

크기가 작은 병변이거나 얕은 경우에는 찾아내기가 어렵고, 조직검사가 필요한 경우 내시경을 별도로 시행해야 한다. 이외에도 위장관이 막히는 폐색 증상이 있거나 수술 후 새는 부위가 없는지, 운동이 원활하게 되는지를 보기 위해 시행하기도 한다.

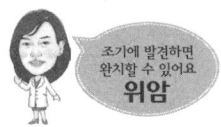

3. 내시경 초음파 검사

입을 통해 초음파 장치가 부착된 내시경을 직접 삽입하고 식도나 위장 벽, 췌담도의 구조를 초음파로 확인하는 검사다. 식도나 위의 점막하 종양에 대한 검사, 식도나 위암의 침윤 정도 및 림프절 전이 여부를 파악하기 위해 시행한다. 시행의의 판단에 의해 조직검사 및 흡인을 시행할 수 있다.

4. 복부 초음파 검사

상복부에 위치한 간, 담낭, 췌장, 비장, 신장 등의 장기에 발생하는 다양한 질환들에 대한 검사 방법이다. 바로 누운 자세, 또는 옆으로 누운 자세 등으로 호흡조절을 하면서 보고자 하는 장기 부위를 탐촉자로 문지르며 검사한다.

5. 복부 전산화 단층촬영(CT)

복부의 소화기 질환, 복수, 종괴의 전이 유무와 병기 진단, 림프절 전이 유무를 보기 위한 검사다. 가슴 아랫부분부터 복부 전반을 일정 두께의 단층으로 촬영하여 관찰한다. 검사 3시간 전 조영제를 마시고 바로 누운 자세에서 검사가 진행된다.

위암은 정확히 뭐죠?

위에서 발생하는 모든 암을 위암이라고 하며, 대부분은 위 점막에서 발생하는 위샘암종인데 일반적으로 위암이라고 하면 위샘암종을 말한다. 위암을 진단하는 가장 기본적인 단계의 검사는 위내시경이다. 내시경을 통해 위 안을 직접 관찰하고 위암으로 의심되는 점막의 병변이 있는지 보면서 크기와 위치를 파악하여 조직을 채취해 검사한다. 내시경 검사의 기술이 발달하면서 증상이 없는 조기 위암의 발견이 용이해졌고, 진행된 위암의 경우에도 정확한 진단을 위해 내시경 검사는 꼭 필요하다.

그뿐 아니라 암의 깊이와 위 주변으로 어느 정도 퍼져 있는지 등 병의 진행 정도를 확인하기 위해 복부 전산화 단층촬영 또는 자기공명영상(MRI), 내시경 초음파 검사를 하게 된다. 전신적인 원격 전이 여부를 확인할 때는 양전자 단층촬영(PET)을 이용하는 것이 도움이 된다. 드물지만 작은 복막 전이는 영상 진단으로 판별되지 않는 경우가 많아 수술실에서 전신마취를 한 뒤 복강경을 이용해 진단하기도 한다. 복강경이란 복강과 그 안의 장기를 검사하기 위한 내시경으로, 배에 작은 구멍을 뚫고 삽입해 내부를 들여다보는 것을 말한다.

점막층에서 생긴 위암이 아래층으로 얼마나 깊이 침투했느냐에 따라 '조기 위암'과 '진행성 위암'으로 나눈다. 위벽은 가장 표면에서부터 점막층, 점막근층, 점막하층, 고유근층, 장막층으로 구분되어 있다. '림프절 전이 유무와 관계없이 암의 침윤이 점막층 또는 점막하층까지 국한된 위암'을 조기 위암이라고 하고, 생긴 모양이 튀어나왔는지, 평평한지, 함몰됐는지에 따라 다시 세분화된다. 조기 위암에서 무증상 환자가 80% 정도 되고, 10~20%에서 속쓰림 등의 비전형적인 증상이 나타나서 대부분은 정기 건강검진에서 발견된다. 우리나라에서 전체 위암 중 조기 위암이 차지하는 비중은 꾸준히 증가하고 있으며, 국내에서 수술로 치료한 위암의 약 절반가량이 조기 위암으로, 조기 위암은 완치될 수 있다. 근치적 위 절제술을 시행한 경우 조기 위암은 5년 생존율이 90% 이상을 보이는 반면, 암세포가 위벽의 근층 이상 침범된 진행성 위암일 경우 5년 생존율이 20~40% 정도이므로 정기적인 내시경 검사

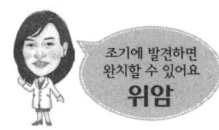

를 통해 조기에 위암을 진단하는 것이 가장 중요하다.

 진행성 위암이란 암이 점막하층을 뚫고 더 깊이 침범한 경우다. 암의 부위와 주변 경계의 모양에 따라 '보만(Borrmann)' I~IV형으로 세분화한다. 진행성 위암에서는 위벽뿐 아니라 주변 림프절이나 간, 췌장, 십이지장, 식도 등의 주변 장기로 전이되는 경우도 있다.

 위암의 병기(Stage)는 위암 세포가 어디까지 깊이 침투했는지를 판단하는 침윤도와 림프절 등 주변 전이 상태, 원격 전이 여부 등을 근거로 1~4기로 구분된다. 일반적으로 1기는 점막이나 점막하층에 암이 국한되고 주위 림프절 전이가 없는 경우로 수술로 완치가 가능하다. 2~3기는 근육층이나 장막층에 암세포가 침투됐거나 주위 림프절에 암세포가 퍼졌지만 주변 장기까지는 암세포가 퍼지지 않은 단계로, 수술을 기본 치료로 하고 그 후 항암제 등 보조적인 치료를 같이 시행하여 재발 확률을 낮춘다. 4기는 멀리 있는 장기까지 전이되어 있어 수술적 치료로 암세포를 모두 제거하기는 힘든 상태로 항암화학요법을 주로 시행하지만, 현재까지 개발된 위암 치료법으로는 완치하기가 어려운 실정이다.

 위암의 세포 모양에 따른 분류도 있는데, 특히 반지세포암(Signet Ring Cell)의 경우에는 발병 후 예후가 불량한 것으로 알려져 있다. 국내에서 발표된 자료에 의하면 위암의 조직검사에서 부분적 반지세포암의 분포를 가지는 위암의 경우, 주로 젊은 여성에게 많이 발생하고 위암 자체의 크기도 크며 암세포의 주변 복막으로 전파가 많아 진단 후 사망까지의 기간이 다른 조직소견을 보이는 위암보다 짧은 것으로 나타났다. 장진영이나 김민경과 같이 젊은 여성 환자가 진단 후 치료를 시도했으나 사망한 경우처럼 요즘에는 젊은 여성에게서도 위암이 많이 발견되고 있다. 젊은 여성일수록 반지세포암과 같은 병리학적으로 나쁜 예후의 결과를 보이는 경우가 많으므로 정기 건강검진의 중요성이 한 번 더 강조되어야겠다.

조기 위암
- 림프절 전이 유무와 관계 없이 암의 침윤이 점막층 또는 점막하층에만 국한
- 5년 생존율 90% 이상

진행성 위암
- 점막하층을 뚫고 깊이 침범
- 5년 생존율 20~40%

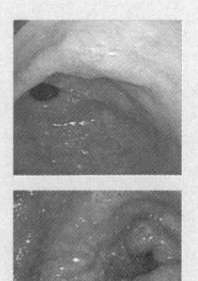

그림 1. 위암의 종류

위암의 치료법이 궁금해요

근본적인 치료는 위암 부위의 절제이다. 위암의 완전한 제거를 기대할 수 있는 방법으로는 내시경 치료와 수술이 있다. 이미 암이 주변으로 퍼진 경우에는 항암치료나 방사선 치료 등의 보조요법이 사용되기도 한다.

1. 내시경 치료

림프절 전이가 없고 점막층에 국한된 위암 중에서 암세포의 분화도가 좋은 경우에는 내시경 치료가 가능하며 이 시술을 내시경 점막하 박리술(Endoscopic Submucosal Dissection, ESD)이라고 한다. 위장의 점막, 즉 내시경을 통해 특수 제작된 전기칼로 위장 점막에 있는 병변 부위의 점막 및 점막하층의 일부를 잘라내는 것이다. 이러한 내시경 치료는 위암 수술에 비하여 전신마취가 필요 없으며 배에 수술 상처가 남지 않게 되나 모든 위암 환자에게 시행할 수 있는 치료법은 아니다. 시술에 소요되는

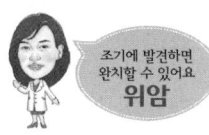

시간은 위암의 위치나 출혈 여부 등에 따라 달라질 수 있고, 내시경 치료의 부작용으로 피가 많이 나거나 위벽이 뚫릴 수 있으나 이로 인하여 심각한 문제가 발생하는 경우는 흔하지 않다.

2. 수술

수술적 치료는 수술 전 검사에서 위암과 국소 림프절 전이 부위를 완전히 절제할 수 있다고 판단되는 경우에 시행한다. 전통적인 위암 수술의 방법으로 배를 갈라 암을 제거하는 개복술이 있다. 또한 배에 여러 개의 작은 구멍을 뚫고 이 구멍을 통해 특수한 수술 장비를 넣어 위암을 제거하는 방법인 복강경 수술도 있다. 이 방법은 환자가 적은 스트레스를 받고 입원 기간이 짧으며 회복기간도 빠를 뿐 아니라 미용적으로 우수하다는 장점이 있다. 최근에는 복강경 수술을 한층 더 발전시킨 로봇 수술이 점차 활발히 시행되고 있다. 진행성 위암으로 판단되면 개복 수술을 시행하는 것이 보통이지만, 현재 임상 연구가 진행 중이므로 향후 수년 내로 진행성 위암에서도 복강경 수술이나 로봇 수술이 적용될 수 있을 것으로 기대된다.

어떤 방법으로 수술하든지 수술의 과정은 크게 세 가지로 구분된다. 먼저 암이 복강 내의 다른 곳에 퍼지지 않았는지 확인해 절제 여부를 결정한 후, 다음으로 암 병변이 포함된 위와 주위의 림프절을 제거한다. 마지막으로 위를 부분 절제한 경우에는 남아 있는 위를, 위 전체를 절제한 경우에는 식도를 소장과 연결해 식사를 정상적으로 할 수 있도록 소화통로를 재건해준다. 위를 어느 정도 범위로 절제하느냐는 암의 진행 정도와 상관없이 암의 발생 위치와 모양에 따라 결정된다. 위의 중부나 하부에 위치할 경우에는 위의 아래쪽 3분의 2가량을 절제하는 위 부분절제술을 시행하고, 암이 상부에 발생했거나 위 전체에 있을 때는 위 전부를 절제하는 위 전절제술을 시행한다.

3. 항암치료

항암치료는 암의 상태에 따라 다음 두 가지 의미를 시사한다. 완전 절제 수술 후에 재발 가능성을 줄이기 위해 보조적으로 시행하는 경우가 있고, 진단 당시 암이 많이 진행되어 수술이 불가능한 경우가 있는데, 특히 두 번째인 경우를 고식적 항암화학요법이라고 한다. 이러한 치료는 근본적 대책이 되지 못하고 현재 병의 진행을 늦추어 생명을 연장하고 증상을 완화시킬 목적으로 시행한다. 그러나 지속적으로 효과적인 항암제가 개발되면서 항암치료 후 수술적 치료가 가능해지기도 한다.

4. 방사선 치료

방사선 치료는 특정 부위에 방사선을 노출시켜 암세포를 죽이는 치료로, 국소적인 치료이므로 전이 병변을 치료하는 방법은 아니다. 대신 위암으로 인한 통증, 폐색, 출혈 등의 국소 증상이 심할 때 방사선 치료를 하는 경우도 있다.

- 내시경 점막하 박리술
  - ✓ 크기: 2 cm 이내
  - ✓ 조직검사에서 분화도가 좋음
  - ✓ 침범 깊이가 얕은 점막 암
- 위 절제술
- 항암치료

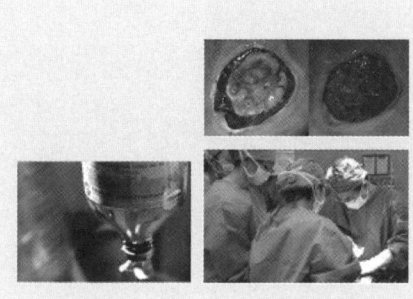

그림 2. 위암의 치료법

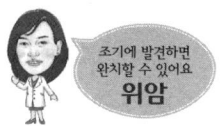

위암 환자의 병기 및 치료 결과

위암은 1기에서 4기까지의 병기로 분류한다. 이러한 병기 설정의 목적은 첫째, 치료 방법의 선택에 도움을 주고, 둘째, 예후를 예측할 수 있게 하고, 셋째, 치료 결과의 평가에 도움을 주고, 넷째, 치료 기관들 간의 정보 교환에 도움을 주고, 다섯째, 지속적인 암 연구에 도움을 주고자 함이다. 현재까지 위암의 예후에 영향을 미칠 것으로 판단되어 연구해온 인자들 중 병변의 침윤 깊이, 림프절 전이 그리고 원격 전이가 위암의 가장 중요한 예후 인자이다. 이 세 가지 인자를 토대로 위암의 병기는 결정된다. 최근 개정된 위암의 병기는 〈표 1〉과 같다.

표 1. 위암의 병기 분류

			원격 전이(−)					원격 전이(+)
			N0	N1	N2	N3a	N3b	
		전이된 림프절 수 / 위벽 침윤 정도	0	1~2	3~6	7~15	16~	
원격전이(−)	T1	점막, 점막하층	IA	IB	IIA	IIB	IIB	IV
	T2	근육층	IB	IIA	IIB	IIIA	IIIA	IV
	T3	장막하층	IIA	IIB	IIIA	IIIB	IIIB	IV
	T4a	장막층	IIB	IIIA	IIIB	IIIC	IIIC	IV
	T4b	주위 장기 침습	IIIB	IIIB	IIIC	IIIC	IIIC	IV
원격전이(+)			IV	IV	IV	IV	IV	IV

이대목동병원에서 수술받은 위암 환자를 기준으로 보면, 각 병기별 5년 생존율은 1기 93.3%, 2기 78.4%, 3기 36.95%, 4기 15.2%이다.

병기에 따른 생존율

- 위벽의 침윤 정도
- 림프절 전이
- 원격 전이

✓ 1기: 90% 이상
✓ 2기: 70%
✓ 3기: 30~50%
✓ 4기: 10% 이하

가장 좋은 예방법은 정기 건강검진!

위암의 완치를 위해 여러 치료 방법이 적용되었으나 그래도 역시 가장 좋은 치료법은 예방이라 할 수 있겠다. 위암의 예방을 위해서는 가공식품, 염장식품, 훈제식품, 불에 태운 고기를 최대한 삼가고, 위암 발병 방어 효과가 좋다고 알려진 야채와 과일을 충분하게 섭취하는 식습관을 갖는 것이 좋다. 금연을 실천하고, 가족력이 있거나 40세 이상 흡연자는 정기 건강검진을 받는 것이 필요하다.

정기 건강검진은 결국 자신과 가족의 질병을 조기에 발견할 수 있고, 위험 인자를 발견하여 생활습관을 개선하고, 질병의 발생을 사전에 예방할 수 있도록 도와준다. 최근 국내 연구진의 발표에 따르면 정기 건강검진을 통해 위암을 처음 발견한 사람이 최근 10년간 약 2배로 늘어났고, 그중 90%가 조기암인 것으로 나타났다. 정기 건강검진을 통한 조기암 발견의 중요성이 확인된 셈이다. 이처럼 그저 통과의례로 생각

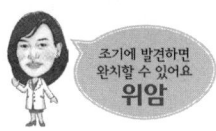

하여 시행한 정기 건강검진에서 암을 조기에 진단받고 치료를 통해 완치판정을 받는 사례가 늘고 있다. 정기 건강검진이야말로 우리 삶의 안전벨트임을 잊지 말아야한다.

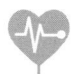 위암의 예방

- **1차적 예방**
  - ✓ 다양한 야채와 과일
  - ✓ 금연

- **2차적 예방 → 정기 건강검진**
  - ✓ 가족력
  - ✓ 40세 이상
  - ✓ 흡연자

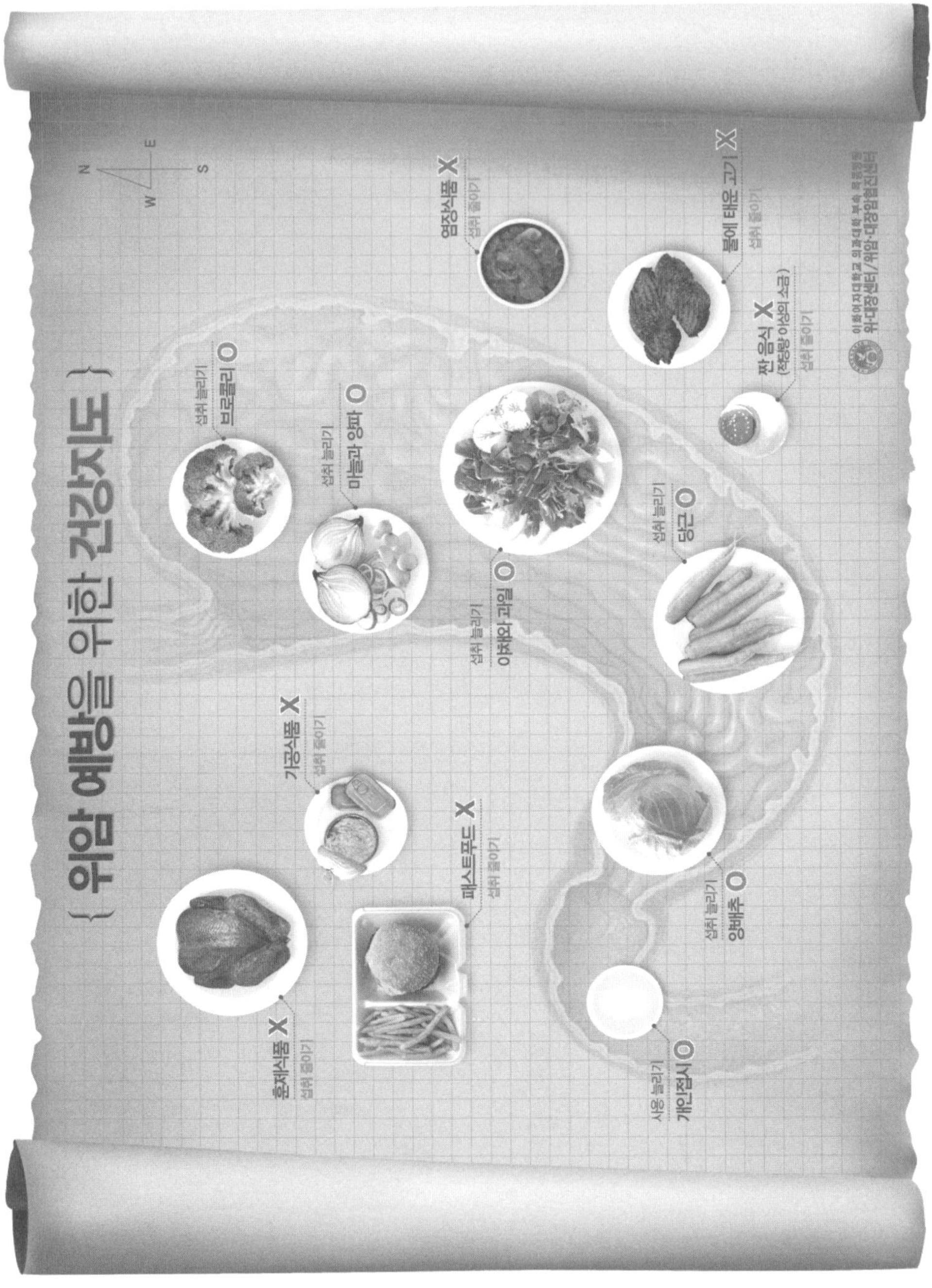

{ 위암 예방을 위한 건강지도 }

- 브로콜리 O (섭취 늘리기)
- 마늘과 양파 O (섭취 늘리기)
- 염장식품 X (섭취 줄이기)
- 불에 태운 고기 X (섭취 줄이기)
- 짠 음식 X (적당량 이상의 소금)
- 토마토 채소류 O (섭취 늘리기)
- 근대 O (섭취 늘리기)
- 가공식품 X (섭취 줄이기)
- 패스트푸드 X (섭취 줄이기)
- 훈제식품 X (섭취 줄이기)
- 양배추 O (섭취 늘리기)
- 카레요리 O (자주 섭취)

출처: 이화여자대학교 의과대학 부속 목동병원

70 여자, 100세까지 건강하게
엄마와 딸이 함께 읽는 여성건강백서

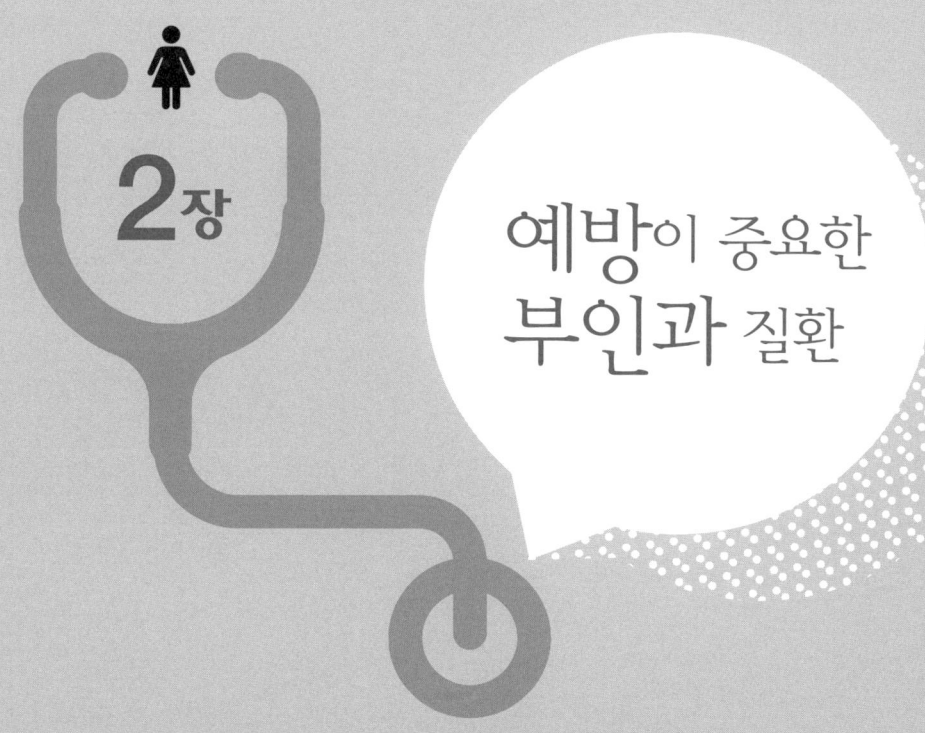

2장 예방이 중요한 부인과 질환

본 장에는 항상 자녀가 우선이고, 그 다음엔 남편, 그 다음엔 친정 부모님과 시댁 식구 걱정하느라 정작 본인 건강은 돌볼 틈이 없는 여성을 위해, 생활 속에서 쉽게 질병을 예방할 수 있는 방법을 담고 있습니다. 특히 여성에게 기능은 물론 상징적으로도 큰 의미가 있는 자궁 건강의 중요성을 알리고, 관련 질환의 예방 및 치료법 등을 소개하고 있습니다.

백신으로 예방할 수 있어요
자궁경부암

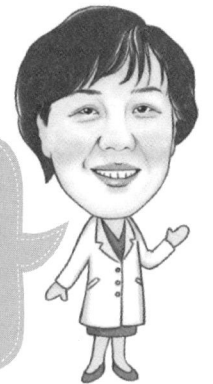

✓ 출혈이 있거나 질 분비물이 보일 때, 동통이 발생할 때 자궁경부암을 의심해보세요.
✓ 자궁경부암으로 진행하기까지 전암 단계에서 약 10~15년이 걸려요.
✓ 백신으로 예방할 수 있어요.
✓ 증상 전에 정기 건강검진을 받는 것이 중요합니다.

이대여성암병원 부인종양센터
문 혜 성 교수

30, 40대가 되면 월경 이외의 출혈이 발생한다. 여성 질환에서 출혈증상이 나타나는 일은 흔하고 이유도 다양하다. 질이나 자궁경부에 염증이 생겨도, 난소호르몬 생성에 이상이 생겨도, 자궁에 혹이 생겨도 출혈이 발생한다. 이런 것은 치료만 하면 이내 완치할 수 있다. 가장 두려운 것은 자궁부위에 암이 발생하여 진행되는 상황이다.

일반적으로 말하는 자궁암이란 자궁경부암을 일컫고, 세밀히 나누면 자궁경부암과 자궁내막암, 자궁체부암으로 나눌 수 있다. 이 중 우리나라에서는 자궁경부암의 빈도가 월등히 높다. 그래서 보통 자궁암이라고 하면 일반사람들은 자궁경부암을 의미한다고 생각한다.

20년 전만 해도 자궁경부암은 여성에서 암 발생률 1위였다. 그러나 최근에는 암 세포 검사가 보편화되면서 '전암 단계'에서 치료되는 경우가 많아 지금은 7위를 기록하고 있다. 이처럼 자궁경부암 발생빈도는 계속 떨어지고 있지만 사망률은 아직 높은 상태다. 또 자궁경부암 전 단계 질환 발생이 높은 상태여서 자궁 관련 질환의 치료 예방은 매우 중요하다.

　국내통계자료에 의하면 자궁경부암의 발생은 매년 7,000명에 이르며 전체 자궁암 중 90% 이상을 차지하고 있다. 다른 조직으로 번지는 침윤성 자궁경부암 발생은 지난 25년 동안 50% 정도 감소했고, 사망률도 감소했다. 그러나 침윤 전 상피내암(자궁경부 조직 중 상피 내에서만 암이 생기는 것으로 상피 외 주위 조직으로 퍼지지 않는 암. 0기암이라고도 한다) 발생은 증가했고, 20~30대 여성이 자궁경부 신생물로 진단되는 빈도도 증가하고 있다. 따라서 자궁경부암 조기발견은 완치를 위해 필수적이고, 절대 소홀히 대해서는 안 된다는 것을 명심해야 한다.

자궁경부암은 왜 발생하나요?

　자궁경부암은 자궁경부조직 내의 상피가 신생물, 즉 암으로 변화하는 것에서 시작된다. 물론 자궁경부암은 정상 자궁경부에서 자궁경부암 전 단계인 '상피내종양(Cervical Intraepithelial Neoplasia)', 혹은 '이형성증(Cervical Dysplasia)'을 거쳐서 발생하는 것으로 알려져 있다. 자궁경부암은 자궁경부 조직에 염증이 있거나 상처에 의해서 계속 변화하는 자궁경부 편평원주세포 접합부(Squamocolumnar Junction)나 변형대(Transformation Zone)에서 기원한다. 즉 자궁경부암은 자궁경부에서 세포 및 조직이 비정형으로 변화한 후 자궁경부 이형성증을 거쳐서 암으로 생성되기까지 점차적으로 발병한다. 따라서 조기 검진에 따른 자궁경부암 '전암 단계 질병'에서 병을 진단하고 치료하는 것이 아주 중요한 것이다.

　먼저 자궁경부암의 전암 단계인 '자궁경부 이형성증'은 3단계로 나뉜다. 전암 병변의 정도에 따라 경도, 중등도, 고도 자궁경부 이형성증

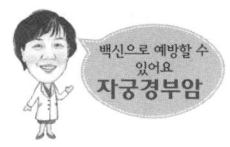

으로 나누어지며 같은 용어로 자궁경부 상피내 종양 I, II, III으로 일컫기도 한다. 경도 경부 이형성증, 즉 자궁경부 상피내 종양 I은 상피의 하부 1/3 부위에 비정상 세포증식이 있으며, 이런 이형성증은 퇴행해서 정상으로 되려는 경향을 가지고 있기 때문에 모든 경우에 진행하지는 않는다. 중등도 이상의 자궁경부 이형성증, 즉 자궁경부 상피내 종양 II, III은 상피의 하부 2/3와 그 이상에 비정상 세포증식이 있으며 상피내암(Carcinoma In Situ)으로 종종 진행하기 때문에 이러한 3단계의 병변이 있다는 것을 이해하고, 이 단계에서 잘 치료하는 것이 암을 예방할 수 있는 방법이기도 하다.

자궁경부 이형성증이 약할 경우는 자연 치유되는 과정을 거치기 때문에 예전에는 자궁경부 병변 소작이나 경과 관찰, 둘 중 하나가 권유되었으나 현재는 미국세포병리학회에서 제정한 치료원칙에 의해 경과 관찰만이 권고된다. 그러나 중등도 이상의 자궁경부 이형성증은 병이 계속 진행될 가능성이 높기 때문에 즉각적인 치료가 권고되고 있다.

자궁경부암의 호발연령은 40~50세이며 자궁경부암으로 진행하기까지는 전암 단계에서 약 10~15년 걸린다. 1990년대에 자궁경부암의 발생에 인유두종 바이러스(Human Papilloma Virus, HPV)가 주요한 역할을 한다고 알려진 이후로 많은 의학적 연구가 있어 왔다.

인유두종 바이러스 16과 18형은 자궁경부암을 일으키는 주요한 원인으로 알려졌고, 인유두종 바이러스 6과 11형은 자궁경부염이나 생식기 사마귀를 일으키는 것으로 알려졌으며, 그 외의 다른 인유두종 바이러스 유형도 자궁경부암의 원인으로 알려졌다. 자궁경부암을 일으키는 원인으로는 그 외에도 단순포진 바이러스 II와 거대세포 바이러스, 인간면역결핍 바이러스(AIDS 감염) 등도 알려져 있다.

자궁경부암의 다른 위험요인으로는 20세 이하의 젊은 나이에 성관계를 시작하거나, 여러 명의 성관계 파트너를 갖고 있거나, 자궁경부염이나 잦은 소파술에 의한 자궁경부 상처 등 흡연이나 자궁경부 위생상태가 좋지 않은 경우로 알려져 있다. 따라서 자궁경부의 위생 상태를 철저히 관리하는 것이 필요하며 자궁경부암을 의심할 수 있는 증상들을 아는 것은 매우 중요하다.

자궁경부암, 이럴 땐 의심해보세요

자궁경부암 전암 단계 질환에는 대부분 특이한 증상이 없다. 그러나 자궁경부암은 다음과 같은 증상이 생길 수 있다.

1. 출혈

36% 정도에서 나타나는 자궁경부암의 첫 증상으로, 주로 월경과 월경 사이 출혈, 성교 후 접속성 출혈, 심한 운동 후 배변 시 출혈 등이 나타난다.

2. 질 분비물

24% 정도에서 자궁경부암 초기일 때 나타나는 증상으로, 물 같은 질 분비물이 보인다. 악취도 동반되는 데 특히 조직이 파괴되거나 괴사, 부패될 때 악취가 난다.

3. 동통

암이 진행될 때 통증이 발생하는데 특히 방광, 직장, 골반 벽에 암이 침범될 때 발생한다. 암 말기에는 요독증이 발생하는데 이것이 환자를

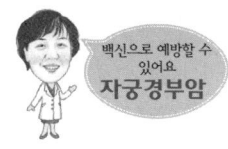

사망에 이르게 한다. 혈행성으로 간, 폐, 늑막, 뇌, 골, 피부 등에 전이될 수 있기 때문에 이런 전이가 있을 때는 다른 증상을 동반할 수도 있다.

검사는 이렇게 합니다

1. 세포 검사(Papanicolau Test, PAP Smear)

가장 쉽게 자궁경부암을 진단할 수 있는 검사로 60~85%의 정확도를 보이는 신뢰도 높으며 단순한 검사방법이다. 세포 검사는 30세 이상에서 6~12개월에 1회 검사하도록 권유하며 검사를 시행하기 48시간 전에는 질 세척을 하지 않고 1주일 전에는 질 크림의 사용을 금하며 검사 전 24시간은 성관계를 피하는 것이 좋다.

세포 검사는 자궁 외경부와 내경부에 검사 기구를 대고 긁어서 세포를 얻은 후 고정염색을 하여 현미경으로 검사함으로써 병을 진단하는 방법이다. 검사 기구는 여러 가지가 있으며 자궁경부 변형대가 완전히 포함되도록 기구를 360도 돌려가면서 세포를 얻는 것이 세포 검사의 정확도를 올릴 수 있다.

세포 검사의 결과는 정상, 염증이나 비정형 자궁경부 편평상피나 선상피세포, 하위 편평상피 내 손상, 고위 편평상피 내 손상, 자궁경부암 등의 단계로 나뉘어 보고되며 비정형 자궁경부 상피세포를 보이는 단계 이상인 경우 반드시 정밀검사가 필요하다.

2. 인유두종 바이러스 유형검사(HPV)

세포 검사 결과가 비정상적일 때 인유두종 바이러스 검사가 보조적으로 이용되었으나 최근 인유두종 바이러스를 일차로 자궁경부암 검사에 이용하는 국가도 생겨나고 있다. 이는 자궁경부암 조직의 95% 이상에서 인유두종 바이러스 DNA가 검출되고, 특정 인유두종 바이러스 유형의 감염이 자궁경부암 및 자궁경부암 전 단계인 자궁경부 고도 이형성증 발생에 필수적이기 때문이다. 따라서 최근에는 인유두종 바이러스 검사의 중요성이 강조되고 있고, 세포 검사가 정상이더라도 인유두종 바이러스 16, 18번이 양성인 경우 자궁경부 조직검사로 병변이 있는지 확인해야 한다는 진단 기준이 확립되고 있다.

일반적으로 자궁경부에 인유두종 바이러스 유형이 100가지 이상 감염되며 인유두종 바이러스는 고위험군 유형, 저위험군 유형으로 나뉘어, 고위험군 유형으로 확인되는 경우 80% 이상에서 이형성증 또는 침윤성 자궁경부암이 발견된다. 고위험군 인유두종 바이러스 유형 14개, 즉 인유두종 바이러스 16, 18, 31, 33, 35, 39, 45, 51, 52, 56, 58, 59, 66, 68 유형을 검사하도록 권고하고 있다. 최근 인유두종 바이러스 양도 자궁경부 이형성증이나 자궁경부 상피내암의 재발에 관여한다는 연구결과도 나오고 있는 만큼, 인유두종 바이러스는 자궁경부암과 밀접한 관련이 있다.

3. 질 확대경 검사(Colposcopy)

세포 검사의 결과가 나오거나 육안으로 자궁경부에 이상소견을 보일 때나 접촉성 출혈의 과거력이 있거나 외음부나 질에서 의심스런 병소가 있는 경우에 시행하며 자궁경부 생검을 할 때도 용이하다.

질 확대경 검사는 질 확대경을 자궁경부에 조준하고 자궁경부를 10~40배로 확대하여 보는 자궁경부 검사법으로, 외음부나 질도 추가로 검사한다. 질 확대경 검사는 자궁경부를 관찰한 후 녹색필터를 사용해 병변을 확인하고, 아세트산 용액 5%를 도포하고 흰색 병변으로 변

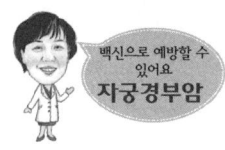

하거나 요오드용액을 도포하여 염색이 되지 않으면 병변임을 확인하며 이 부위를 생검검사 부위로 확인한다.

4. 자궁경부 확대 촬영술 (Cervicography)

비정형적 세포 검사 결과 후 이상이 있을 때 보조적으로 이용하는 방법으로, 자궁경부를 촬영하여 사진을 크게 확대한 후 전문가가 자궁경부 병소를 확인하는 검사법이다. 질 확대경으로 진단된 병소의 90% 이상이 자궁경부 확대 촬영술에서도 확인되기는 하는데, 질 확대경 검사가 가능하지 않은 경우 유용한 검사법이다.

5. 생검 (Biopsy)

세포 검사가 이상을 보인 경우, 병을 진단하기 위해 자궁경부 조직을 아주 작게 떼어내는 것을 일컫는다. 떼어낸 자궁경부 조직은 염색하여 병변을 확인하는 조직병리학적 검사를 시행한다. 자궁경부 이상부위는 최소한 4곳 이상 떼어내고 아주 작은 절편의 조직으로 떼어내고 자궁경부 변형대가 자궁내경부로 이동하는 폐경기 전후 여성에서는 자궁경부 내 소파도 동시에 시행한다.

6. 원추절제술 (Conization)

자궁경부 조직 생검에서 이상이 있거나 질 확대경 검사로 병변을 확인하기가 어려운 경우에 자궁경부 절반을 오리듯이 360도 도려내고, 자궁내경부 쪽으로는 좁아지게 절제하는 방법으로 진단과 치료 두 가지 목적으로 이용한다.

원추절제술은 레이저, 고주파, 나이프 등을 이용하여 시행할 수 있고 자궁경부 이형성증이나 상피내암, 미세침윤암의 치료에도 유용하다.

세포 검사 후 조직검사 등에 의해 자궁경부암이나 자궁경부암 전단계로 진단되면 정도에 따라 치료방침을 세워야 한다. 자궁경부 상피내암인 경우 젊은 나이에 출산을 고려하거나 병변의 범위가 치료방침 선정에 중요하며 자궁경부암의 침윤 정도가 치료를 결정하는 데 매우 중요하기 때문에 치료 방법에 대해 알아두는 것이 필요하다. 자궁경부암의 침윤 정도를 알기 위해서 여러 검사가 필요하며 어떻게 자궁경부암이 다른 주위 조직으로 퍼지는지에 대해서 간단히 이해할 필요가 있다.

자궁경부암은 어떻게 진행되나요?

자궁경부암의 침윤은 자궁경부 전암 단계에서 수년 동안 지속된 후 발생하게 된다. 자궁경부 침윤암은 현미경적 침윤을 포함한다. 현미경적 침윤암은 림프나 혈관의 침범이 없는 간질부 아래 기저막 내 3 mm 이하로 침습하는 병소이며, 침윤암은 암이 주위 조직 및 먼 거리에 있는 조직에도 침범하는 병소이다. 조직병리학적으로 자궁경부암의 약 90%가 편평상피 세포에서 발생한 암이고 10%는 선세포에서 발생한 암이다. 흔히 자궁경부암은 질점막, 골반벽, 장과 방광으로 퍼지며 폐나 뇌전이도 일어난다.

자궁경부암의 주요한 전이 경로도 직접전이, 림프전이, 혈행전이가 있다. 혈관의 주행이 심장을 기준으로 거미줄처럼 온몸에 네트워크로 연결된 것처럼 림프관의 주행도 흉관이 있어서 온몸에 네트워크로 연결되나, 림프관 중간에는 림프절로 연결되며 림프관은 혈관보다 약해서 쉽게 파열된다. 이러한 암의 림프전이에 의해 림프절이 커지게 되며

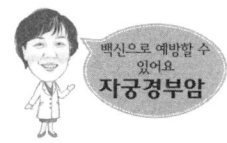

1 cm 이상 커지게 되면 영상검사에서 발견되게 된다. 따라서 여러 검사에 의해 주위 조직 외에도 림프절의 전이를 미리 발견하는 것은 치료효과를 올리는 데 매우 중요하다.

자궁경부암으로 진단받게 되면, 주위 조직으로의 침범 여부를 확인하기 위한 검사가 필요하다. 흉부 X-선 검사, 정맥신우조영술, 방광경검사, 직장내시경검사, 골반 전산화 단층촬영(CT)이나 자기공명영상(MRI) 촬영 등을 시행하여 자궁경부 및 체부, 신장, 요관, 방광, 직장으로의 침범 여부를 검사한다. 최근 영상기법이 발달함에 따라 암의 전이를 확인하기 위한 첨단기법인 양전자 단층촬영(PET)을 하기도 한다.

대부분의 검사는 8시간 이상 금식한 후 시행되며, 정맥신우조영술은 검사 전 수액의 투여도 제한한다. 정맥신우조영술로 신장이나 요관의 주행을 확인할 수 있는데, 신장실질이 파괴되거나 요관이 정상보다 부은 경우 자궁경부암의 침범을 확인할 수 있다.

방광경검사로 방광벽 내 이상을 확인하며 세포검사를 시행하기도 하는데, 최근 CT나 MRI 검사의 정확도에 의해 방광경검사의 중요성이 적어지고 있다. 직장내시경검사로 직장으로의 침범 여부를 진단하며, 골반 CT 촬영이나 MRI 촬영에 의해 자궁경부암의 종괴의 크기, 주위 조직으로의 침범 여부, 림프절 전이 여부를 확인한다.

자궁경부암의 병기는 1~4기로 나뉜다. 자궁경부암 1기는 암이 자궁경부에 국한된 경우이고, 자궁경부 침윤 범위나 종괴의 크기에 따라 세분화된다. 2기는 자궁경부가 체부로 퍼지거나 질의 상부나 자궁경부 옆 자궁방 결합조직으로 암이 퍼진 경우이다. 3기는 골반이나 신장으로 암이 퍼져 무기능성 신장을 보이는 경우이며, 4기는 방광이나 직장으로 암이 퍼진 경우를 말한다. 병기설정에 의해 자궁경부암이 퍼진 정도가 진단되면, 그 단계에 맞게 치료가 결정된다.

표 1. 자궁경부암의 병기

병기	0기	1기	2기	3기	4기
5년 생존율	95% 이상	80~95%	60~80%	30~40%	5% 이하
	자궁경부 상피내암	자궁경부에 국한된 경우	병변이 자궁경부를 벗어났으나 골반벽에 도달하지 않은 상태	병변이 골반벽에 도달하거나 1/3까지 침범한 상태	병변이 진성골반을 벗어났거나 방광이나 직장점막을 침범한 상태

치료는 어떻게 하죠?

자궁경부암은 임상적 평가 및 병기설정 후에 수술이나 방사선 치료를 하는 것이 주요 치료이며, 방사선 치료 효과를 증가시키기 위해 항암제를 동시에 투여하기도 한다.

1. 1차 치료

미세침윤암의 경우, 원추절제술 또는 단순 자궁 절제술을 시행한다. 수술 결과, 절제면에 잔류 암이 없고 림프혈관강에 의한 암의 침윤이 발견되지 않을 때는 추적 관찰한다. 원추절제술을 시행한 경우라 할지라도 임신을 원한다면 절제면에 암의 침윤이 없을 때는 경과 관찰을 할 수 있다. 림프혈관강에 침윤이 있거나 절제면에 잔류 암이 있을 경우

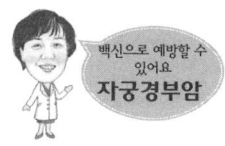

재원추절제술을 시행하거나 자궁 절제술 또는 골반 림프절 절제술을 포함한 광범위 자궁 절제술을 시행할 수 있다.

자궁경부암 1기에서 2기 초반에는 자궁경부 주위 자궁방 결합조직까지 제거하는 광범위 자궁 절제술(Radical Hysterectomy)과 골반 림프절 절제술을 시행하거나 또는 방사선 치료를 시행할 수도 있다. 최근에는 임신을 원하는 환자의 경우, 자궁체부는 보존하면서 자궁경부만 광범위하게 제거하는 광범위 자궁경부 절제술(Radical Trachelectomy)과 골반 림프절 절제술을 한다.

수술 후 중등도 위험 인자(종양 크기가 큰 경우, 자궁경부의 실질이 절반이나 1/3 이상의 침윤된 경우나 림프혈관강에 침윤이 있는 경우)가 2개 이상인 경우 골반 방사선 조사를 시행할 수 있다. 또한 고위험 인자(수술 절제면이 양성이거나 림프절에 전이된 경우, 자궁방에 암의 침윤이 있는 경우)가 있을 경우, 항암제 투여와 방사선 치료를 동시에 시행하는 항암화학 방사선 요법을 시행한다. 또한 선행 항암화학요법 후 광범위 자궁 절제술을 시행할 수도 있다.

자궁경부암 2기 말부터는 동시 항암화학 방사선 요법을 시행하며 암의 침범 부위에 따라 방사선 조사 부위가 결정된다.

때에 따라서는 단순 자궁 절제술 후 침윤성 자궁경부암이 발견되는 경우가 있다. 조직 병리소견에서 수술 절제면으로의 암의 침윤 여부와 추가로 시행한 영상검사에서의 림프절 전이 여부에 따라 동시 항암화학 방사선 요법이 권장된다. 또는 추가로 자궁방 절제술(Parametrectomy) 및 림프절 절제술을 시행할 수 있다.

1차 치료 후 환자 추적 관찰은 5년 동안 자주 시행하며 병력 청취와 신체검사를 포함하여 처음 2년간은 3개월 간격으로, 그 후에는 4개월 간격으로, 다음 2년 동안은 6개월마다 자궁경부암 세포 검사를 시행한다. 그 이후에는 매년 세포 검사를 시행한다. 또한, 임상적 판단에 의하여 종양 표지물질과 골반/복부/흉부 CT, MRI, PET 등 영상검사를 선택적으로 시행할 수 있다.

2. 재발 치료

자궁경부암의 재발은 일반적으로 영상검사로 확인되며, 때에 따라서는 침습적 세포검사나 생검에 의해 조직병리학적으로 확진한다. 우선, 골반 내 재발은 이전에 방사선 치료를 시행하지 않은 경우 동시 항암화학방사선요법을 고려하여야 한다. 혹시 이전에 방사선 치료를 받았으면, 골반 중심(Central)에서 재발한 경우 방광, 직장, 자궁, 질 모두를 제거하고, 요관을 장에 심고 장루를 복부로 빼내는 골반적출술(Pelvic Exenteration)을 선택적으로 시행할 수 있다. 반면, 골반 중심 이외 부위에서 재발한 경우라도 항암화학요법 및 추가 방사선 치료 등을 시행할 수 있다.

골반 외 재발, 대동맥 주위 림프절 재발, 다발성 재발, 수술적 절제가 불가능한 재발이 있는 환자에서는 항암화학요법이나 지지 요법으로 치료한다. 현재까지 시스플라틴(Cisplatin)이 가장 효과 있는 제제로서 재발 또는 전이된 자궁경부암 환자의 일차 항암제로 권장되며, 완전히 치료된 상태를 포함한 20~30%의 반응률을 보인다. 시스플라틴(Cisplatin)과 병용 투여로 효과가 입증된 화학요법 제제는 토포테칸(Topotecan)과 파크리탁셀(Paclitaxel) 등도 있다.

 첨단 치료법

1. 단일통로 복강경 수술
기존에 사용하는 복강경 수술을 대신해서 배꼽에 하나의 절개를 통해 수술하는 복강경 수술 방법으로, 회복 후 상처가 보이지 않는다는 장점이 있어서 자궁경부 상피내암에 대한 복강경 자궁 절제술에 이용된다.

2. 로봇수술
3D 영상의 비디오시스템과 인간의 손처럼 구부러지는 정교한 로봇 팔과 원격장치로 조절하는 시스템에 의해 보다 정교하게 자궁경부암 수술을 진행할 수 있다. 상처를 최대한 줄일 수 있고, 환자에게는 통증이 줄어드는 장점도 있다. 비용이 비싸다는 게 단점이다.

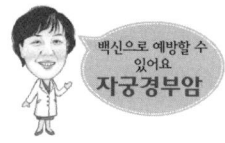

백신으로 예방할 수 있어요

인유두종 바이러스 백신(HPV Vaccine)이 자궁경부암과 전암 단계에 예방 효과가 높은 것으로 알려져 있다. 자궁경부암 백신은 DNA가 없는 L1 바이러스양 입자(DNA-Free L1 Virus-like Particle, L1 VLP)를 이용하여 만들었다. 현재 국내에서 시판되고 있는 자궁경부암 백신은 가다실과 써바릭스가 있다. 식품의약품안전처에서는 2007년 6월, 2008년 7월에 가다실과 써바릭스의 시판을 허가했다.

두 백신의 가장 큰 차이점은 가다실의 경우 생식기 사마귀(Genital Wart)의 원인인 인유두종 바이러스 6형, 11형과 자궁경부암의 원인인 16형, 18형에 대한 4가(Quadrivalent) 예방 백신이고, 써바릭스는 인유두종 바이러스 16, 18형에 대한 2가(Bivalent) 예방 백신이라는 사실이다.

자궁경부암 예방에 대한 두 인유두종 바이러스 백신의 효과는 현재까지의 임상 시험 결과, 인유두종 바이러스 16형, 18형에 의한 자궁경부 상피내 종양 및 자궁경부 상피내 선암(Adenocarcinoma In Situ)을 예방하는 효과가 90~100%로 매우 높은 것으로 알려져 있다. 또한 다른 유형의 인유두종 바이러스 감염에 대한 예방 효과도 22~60%에 이르고, 가다실의 경우 생식기 사마귀, 외음부 및 질의 상피내종양에 대한 효과도 있는 것으로 보고되었다.

그러나 인유두종 바이러스 백신은 효과도 좋지만, 부작용 및 고비용 우려도 동시에 안고 있다. 가장 흔한 부작용은 투여받은 부위의 경미한 발적 및 발열이지만 어지러움, 실신, 구역, 구토 등의 사례들이 보고되기도 하였다. 그러나 이러한 부작용은 백신의 접종과 직접적인 관련이 있는 것으로 입증되지는 않았다. 아직까지는 인유두종 바이러스 백신이 가장 효과적인 예방법이다. 백신에 의한 이득이 백신에 의한 위험보다 더 많은 셈이다.

이것을 명심하세요

지금까지 자궁경부암의 진단, 치료, 예방에 대해 알아보았다. 의학적인 내용이라서 쉽게 이해하기는 어렵지만, 가장 강조하고 싶은 것은 정기 건강검진에 의한 조기발견이다. 임상적으로 이상증상이 있을 때 병원에 내원해야 하지만 증상이 있기 전에 정기 건강검진을 받는 것이 무엇보다 중요하다.

 자궁경부암 예방백신의 임상권고안

자궁경부암의 예방 및 관리의 주관 연구기관인 대한부인종양 콜포스코피학회에서는 국내 실정에 맞는 자궁경부암 예방백신의 임상권고안을 마련하였다.

1. 예방백신의 효능·효과

자궁경부암 4가 예방백신은 HPV 6, 11, 16 및 18형에 의한 자궁경부암, 생식기 사마귀, 자궁경부 및 질, 외음부 상피내 신생물 등의 질병을 예방하는 데 사용된다. 자궁경부암 2가 예방백신은 HPV 16 및 18형에 의한 자궁경부암, 자궁경부 상피내 종양, 비정형 편평세포를 포함하는 세포 이상 등의 질병을 예방하는 데 사용된다.

2. 접종 방법

6개월 내에 근육주사로 3차 접종을 시행하며 4가 백신은 0, 2, 6개월에 주사하고 2가 백신은 0, 1, 6개월에 주사한다. 다른 기본 예방접종과 동시 투여가 가능하다.
최근 청소년은 2회 접종도 같은 효과를 나타내어 2회 접종을 시행하기도 한다.

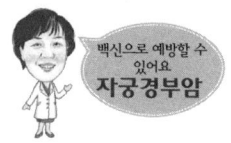

3. 접종 대상

9~26세의 여성과 9~15세의 남아에 접종하는데, 한국 여성의 첫 성경험 연령을 고려하여 15~17세를 최적 접종 연령으로 권장한다. 접종의 효과를 최대화시키기 위해 성 접촉을 통한 인유두종 바이러스 감염 전에 접종할 것을 권고한다. 45세 여성까지는 접종하는 것이 효과가 있는 것으로 최근 임상 연구 결과를 보였다.

4. 자궁경부암 검진

접종을 하더라도 자궁경부암 정기 건강검진은 계속 시행하여야 한다.

5. 접종 시 주의와 금기사항

임신부에게 접종을 권하지 않으며, 1차 또는 2차 접종 후 임신이 확인된 경우에 추가 접종은 분만 후로 연기할 것을 권한다. 수유 여성에게는 접종할 수 있다. 면역저하 여성에서는 효과가 감소될 수 있다. 급성질환의 경우 접종을 연기하며 알레르기나 급성 과민성 면역반응 병력이 있는 경우는 접종을 금한다.

6. 교차 예방 효과

자궁경부암 예방백신은 인유두종 바이러스 16, 18형과 계통발생학적으로 관련된 인유두종 바이러스 31, 45형에 의한 지속적 감염에 대한 예방 효과도 있다.

엄극복 여사의 투병기
난소암

- 난소암은 부인암 중에 완치율이 가장 낮아요.
- 식생활의 서구화로 난소암은 앞으로도 꾸준히 증가할 것으로 보여요.
- 출산 경험이 없거나 첫 출산이 늦은 여성, 초경이 이른 여성은 더 위험해요.
- 모유 수유하면 난소암 발병 위험이 낮아져요.

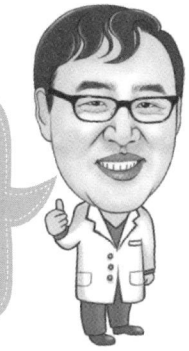

이대여성암병원 부인종양센터
주 웅 교수

#1 부인종양센터

암일 수도 있고 아닐 수도 있다?

"엄극복 님, 제1진료실로 들어오세요."

간호사의 호명소리에 고개를 들어 보니 '다음 들어오실 분' 전광판에 드디어 극복 씨의 이름이 떴다. 나이 오십 평생 숱하게 병원을 다녀봤지만, 오늘처럼 대기 시간이 길게 느껴진 적은 없었다. 큰딸의 손을 잡고 진료실로 들어가는 짧은 순간에 1주일 전 정기 건강검진 받던 날이 떠오른다. 초음파를 찍던 여의사가 잠시 고개를 갸웃거리던 순간의 두려움은 곧 현실로 다가왔다. 난소 관련 수치에 이상이 있으니 큰 병원을 가보라는 검진 통보서였다.

"안녕하세요?"

담당 교수라는 사람은 극복 씨의 불안함을 아는지 모르는지 그저 웃는 얼굴로 인사를 건넨다. 인터넷으로 찾아보고 주위 사람들한테 조언을 구하고 병원에서 근무하는 친척에게 추천도 받았지만 어쩐지 신뢰가 가질 않는다. '더 나이 지긋한 의사한테 갈걸 그랬나?'하는 생각도 들었다. 의사는 진지한 표정으로 진료 기록과 검사 기록을 체크하며 중요한 소견에 붉은색 볼펜으로 표시하고 있다. 본인 이름도 평범하진 않지만, 의사 명찰에 있는 '웅박'이라는 이름을 보고 참 특이한 이름이라고 생각하던 찰나 상담은 시작됐다.

웅박 : 많이 놀라셨죠?
극복 씨 : 네

잔뜩 겁을 먹고 의사의 처분만을 기다리던 극복 씨는 예상치 못한 질문에 자신도 모르게 자연스레 대답을 한다.

웅박 : 가지고 오신 검사 결과들을 종합해 보면 좋지 않은 소견들이 있어 걱정됩니다.
큰딸 : 안 좋은 소견이라뇨? 암인가요?
웅박 : 어머니는 현재 난소에 혹이 있으십니다. 양성 혹인 경우는 혹만 제거하면 아무 문제가 없지만, 악성 혹이라면 난소암이 되겠죠. 지금으로써는 가능성이 비교적 높은 편이고 최종 진단과 병기는 수술 후에 말씀드릴 수 있습니다.
극복 씨 : 아니 그럼 암이 아닐 수도 있다는 말씀인가요?
웅박 : 물론 그럴 가능성이 전혀 없는 것은 아닙니다. 수술 전 소견이 모두 난소암과 같았는데도 막상 수술을 해보면 양성으로 나오는 경우가 드물지만 있긴 있습니다.
큰딸 : 그럼 선생님이 말씀하신 좋지 않은 소견이란 뭡니까? 아직 다른 검사도 안 했는데요.

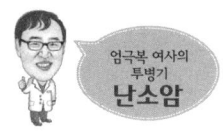

웅박 : 양성인지 악성인지를 예측하는 데 참고하는 두 가지 중요한 소견이 정기 건강검진 결과지에 나와 있어요.

웅박은 정기 건강검진 결과지를 넘기며 극복 씨와 큰딸에게 보여준다. 벌써 웅박이 붉은 볼펜으로 밑줄을 그어 놓은 상태다.

난소종양표지자(CA-125) : 573

웅박 : 여기 보이는 난소종양표지자(CA-125)가 우선 중요합니다. 이 수치는 난소나 골반 부위에 어떤 문제가 있을 때 상승하게 됩니다. 난소암을 포함해서 난소의 물혹, 자궁의 혹, 자궁내막증, 골반 감염증 등 여러 가지 경우에 상승하게 됩니다.

큰딸 : 그렇다면 이 수치가 올랐다고 꼭 난소암이라고만은 할 수 없잖아요?

웅박 : 맞습니다. 하지만 난소암을 제외한 양성 질환을 갖고 있는 사람들의 경우 CA-125 수치가 오르더라도 많이 오르지는 않습니다. 정상 기준이 35~40 정도라고 볼 때, 다른 양성 질환들이 80~90으로 오르는 데 반해 난소암은 500~600으로 현격히 오르기도 합니다. 어머니는 골반 초음파 결과에도 악성, 즉 난소암을 의심케 하는 소견들을 갖고 있습니다.

웅박은 컴퓨터 모니터의 어떤 아이콘을 클릭했다. 컴퓨터 화면이 시커멓게 바뀌더니 여러 장의 사진이 나왔다. 접수할 때 가지고 온 CD를 제출하라고 하더니 그 CD 자료인 것 같았다.

웅박 : 여기가 난소입니다. 오른쪽 난소가 12 cm 정도로 커져 있고, 혹 안쪽으로 고형성분이 보입니다. 혈류의 흐름도 꽤 있습니다. 아울러 복수도 같이 있습니다. 이런 것들은 모두 양성보다는 악성의 가능성을 시사합니다. 극복 씨의 나이가 55세라는 점까지 고려하면 난소암을 배제할 수 없는 상황입니다. 물론 CA-125와 초음파 검사가 모두 악성을

시사하더라도 수술해 보면 양성이 나오는 수도 있지만, 지금으로써는 난소암에 대한 수술 준비를 하는 것이 원칙입니다.

그리고 웅박은 입원을 해서 추가 정밀 검사할 것을 권유했다. 1주일 내로 수술을 하겠다는 말과 함께.

#2 레이디병동 상담실

입원 4일 만에 항암치료 선고를 받다

극복 씨는 가족들과 둘러앉아 있다. 웅박 뒤에는 부인종양센터 전공의들이 서 있다. 검사 일정을 챙겨 주고 검사 동의서를 받던 의사, 새벽에 혼자 회진하던 의사, 웅박이 회진할 때 바로 옆에서 무언가를 보고하던 의사 등 병동의 의사들이 다 모인 것 같다. 극복 씨는 오늘 담당 교수인 웅박의 입에서 어떤 얘기가 나오더라도 침착하게 받아들이리라 다짐을 하지만 떨리는 마음은 좀체 가라앉지 않는다. 암 말기면 어떻게 하나, 수술이 안 되면 어떻게 하나, 항암치료를 받고 머리가 다 빠지면 어쩌나, 걱정은 꼬리에 꼬리를 문다. 아직 결혼도 안한 자녀들 생각이 들며 상견례에 혼수 장만에 결혼식 당일 손님맞이까지, 엄마 없는 아이들의 쓸쓸한 혼사를 상상하니 끔찍했다.

웅박 : 그럼 지금까지 검사 결과를 설명해 드리고 내일 수술에 대해 설명 드리겠습니다. 들으시는 도중에 궁금한 점이 있으시면 언제든 질문하십시오.

개미 지나가는 소리도 들릴 것 같다. 가족 누구도 아무런 소리도 내지 않는다. 숨소리마저 고요해지고 둘째 딸은 금방 눈물이 터질 것 같은 표정이다. 극복 씨 남편은 위아래 입술을 굳게 닫은 채로 웅박의 입에서 나올 '선고'를 기다리고 있다.

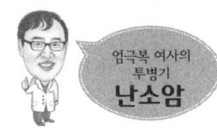

웅박 : 지금까지 검사 결과로는 난소암 진단이 맞는 것으로 보이며 병기는 2기 정도로 판단됩니다. 결과를 하나씩 보시면…

웅박의 설명을 듣던 극복 씨의 아들이 질문을 한다.

아들 : 지금 선생님 말씀은 아직 병명이 확실치 않다는 의미 같은데요?

웅박 : 그렇습니다. 최종 진단은 수술 후 생검(생체로부터 조직의 일부를 취하여 검사, 진단하는 방법) 결과에 의해 결정됩니다. 여성의 경우 남성과 다르게 하복부의 자궁 등 여성장기가 있는 부위를 골반강이라고 부르는데 난소는 골반강 내에, 그러니까 뱃속에 위치하고 있으므로 수술 전에는 조직을 얻기가 쉽지 않습니다. 복수를 미리 뽑아 보는 방법도 있고, 복강경(복부 측면에 작은 구멍을 내고 진찰 및 치료하는 내시경) 수술로 조직을 미리 떼어 보는 방법도 있지만, 임상적으로 난소암이 의심되는 상황에서는 개복술을 바로 시행합니다.

큰딸 : 난소암이 그렇게 흔한가요?

웅박 : 자궁경부암에 비하면 흔한 암은 아닙니다만 점차 발생이 늘고 있습니다. 보통 부인암이라고 하면 자궁경부암, 난소암, 자궁내막암 이 세 가지를 말합니다. 난소암은 세 가지 부인암 가운데 완치율이 가장 낮습니다. 즉 예후가 안 좋다는 말이죠.

보건복지부 국가암정보센터 통계에 의하면 2015년 한 해에 2,374명이 새로 진단을 받고 1,075명이 난소암으로 사망할 것으로 예측되고 있습니다. 물론 통계에 누락된 환자도 있을 것이므로 이보다는 더 많겠지만, 유방암 발생이 연간 19,000여 명 이상, 자궁경부암 발생이 연간 3,000명 이상이라는 점을 감안 하면 흔한 암은 아닙니다.

우리나라 여성들의 암 발생 빈도를 보면 갑상선암, 유방암, 위암, 대장암, 폐암 순으로 되어 있는데 난소암은 아홉 번째 정도 됩니다. 그러나 식생활을 비롯한 생활습관이 서구화됨에 따라 향후 그 빈도가 꾸준히 증가할 것으로 예상됩니다.

'저렇게 드문 병에 왜 하필 내가 걸렸을까?' 극복 씨의 마음은 무너졌다. 남들보다 선하면 선했지 악하게 살지도 않았고, 미움받을 짓도 안 했다. 건강을 챙긴다고 틈틈이 산에도 다니고 밤마다 아파트 단지를 몇 바퀴씩 걸으며 몸도 가볍게 만들지 않았던가. 극복 씨는 너무나 억울했다.

남편 : 설명을 마저 해 주시죠.

웅박 : 네. 영상의학 검사 결과상 폐나 간 등 다른 장기로의 전이는 보이지 않습니다. 또한 골반 림프절로의 전이도 보이지 않습니다.

큰딸 : 림프절이요?

웅박 : 림프절은 우리 몸의 장기 주변에 혈액과는 다른 림프액이 지나가는 길입니다. 이것이 중요한 이유는 암세포도 이 길을 따라 지나갈 수 있기 때문입니다.

아들 : 그럼 난소 말고는 아무 데도 전이가 없는 건가요?

웅박 : 그랬으면 좋겠지만, 자궁표면에 전이가 있는 것 같습니다. 자궁은 난소와 다른 장기이긴 하지만 골반 내에 있는 인접 장기라서 자궁까지만 전이가 있는 경우는 2기로 판정하고 장(腸) 쪽, 복막강 쪽 전이가 있으면 3기로 판정합니다.

남편 : 그래서 2기로 판정된다고 하신 거군요.

웅박 : 그렇습니다. 난소암은 수술적 병기 설정이 원칙이므로 수술 후 전이 여부가 영상의학적 소견과 다르다면 수술 결과를 따르게 됩니다. 수술은 개복 후 양쪽 난소 난관 절제술, 자궁 절제술, 임파선 절제술을 모두 시행하는 것입니다. 육안으로 종양이 전이된 곳이 보이면 모두 제거합니다. 그리고 병기 설정을 위해 필요한 부분을 모두 생검하게 됩니다.

둘째 딸 : 상태가 심해서 수술을 못하는 수도 있나요?

웅박 : 다른 암의 경우 개복 후 확인한 결과 전이가 많고 병기가 높

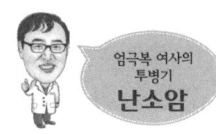

으면 수술을 진행하지 않는 수도 있습니다. 하지만 난소암은 그렇지 않습니다. 아무리 전이가 많이 되었어도 종양을 절제한 만큼 치료 효과가 좋습니다. 그래서 난소암 수술은 종양을 최대한 많이 제거하는 종양감축술이라고도 부릅니다.

아들 : 수술 후에는 어떻게 됩니까?

웅박 : 수술 결과를 확인해야겠지만, 항암화학요법이 필요합니다.

항암화학요법, 이른바 항암치료 이야기가 나오자 그동안 침묵을 지키던 극복 씨가 첫 번째 질문을 한다.

극복 씨 : 머리도 빠지나요?

웅박 : 네… 난소암에 쓰는 표준 약제는 탈모가 다 옵니다.

탈모라니. 모자나 스카프를 두르고 병실에서 주사를 맞던 다른 환자들이 떠올랐다. 수술이라면 아무리 아파도 이겨낼 자신이 있지만, 항암치료만은 절대 하고 싶지 않았다. 극복 씨는 아무것도 들리지 않고 보이지 않는 것 같았다.

극복 씨는 다시 심호흡을 했다. 지금까지 살아오면서 경험했던 행복한 순간들이 찰나의 시간에 하나씩 지나갔다. 준수한 청년이던 남편과 첫 입맞춤, 막둥이가 학교에 입학하던 날의 뿌듯함, 아이들이 보내준 효도관광에서 남편과 거닐던 쿄토의 밤 벚꽃길. 극복 씨는 정신을 다잡고 다시 말한다.

극복 씨 : 선생님, 수술도 항암치료도 모든 걸 맡기겠습니다.

웅박 : 네, 저를 신뢰하고 잘 따라 주십시오. 최선을 다하겠습니다.

가족 면담이 끝나고 상담실을 나서는 웅박에게 다른 병실의 퇴원 예정인 환자 한 명이 쇼핑백 하나를 건넨다. 종이 쇼핑백에 드러난 네모 반듯한 윤곽으로 봐서 필시 양주 선물이다.

   환자 : 교수님, 수술 잘해 주셔서 감사합니다. 이거…

   웅박 : 아닙니다. 이렇게 안 하셔도 됩니다. 수술하는게 제 직업 아닙니까.

   환자 : 아뇨, 그래도 제 정성이니까 받아 주세요.

   웅박 : 아, 이러시면 안 되는데…

   웅박은 양주를 못 이기는 척 받는다. 그리고는 회진을 수행하는 전공의에게 맡긴다. 극복 씨는 갑자기 걱정이 되기 시작했다. '내일 수술인데, 오늘 밤에 저 양주를 다 마시는 건 아니겠지? 저 환자는 어쩌자고 의사한테 술을 선물한 거야. 나 참!' 수술을 앞두고 있으니 모든 것이 다 불안하다.

#3 레이디병동 병실

수술 후 5일째, 어둠 속에 희망이 보이다

   병동 복도 걷기 운동을 마친 극복 씨가 병실로 들어온다. 이틀 전부터 6인 병실의 가장 안쪽 창가 자리를 쓰게 된 후로는 책도 읽고 신문도 보면서 하루를 보내지만, 하루 4번 병동 복도 10바퀴 돌기는 빼먹은 적이 없다. 웅박은 운동을 열심히 하니까 장운동이 좋고 회복이 빠르다면서 몇 번 칭찬을 했다. 극복 씨는 요 며칠 사이 운동에 더 열을 올리고 있는 참이다. 옆 환자가 반갑게 맞아 준다.

   옆 환자 : 또 운동하고 오셨어요? 하여튼 제일 열심히 하신다니까.

   극복 씨 : 수술받기 전에는 이보다 더 많이 했어요. 이 정도는 뭐 아무 것도 아니죠.

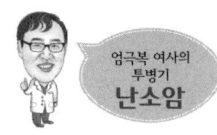

옆 환자 : 오늘 조직검사 결과 나온다고 그랬죠?

극복 씨 : 네. 오늘따라 더 떨리고 걱정되네요.

옆 환자 : 회진 시간 다 되었으니까 선생님 곧 오시겠네요. 잘 나오겠죠 뭐.

이때 웅박이 여느 때와 마찬가지로 일단의 의사들을 대동하고 나타났다. 다시 극복 씨의 심장이 두근거리기 시작했다.

웅박 : 조직검사 결과가 나왔습니다.

극복 씨는 아무런 말도 나오지 않아 마른 침만 꿀꺽 삼킨 채 웅박을 주시한다.

웅박 : 수술 전 검사 결과와 똑같이 난소와 자궁표면에만 전이가 있습니다. 림프절이나 복수, 다른 생검 표본에서 암세포는 발견되지 않았습니다.

극복 씨의 표정이 순간 환해진다. 그렇다면 더 심한 상태는 아니라는 것이고 수술 전에 들은 대로 난소암 2기라는 것이다. 아직은 다 끝난 것이 아니라는 것을 알고 있었지만, 조직검사 결과를 들은 극복 씨는 밀려오는 안도감에 너무 기뻤다. 처음 혹이 있다는 소리를 들었을 때부터 지금까지 근 3주간 한 번도 가져보지 못한 안도감과 평안함을 느꼈다.

극복 씨 : 감사합니다 선생님. 정말 고맙습니다.

웅박 : 별말씀을요. 아무튼 그만하기 다행이시고, 계속 걷기 운동 열심히 하세요.

#4 레이디병동 병실

수술 후 7일째, '암은 유전된다는데…'

저녁 회진 시간에 변함없이 웅박이 회진을 왔다. 퇴원을 앞둔 극복 씨와 가족들이 미소 띤 얼굴로 회진 팀을 맞이한다.

웅박 : 자, 오늘 실밥도 다 뽑았고 상처도 깨끗하게 아물었으니 내일 퇴원하십시오. 어차피 다음 주쯤에 항암치료를 위해 다시 입원하시겠지만, 집에 계시는 동안 무리하지 마시고 감기 조심하십시오.

큰딸 : 음식은 어떻게 해야 합니까? 고기를 드셔도 되나요?

웅박 : 수술 후 장운동 상태가 다 회복이 되었으니 평소 드시던 음식은 다 드셔도 됩니다. 고기도 물론 드셔도 됩니다. 항암치료 받으실 때 아무래도 드시는 양이 줄어들기 때문에 치료 전에 충분한 영양 상태를 유지하는 것도 중요합니다. 단, 평소에 안 드시던 음식이나 검증 안된 약제를 드시면 안 됩니다.

극복 씨가 아들에게 눈짓을 하자 아들이 쇼핑백 하나를 들고 온다. 쇼핑백 안에 네모진 상자의 윤곽이 뚜렷이 보인다. 웅박에게 조그만 선물을 하나 하자고 가족끼리 상의한 결과, 중년의 남자 의사에게 가장 좋은 선물은 역시 양주가 될 것이라는 데 의견 일치를 보았다. 극복 씨가 선물을 건넨다.

극복 씨 : 선생님, 수술 잘해 주셔서 감사합니다.

웅박 : 아닙니다. 이렇게 안 하셔도 됩니다. 수술하는 게 제 직업 아닙니까.

극복 씨 : 받아 주세요. 그래야 저희도 마음이 편하죠.

웅박은 예상대로 못 이기는 체 쇼핑백을 받아서 옆의 전공의에게 맡긴다. 극복 씨는 쇼핑백을 넘기는 순간, 내일 수술받을 예정인 옆 침

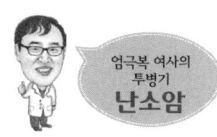

대 환자의 눈이 동그래지면서 얼굴에 걱정스런 기색이 스치는 것을 느끼며 미소를 지었다. '내 수술 전날, 나도 저렇게 걱정했었는데'하는 생각 때문이었다.

극복 씨가 자신의 걱정이 기우였음을 알게 된 것은 며칠 전 수술부위 드레싱을 받을 때 웅박과 함께 회진하는 담당 전공의한테 이런 저런 얘기를 듣고 난 이후였다. 회진 때 양주 선물이 오가면 다음날 수술 예정인 환자가 매우 불안해 한다는 사실을 의료진 모두가 알고 있으며, 때문에 수술팀 회식은 항상 다음날 수술이 없는 금요일 저녁이라는 '병원 이야기'를 담당 1년차 전공의가 해 주었던 것이다. 그 전공의는 금요일 회식은 주중의 못다한 몫까지 포함하느라 항상 힘들며, 시중에 '불금'이라는 단어가 유행되기 오래전부터 병원에서는 불금의 전통이 내려오고 있었다는 설명도 덧붙여 주었다.

극복 씨 : 참 선생님, 한 가지 더 궁금한 게 있는데요.

웅박 : 네. 뭐든지 물어보시죠.

극복 씨 : 제가 딸이 둘이 있어서… 혹시 이 병이 유전되는 건 아닌지 너무 걱정이 돼요.

웅박 : 충분히 그런 걱정을 하실 수 있죠. 유전되는 난소암이 있긴 있습니다. 하지만 그런 난소암은 훨씬 더 젊은 나이에 발병하고 친인척 내에 다른 분도 난소암으로 고통을 받고 그렇습니다.

웅박은 유전성 난소암에 대해 다소 장황하게 설명을 늘어놓기 시작한다.

 유전되는 난소암과 발생 확률

1) 가족성 난소암(Site Specific Familial Ovarian Cancer)
　① 혈연관계(어머니, 자매, 딸) 환자 2명 이상 : 발생 확률 50%

② 혈연관계 환자 1명과 간접 혈연관계(할머니, 이모, 고모, 사촌) 환자 1명: 일반인의 3~10배
③ 혈연관계 환자 1명 : 일반인의 2~4배
④ 유전성 난소암은 비유전성 난소암보다 10년 일찍 발생

2) **가족성 유방암/난소암 증후군**(Breast/Ovarian Familial Cancer Syndrome)
① 젊은 연령의 양측성 유방암이 특징
② 유방암 발병 이후 동일인에서 난소암 발생 확률 : 일반인의 2배
③ 유방암 유전자 돌연변이(BRCA 1 mutation) 발견 시 : 유방암 발생 확률 85~90%, 난소암 발생 확률 50%

3) **유전성 대장암**(Hereditary Nonpolyposis Colon Cancer, HNPCC)
① 여러 장기의 선암이 특징 : 대장암, 난소암, 자궁체부암, 유방암, 기타 소화 기계 및 비뇨생식기계 암종
② 상피성 난소암 발생 확률 : 일반인의 3배

웅박 : 한국인이 난소암에 걸릴 확률은 서양인이 난소암에 걸릴 확률의 반 이하이지만, 이 차이는 점점 줄어들고 있습니다. 암에 걸릴 확률이 높은 사람들을 '고위험군'이라고 하는데 고령의 여성, 북미, 북유럽 및 유태 민족, 출산경험이 없거나 첫 출산을 30세 이후에 늦게 한 여성, 초경이 12세 이전으로 빠른 여성 등이 고위험군에 속합니다. 또 원인불명의 불임증이 있는 경우도 역시 난소암의 발병 위험이 높은 집단에 속합니다. 반면 난소암의 발병 위험이 낮아지는 상황으로는 5년 이상 피임약을 복용한 경우, 모유 수유를 한 경우, 자궁 절제술이나 난관결찰술을 받은 경우 등이 있습니다.

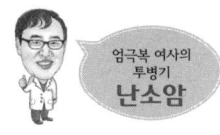

#5 레이디병동 병실

수술 후 5개월, 제 6차 항암치료에 들어가다

극복 씨는 문득 창밖을 바라본다. 올해 첫 함박눈이 내린다는 예보가 있었는데 아직은 눈발 하나 보이지 않고 공기는 메마르기만 한 것 같다. 시린 겨울 하늘이 파랗기보다는 허옇다. 항암치료를 받아 온 자신의 혈색이 저만큼 창백하지 않을까 하는 생각이 문득 들어 얼른 시선을 병실 내로 돌린다.

항암치료의 독성으로 손발은 저리고 온몸의 근육통이 가시질 않지만, 극복 씨는 여느 때보다 안정된 심정으로 항암제가 똑똑 떨어지는 수액 라인을 바라보고 있다. 오늘이 기다리고 기다리던 마지막 제6차 항암치료이기 때문이다. 자궁, 난소를 다 들어낸다는 대수술보다 더 두려웠던 것이 항암치료였다. 머리칼은 다 빠지고 구토증과 통증으로 앙상하게 메말라 가는 자신의 모습을 상상할 때면 도저히 그것을 감당하지 못할 것 같아 무서웠고, 한두 번도 아니고 여섯 번 주사를 맞아야 한다는 걱정에 잠을 이루지 못했었다.

하지만, 그녀에겐 가족이 있었다. 2차 항암 주사를 맞고 나서 듬성듬성 빠져나가는 머리카락을 한 줌씩 주워담을 때, 큰딸이 손을 잡고 머리를 밀고 오자고 했다. 둘째 딸과는 최신 헤어스타일의 가발을 맞추러 갔다. 어려서부터 애교 많던 둘째 딸은 극복 씨가 웃음을 잃지 않도록 항상 곁에서 긍정의 힘을 주었다.

둘째 딸 : 엄마, 어떡하지? 이 헤어스타일이 더 잘 어울리는데?

극복 씨 : 그럼 치료 끝나고 머리 나면 이 스타일로 하지 뭐.

둘째 딸 : 그래 그래, 자 사진찍어 놔야지. 나중에 머리할 때 보려면 말이야.

그렇다고 극복 씨의 치료 과정이 순탄한 것만은 아니었다. 4차, 5차 주사를 맞고 나서는 호중구 감소증으로 격리실에 입원해야만 했다. 손발 저림은 점점 더해지고 입맛도 점점 없어져 체중이 4 kg이나 줄었다. 무엇보다 힘든 것은 재발에 대한 두려움이었다. 입·퇴원이 거듭되고 부인과 병동에 자주 입원하면서 난소암의 경과에 대해 조금씩 알게 된 극복 씨는 이렇게 힘들게 치료를 받아도 나중에 재발하면 어떻게 하나 하는 걱정이 마음 한구석에서 떠나지 않았다. 그런 극복 씨의 심지를 다잡아 준 것은 놀랍게도 학술 정보와 연구 결과들이었다.

웅박은 항상 예후나 치료 과정을 설명할 때면 극복 씨나 가족들에게 연구 결과들을 제시하였다. 항암제 선택의 기준, 현재까지 임상 시험의 결과, 5년 생존율, 재발률, 항암제 독성 등을 수치 그대로 말해 주었다. 난소암 2기로 추가 항암치료를 하리라 마음먹은 것도 아무리 힘들어도 6차례에 걸친 항암치료를 끝까지 버티리라 다짐한 것도 웅박이 말하는 이른바 '의학적 근거'를 믿었기 때문이었다. 아직 다 끝난 건 아니지만, 그동안 과정을 견디어 낸 자신이 대견스럽기도 한 극복 씨는 지난번 입원부터는 다른 환자들에게 자신의 경험담을 들려주며 용기를 주는 데서 또 다른 기쁨을 느끼고 있다.

극복 씨: 난소암은 첫 수술이 중요하다고, 그때 잔류 종양이 하나도 없으면 예후가 좋아.

다른 환자 : 아니 그럼 수술이 깨끗하게 되면 항암은 안 해도 되나요?

극복 씨 : 그래도 항암치료는 해야 돼요.

다른 환자 : 그걸 누가 정해요?

극복 씨: 누가 정하긴. 임상 시험 결과 생존율이 높은 치료법을 선택하는 거지.

다른 환자 : 아, 그래요? 근데 임상 시험은 누가 하는데요?

극복 씨 : 그건 나도 잘 모르고. 우리 선생님 이야기하는 걸 보면 주

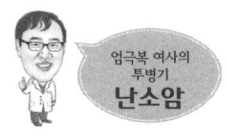

로 미국에서 하는 것 같아. 이따 회진 시간에 물어보자고.

저녁 회진 시간. 질문을 받은 웅박이 임상 시험에 대해 설명하고 있다.

웅박 : 임상 시험은 우리나라에서도 진행 중입니다. 물론 많은 환자들이 참여한 대규모 임상 시험일수록 그 결과에 신뢰가 더 가는 법이죠. 난소암은 우리나라보다 미국에 더 많기 때문에 그쪽에서 대규모 임상 시험 결과들이 나와 있어요. 저희 의사들은 그 결과를 근거로 삼아 치료를 하고 있습니다. 그리고 요즘은 국제 임상 시험이라고 해서 국적을 불문하고 공동 임상 시험을 많이 진행하고 있습니다.

극복 씨 : 저는 이제 항암 주사 그만 맞아도 되는 겁니까?

웅박 : 제6차 치료 이후 추가로 더 하는 수도 있습니다. 하지만, 그건 개개인의 상태를 봐서 판단하는 것이고 무조건 하는 것은 아닙니다. 제 판단으로는 이제 졸업하셔도 될 것 같습니다.

극복 씨 : 아이고, 감사합니다. 선생님.

#6 부인종양센터 외래

수술 후 6개월, 건강 전도사를 자처하다

외래 진료실에 극복 씨와 웅박이 마주 앉아 있다. 모니터를 통해 전산화 단층촬영(CT)과 양전자 단층촬영(PET) 사진을 보던 웅박은 설명을 시작한다.

웅박 : 항암치료를 마친 현재, 종양의 증거가 없습니다.

극복 씨 : 네? 그럼 완치된 건가요?

웅박 : 이제 막 치료가 끝났기 때문에 '완치'라는 용어를 쓰는 것은

아니고요. '완전 관해가 되었다'라고 할 수 있습니다. 이 상태에서 충분한 기간 추적을 했을 때도 재발이 없다면 그 시점에서 '완치되었다'라고 판정할 수 있습니다.

극복 씨 : 어쨌든 지금은 괜찮다는 거죠?

웅박 : 네 그렇습니다. 힘든 치료를 잘 이겨 내시고 또 운 좋게 항암제에 대한 반응이 좋고 해서 결과가 괜찮은 것 같습니다.

극복 씨 : 감사합니다. 제가 운이 좋은 거 맞죠?

웅박 : 정기 건강검진에서 발견된 점이 가장 운이 좋은 부분입니다. 난소는 뱃속에 위치하고 있다는 특성으로 인해 난소에 종양이 생기더라도 초기에는 거의 아무런 자각증상을 느낄 수 없습니다. 때문에 환자의 2/3 이상은 전이가 일어난 상태에서 처음으로 병원을 방문하게 됩니다. 3기가 되면 치료가 더 어렵고 생존율도 더 떨어집니다.

극복 씨 : 네. 제 친구들이나 지인들한테도 부인과 검사를 꼭 정기적으로 받으라고 홍보하고 다녀야겠어요.

웅박 : 좋은 일입니다. 건강 전도사가 되시더라도 앞으로 정기 추적검사는 잊으면 안 됩니다.

극복 씨 : 그럼요, 3개월마다 종양표지자 및 혈액검사, 간혹 한 번씩 PET나 MRI 찍는다고 이미 다 외우고 있습니다.

웅박 : 잘 알고 계시는군요. 항상 긍정적으로 생활하시고요. 가벼운 운동 잊지 마십시오. 안녕히 가세요.

극복 씨는 커피 한 잔을 들고 병원 로비를 나섰다. 메마른 겨울 공기 사이로 따스한 햇살이 느껴졌다.

늘그막에 또 한 번의 산고?
골반장기 탈출증

✓ 참지 마세요. 수술하면 바로 해결할 수 있어요.
✓ 자궁을 그대로 살린 채 수술하는 방법도 있답니다.
✓ 나이가 많아도 안전하게 수술받을 수 있어요.
✓ 쭈그리고 앉거나 무거운 것을 드는 일은 피해 주세요.

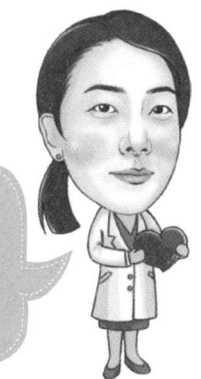

이대여성암병원 부인종양센터
이 사 라 교수

"자궁이 빠졌어요."
"언제부터 그러셨어요?"
"아유 진작부터 그랬어요. 오래됐어요.
그러니까…. 막내 낳고부터 조금씩 그랬죠. 아마."

연세 지긋하신 분들 중에 '골반장기 탈출증' 때문에 찾아오는 분이 적지 않다. 자궁과 방광, 직장 등 정상적으로는 골반 안에 있어야 할 장기들이 약해진 질을 통해 밖으로 빠져 나온 경우이다. '골반장기 탈출증'이라고 하는데, 사실 이 단어는 비뇨부인과 전문의가 들어도 딱딱하고 어색하긴 하다. 세상에 '탈출'이라니……

일반적으로 '밑이 빠졌다'는 표현을 많이 쓴다. 혹은 '탈홍(脫肛)'이라는 단어도 있기는 하나 지금은 잘 쓰이지 않는다. 예전 소설에 '탈홍'이란 단어가 종종 등장하기는 하는데 그 소설의 스토리는 대강 이렇다.

'어릴 때 시집와서 아이 여럿 낳고, 상황이 여의치 않아 몸조리도 못

하고 그 다음 날부터 일을 나갔는데, 무거운 물동이를 이다가 갑자기 탈홍이 되었다.'

'탈홍'을 사전에서 찾아보면 '직장탈을 일컫는 말'이라고 쓰여 있다. 이 단어도 의미 전달이 쉽지는 않지만, 타당성은 있어 보인다. 실제로 환자분들을 보면 정말 분홍색 공같이 생긴 것이 빠져 나와 있다. 처음에는 탁구공만큼 튀어 나왔다가, 계란만 하다가, 사과만 해지더니, 어른 주먹만 해져서 아기 머리가 막 산도를 빠져 나온 것처럼 보일 정도로 커진 경우도 있다. 그래서 골반장기 탈출증을 또 한 번의 산고(産苦)라고 부르기도 한다. 산고가 아기 낳을 때 몇 시간 동안만 힘든 것인데 반해, 골반장기 탈출증은 주먹만 한 것이 계속 다리 사이에 빠져 나와 있는 것이니, 어찌 보면 산고보다 더한 것일 수도 있다.

참으면 참을수록 고생해요

우리 어머님들은 참 많이도 참는다. 남편에게는 물론 딸에게도 부끄러워 말을 못하고, 혼자서만 끙끙 앓으며 몇십 년을 견딘다. 자신의 딸도 자식을 낳고 나이가 좀 지긋해지면 그제서야 당신의 몇십 년 된 고민을 이야기한다. 그제야 시집간 딸과 함께 병원에 오는 것이다. '에이 이제 나이도 많이 들었는데 그냥 이렇게 살다 가지 뭐' 이렇게 마음먹고 오랜 세월 참다가 이젠 더 이상 안되겠다 싶어서 내원하는 분이 대부분이다.

이런 어머니들을 보면 마음이 아프다. 그래서 수술도 더 신경 써서 한다. 수술하고 나서 외래진료를 오시면 다들 얼굴 가득 환하게 웃으며 이렇게 말씀하신다.

"아유 이렇게 수술하면 될 것을 왜 그리 불편하게 참고 살았나 몰

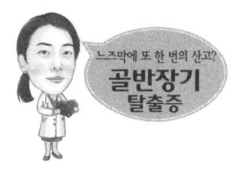

라, 다 내가 몰라서 그랬지 뭐."

골반장기 탈출증에 시달리는 어머니들의 불편함은 이루 말할 수 없다. 어느 환자분은 매일 아침 화장실에서, 처음 산 수영복을 입어볼 때처럼 작은 팬티와 씨름을 한다고 고백했다. 이야기를 들어보니 자신의 팬티 사이즈보다 두 단계는 작은 팬티를 겨우 입고 나서야 '아 이젠 안심이다. 이 팬티가 자궁 빠지는 것을 눌러줘서 오늘 하루는 괜찮겠지' 하고 하루를 시작한다는 것이다. 얼마나 답답하고 불편했을까?

이렇게 답답함을 참고 계신 대한민국의 어머니들에게 자궁 빠진 것쯤이야 수술하면 바로 해결할 수 있는 것이고, 자궁을 그대로 살린 채 수술하는 방법들도 있다는 것을 이 책을 통해서 시원하게 알리고 싶다.

여성의 골반구조는 취약합니다

여성 골반은 자궁, 난소, 질 등과 앞쪽에 방광, 뒤쪽에 직장이 있다. 그 기관들이 만유인력으로 인한 골반 밖 탈출 방지를 위해 다양한 인대와 근육이 골반 내 장기를 감싸고 있다.

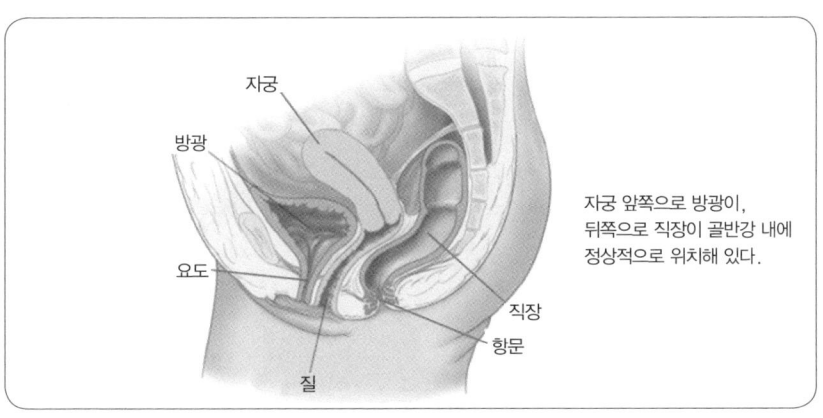

그림 1. 정상 골반강 구조

'골반장기 탈출증(Pelvic Organ Prolapse)'은 골반저(골반 장기를 지지해 주는 구조) 이완(Pelvic Floor Relaxation)과 관련되어 나타나는 증상으로, 골반장기를 지지하는 근육, 근막, 인대 등의 손상으로 발생한다. 골반장기 탈출은 자궁을 기준으로 앞쪽 구조가 탈출되는 전방구조탈출(방광류), 질첨부 탈출, 자궁의 뒤쪽 구조가 탈출되는 후방구조 탈출(직장류)이 있고, 이들은 서로 복합되어 발생하는 경우가 대부분이다(그림 2 참조). 탈출증의 심한 정도를 나타내는 기준으로 최근에는 부위 특이적인 골반장기 탈출증 평가 체계를 사용하고 있으며, 처녀막을 기준으로 등급(0~4)을 나누고 있다

우리나라는 초고령화 사회 진입을 앞두고 있다. 65세 이상 인구가 점차 늘어나면서 여성성을 유지하기 위한 방법과 폐경 이후 성적 능력에 대해 큰 관심이 생기게 되었다. 50세 이상의 여성 중 절반 정도에서 골반장기 탈출증이 있고 앞으로 이에 대한 치료가 더욱 활성화될 것으로 보인다. 치료는 골반구조의 약해진 부분을 보강해주고 결손부위를 교정하고 정상적인 방광, 장 기능의 유지 및 원활한 성관계를 위해 질을 보전하면서 수술하는 방법이 주로 사용되고 있다.

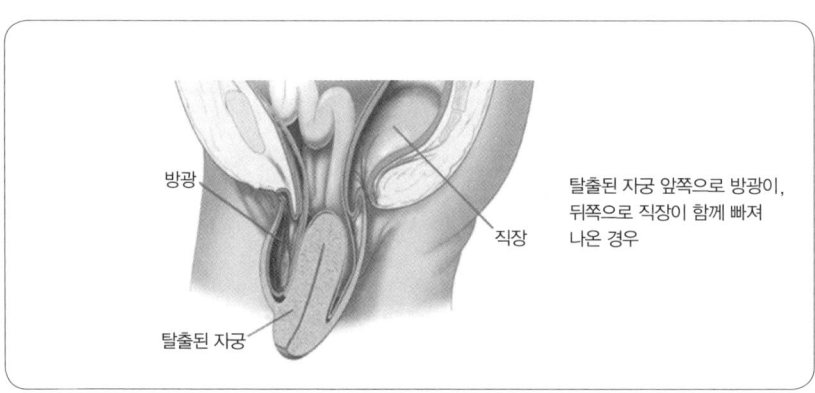

그림 2. 골반장기 탈출증

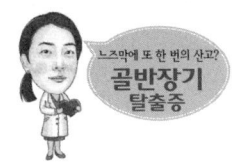

어떤 증상이 있나요?

탈출의 형태와 정도에 따라 다양한 증상을 보이는데 흔한 증상은 아래로 잡아당기는 듯한 느낌과 압박감, 하복부에 무게를 느낄 수 있다. 일반적으로 누워 있으면 편해지고 아침보다 오후에 심해지며, 특히 장시간 서 있거나 무거운 것을 들면 증상이 심해진다.

골반장기 탈출증이 심한 경우에는 어른 주먹만 한 것(탈출된 골반장기)이 질을 통해 빠져 나와 양쪽 다리 사이에 매달려 있다. 이 경우 걸을 때, 앉을 때는 물론 바지를 입기도 불편해서 치마만 입기도 한다.

제일 불편한 증상은 소변을 자주 보게 되는 것이다. 대부분 골반장기 탈출증 환자들은 '보고 뒤돌아서면 금방 또 마렵고, 화장실에 다녀와도 시원치도 않고, 금방 또 마려워서 가면 얼마 나오지도 않는다'라고 말한다. 대변도 마찬가지다. 질벽의 결손부위로 대변이 모여 있으니까 대변을 봐도 시원치가 않다. 튀어나온 방광이나 직장을 손으로 눌러야 시원하게 소변이나 대변을 보는 경우도 많다.

친구들과 벚꽃 구경을 갈 때는 그나마 괜찮다. 다들 비슷한 동년배다 보니 으레 그러려니 하고 서로 이해한다. 그런데 자식 손주들하고 나들이 갈 때가 특히 많이 불편하다. 찔끔찔끔 자주 마려운 소변 때문에 화장실을 들락날락하려니, 아직 어린 손주들 시중들기도 바빠 보이는 며느리 보기가 여간 눈치가 보이고 의기소침해지는 게 아니다. 하지만 이 모두가 다 자식 낳아 기르다 생긴 일인데, 이 때문에 자식들 눈치를 봐서는 안 될 일이다.

아래로 당기는 느낌이나 허리가 아픈 증상이 오래 서 있거나 많이 걷는 날에는 더 심해진다. 몸이 찌뿌둥하고 노곤한 날에는 공중목욕탕에 가서 느긋하게 탕에 들어가 앉아 있는 것만큼 좋은 것도 없는데, 골반장기 탈출증이 있으면 그것도 못한다.

이렇게 여러 가지로 생활상의 불편함 외에도, 나중에는 질 점막과 자궁 입구에 염증이 생기고 점막이 벗겨져 궤양성 출혈이 생기기도 한다. 그 정도가 되고 나서야 병원에 오는 분들이 많은 것이 참 안타깝다.

가장 많이 보이는 증상 중의 하나는 빈뇨증상(소변을 자주 보는 증상)이다. 방광과 요도는 고무풍선과 비슷하다고 생각하면 이해가 쉽다. 고무풍선에서 입으로 부는 풍선 입구가 요도라고 생각하고 방광은 풍선 본체라고 생각하면, 골반장기 탈출증인 경우는 풍선 본체가 약해진 골반구조를 통해 빠져 나오고, 이 풍선 입구 부분(요도)이 꺾인 형태가 된다. 풍선에 물(소변)을 채운 상태에서 제 위치에 있다면 풍선을 누를 때 다 비워지지만, 풍선 입구(요도)가 꺾인 상태에서는 풍선을 눌러도 물이 다 비워지지 않는다. 물이 다 비워지지 않을 뿐더러 물이 조금만 더 들어가도 풍선이 팽창하게 돼서 자주 소변이 마려운 느낌이 드는 빈뇨 증상이 생기게 된다.

골반장기 탈출증이 심한 경우에는 이러한 꺾임 효과 때문에 원래 가지고 있던 복압성 요실금 증상이 오히려 나타나지 않는 경우도 있다. 그래서 골반재건술을 받은 이후에 마치 복압성 요실금이 생긴 것처럼 오해하는 경우도 있다. 이것을 '골반장기 복원 후 복압성 요실금'이라고 부른다. 그래서 수술 전에 요역동학 검사를 시행해 수술 시 복압성 요실금의 수술적 치료를 함께 할지의 여부를 결정하게 된다.

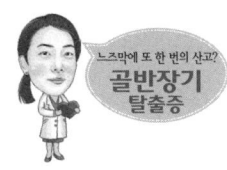

'밑 빠지는 병' 골반장기 탈출증도
환자에 따라 맞춤치료가 필요합니다

인간이 지구에서 직립보행을 하기 때문에 심해지는 병, 허리만 아픈게 아닙니다.

척추질환은 인간이 직립보행을 하기 때문에 생기는 대표적인 질환이라는 것은 잘 알려져 있다. 그런데 골반장기 탈출증도 직립보행을 하기 때문에 발생하고 악화된다고 할 수 있다.

여성의 골반장기, 즉 방광, 자궁, 직장은 골반저근이라는 해먹 같은 구조물 위에 놓여 있는데, 아이가 걸음마를 걸으면서부터 아래쪽으로 당기는 지구의 중력이 계속해서 거기에 복압이 증가하는 경우들, 즉 비만이라든지 기침을 많이 하는 상황, 즉 천식, 알러지, 만성 기관지염, 기관지확장증 등이 악화요인으로 알려져 있고, 물론 골반장기 탈출증과 가장 중요한 연관되는 요인은 임신 및 분만, 노화, 폐경이라고 할 수 있다.

일상생활에서 복압을 증가시키는 자세나 습관들도 골반장기 탈출증을 유발할 수 있는데, 뒤의 〈예방〉편에 더 자세히 기술되어 있다.

50세 이상의 여성들 중 골반장기 탈출증으로 불편을 겪고 있는 여성이 생각보다 많고, 우리나라가 초고령화 사회로 빠르게 진입하면서 점점 더 많은 여성들이 이에 대한 치료가 필요한 상황이다. 평소에 생활습관 중에서 골반장기 탈출증을 악화시키는 요인들을 교정하는 것이 중요하고, 필요한 경우에는 수술적 요법으로 치료해 일상생활뿐 아니라, 성생활의 만족도도 향상시킬 수 있는 선택을 하는 게 현명하다.

개인별 맞춤치료가 필요하다.

근본적인 치료는 물론 수술이다. 마취가 가능한 상태에서는 수술로 치료하는 것이 가장 효과적이고 간혹 전신상태가 마취나 수술을 견디기 힘든 경우나 여러 내과적 질환이 동반되어 마취 및 수술이 금기가 되는 경우에는 도넛처럼 생긴 페서리를 질 속에 집어 넣어 탈출된 장기를 밀어 올려놓게 된다.

그러나 잘 맞지 않는 페서리를 사용하거나 관리가 잘 되지 않으면 질벽에 압박을 가하면서 지속적으로 질벽을 자극하기 때문에 질점막이 헐고 피가 나며 염증이 생기는 경우가 많다. 이 상태에서 잘 치료하지 않고 주기적으로 병원에서 체크받지 않는 경우에는 누공이 발생할 수도 있다. 그래서 마취가 가능한 상태라면, 수술적 치료가 근본치료가 된다.

모든 수술이 그렇지만 골반장기 탈출증은 특히 잘 수술받아야 한다. 왜냐하면 골반장기 탈출증은 예로부터 재발이 많은 것으로 알려져 있는 질환이기 때문이다. 비뇨부인과학 교과서에도 골반장기 탈출증이 수술 후 많게는 약 40%까지도 재발된다고 나와 있을 정도이다. 서서 걸어다니게 되니, 계속해서 중력이 아래쪽으로 잡아당기기 때문이다. 그래서 자궁이 빠졌다고 자궁 절제술만 받은 경우, 다시 골반장기 탈출증이 생길 수 있다. 즉 골반저근 위에 있는 자궁 외에도 방광, 직장이 있기 때문에, 수술로 자궁만 제거하고 약해진 골반지지구조를 보강하지 않으면, 다시 약해진 골반지지구조를 통해 방광, 직장, 그리고 소장까지 아래로 빠져 나오게 된다.

수술 방법으로는 크게 복부 쪽으로 접근하여 수술하는 방법(복식)과 질 쪽으로 접근하여 수술하는 방법(질식)이 있다. 복식 수술법은 골반강 내의 튼튼한 지지구조에 연결하는 방법으로 척추의 맨 마지막인 천골 부위 앞쪽의 종주인대를 이용한다.

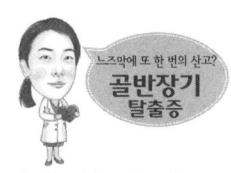

골반장기 탈출증이 있다고 모두 같은 방법으로 수술하지 않는다. 각자의 상황에 맞게, 즉 연령, 향후 출산계획, 성생활, 동반질환, 골반장기 탈출증 악화요인의 정도 등에 따라서 개인별 맞춤치료가 필요하다. 비뇨부인과 의사는 개인별로 꼭 맞는 수술법을 선택해서 환자의 만족도를 향상시키면서도 재발률이 낮은 수술방법을 선택하는 것이 매우 중요하다.

수술할 때 자궁을 꼭 제거해야 하는 것은 아니다. 자궁이 밑으로 빠지는 것은 자궁이 무거워서 빠지는 것이 아니라 자궁을 받치고 있는 골반 지지구조가 약해져서 생기는 것이므로, 자궁을 남겨두는 것과 제거하는 것이 재발에 큰 영향을 미치지는 않는다. 자궁 제거를 원치 않는 경우는 최신 수술기법으로 자궁을 보존한 채 수술을 진행한다. 이 방법은 수술 시간이 약 40분에서 한 시간 정도로 짧고, 관리만 잘 되면 수술 후 재발률이 낮아 환자들의 만족도가 매우 높다. 흉터도 거의 없고, 대부분 수술 후 3일째에 퇴원하여 일상생활이 가능하다.

나이가 들어서도 수술이 가능한가요?

물론이다. 고령 여성의 경우 고혈압이나 당뇨병, 폐 질환이 있는 분들도 많고, 이미 여러 차례 수술을 받았으나 재발한 경우도 많다. 하지만 최근에는 수술 및 마취기술이 발달했기 때문에 이런 분들도 대부분은 수술이 가능하다. 고령 여성분들은 수술 및 마취 전 더 꼼꼼히 체크하고, 가장 안전한 방법으로 마취하고 모니터링을 하기 때문에 대부분 안전하게 수술받고 잘 회복할 수 있다. 물론 수술 후에 심호흡을 잘못해서 가래가 배출되지 않아 수술 후 열이 나는 경우나 혈액순환이 원활치 않아 혈전증이 생길 가능성을 배제할 수 없기 때문에, 의료진도 고령 환자인 경우 수술뿐 아니라 수술 후 관리에도 더욱 신경을 쓴다.

그러나 특별히 수술이나 마취에 큰 장애가 없다면 아무리 고령이라도 안전하게 수술받고 대부분 3일 만에 퇴원해서 일상생활을 할 수 있다.

골반장기 탈출증 환자들은 대부분 중년 이상이지만, 병원에 오는 환자가 그렇다는 것이지 젊은 나이에 발생하지 않는다는 것은 아니다. 30대 초반 여성 중에 첫 아기를 낳고 자궁이 처져 골반장기 탈출증 진단을 받는 경우도 종종 있고, 둘째 아이 임신 도중 자궁이 갑자기 질 밖으로 빠져나와 골반장기 탈출증 진단을 받기도 한다.

임신 중에 골반장기 탈출증이 발생하면 굉장히 조심스럽다. 임신상태에서는 교정 수술을 하기가 힘들고, 그냥 두면 임신이 진행될수록 자궁의 탈출 정도가 심해져 조기 진통이나 조산의 위험도 있기 때문이다. 그래서 매우 신중한 조치가 필요한데 필자의 경험 및 전 세계적인 보고에서도 이런 경우는 산과 전문의와 상의하에 환자에게 맞는 페서리를 삽입하고 주의 깊게 관찰하는 게 가장 현명한 조치다. 임신 후반기가 되고 자궁이 커지면서 상태가 많이 호전될 수 있다. 이런 경우에는 출산 후에 이완된 골반저근을 다시 수축시키고 강화시키기 위해 골반근육 강화운동(케겔 운동)을 시작해야 한다.

임신 중 골반장기 탈출이 된 경우에 대해서는 그 임상 양상이 매우 다양하고 치료법에 대한 의견도 아직 분분하다. 젊은 나이에, 혹은 임신 중에 골반장기 탈출증이 진행되면 당황스럽고 걱정도 되지만, 긍정적인 사고로 의료진 권유에 맞게 잘 관리하면 좋은 결과를 얻을 수 있다.

그냥 튀어나온 것만 잘라 버리면 되는 것 아닌가요?

오늘도 골반장기 탈출증 환자를 진료하면서 이런 질문을 받았다. 흥

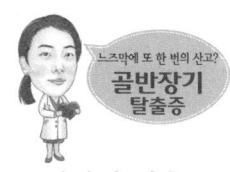

물스럽게 튀어나온 지 적어도 1년 정도는 되어 보이는 골반장기 탈출증 4기 환자 보호자분이 하시는 말씀이다. 단순하게 생각하면 딱 그렇게 튀어나온 것을 잘라버리면 끝날 것 같지만, 실제로는 전혀 그렇지 않다. 골반장기 탈출증 3, 4기가 되면 질 밖으로 튀어나온 것은 자궁뿐이 아니라, 속에 방광과 직장이 같이 동반되어 나온 경우가 대부분이기 때문이다.

치료 방법은 크게 두 가지다. 건강에 문제가 없으면 수술로 치료하고, 그렇지 않으면 페서리라는 기구를 사용한다. 보통 전신상태가 마취나 수술을 견디기 힘든 경우나 여러 내과적 질환이 동반되어 마취 및 수술이 금기가 되는 경우 페서리를 이용하게 된다.

페서리는 지지대라고 생각하면 이해하기 쉽다. 페서리를 사용할 때는 관리가 중요하다. 오랫동안 페서리를 사용하게 되면 이물질이 압박을 가하면서 장기적으로 질벽을 자극하기 때문에 질에 미란이 생길 수 있고, 출혈과 감염이 생길 수 있다. 또 잘 치료하지 않고 몇 년 이상 병원에서 체크받지 않는 경우에는 누공이 발생할 수도 있다. 적어도 3개월 간격으로 페서리의 상태와 질의 염증, 미란 등의 여부에 대해 병원에 내원하여 체크해야 한다.

환자들에게 두 가지 방법을 설명하면, 열 명 중 일곱 명은 "수술까진 말고, 그냥 간단하게 튀어나온 것만 잘라버리면 되지 않을까요?" 이렇게 되묻는다. 더 이상 자궁이 필요 없으니 그만 잘라도 된다는 의미다. 하지만 이건 그렇게 간단한 문제가 아니다. 자궁, 방광, 직장은 서로 연결돼 있기 때문이다. 골반장기 탈출증으로 인해 아래로 빠져 나온 부분은 자궁뿐 아니라 앞쪽과 연결되어 있는 방광, 자궁 뒤쪽과 연결되어 있는 직장도 같이 딸려 나와 있다. 간혹 소장도 같이 빠져 나와 있기까지 하다. 여기까지 설명하면 그런 이야기는 쏙 들어간다.

모든 수술이 그렇지만 골반장기 탈출증 수술은 특히 조심해서 잘 받아야 한다. 이미 자궁 절제술을 받은 환자에게 다시 골반장기 탈출증이 생길 수 있다. 주요한 골반 장기에는 자궁 외에도 방광이나 직장이 있기 때문에, 수술을 통해 자궁만 제거한 경우 다시 약해진 골반 지지 구조를 통해 방광이나 소장, 직장이 빠져나올 수 있다. 골반장기 탈출증은 특히 재발이 가장 신경 쓰이는 부분인데 최근 수술법들은 이렇게 재발되는 경우를 감소시키고 있다.

한편, 수술할 때 자궁을 꼭 제거해야 하는 것은 아니다. 사실 여성이 출산을 마친 이후에 자궁은 생리가 만들어지고 나오는 통로이지 호르몬이 나오거나 다른 기능이 있지는 않다. 그렇지만 특히 우리나라 여성들은 자궁을 제거하는 것을 주저하는 경우가 많다. 자궁이 여성의 상징이고, 자궁에서 힘이 생긴다는 생각을 무의식중에 가지고 있기 때문이다. 자궁을 남겨두는 것과 제거하는 것이 재발에 영향을 미치지는 않기 때문에, 자궁 제거를 원치 않는 경우는 최신 수술기법으로 자궁을 보존한 채 수술을 진행한다.

자궁 절제술을 이미 받은 분들도 골반장기 탈출증이 생길 수 있다. 자궁 절제술을 받는 이유는 매우 다양하다. 자궁근종이나 자궁선근증으로 생리량이 너무 많고 갑자기 출혈이 많아져 빈혈상태까지 되어 자궁을 절제한 여성, 생리통이 심해서 생리할 때마다 여자로 태어난 것을 원망하면서 자궁 절제술을 받은 여성, 자궁경부나 자궁내막에 암이 자라나서 자궁을 절제한 여성, 자궁내막증이나 골반염증이 심해서 자궁을 절제한 여성도 있다. 이렇게 자궁을 절제한 분들은 골반장기 탈출증이 생기면 몹시 의아해하시며 '자궁도 없는데 뭐가 또 빠져요?' 이렇게 묻는다. "이미 수술했는데, 그때 자궁을 다 수술 안하고 아직 자궁이 아직 남아 있나 봐요?"라고 묻는 분들도 있다.

자궁 절제술을 받은 이후에 방광과 직장이 함께 탈출되어 있는 경우처럼 자궁 절제술 후 발생하는 골반장기 탈출증을 '질원개 탈출증(Vaginal Vault Prolapse)'이라고 한다. 이 경우 정확한 발생률과 유병률은 알려져 있지 않지만, 질 쪽으로 혹은 개복하여 자궁 절제술을 시행받았던

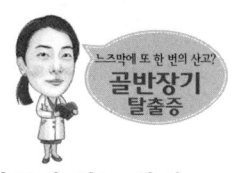

환자의 약 0.5%에서 발생한다. 이런 질원개 탈출증은 자궁이 있는 상태에서 골반장기가 탈출하는 경우와 달리 페서리를 삽입하는 방법으로는 효과를 보기 힘들다. 수술로 교정해야 한다.

수술 방법으로는 크게 복부 쪽으로 접근하여 수술하는 방법(복식)과 질 쪽으로 접근하여 수술하는 방법(질식)이 있다. 복식 수술법은 질원개(첨단 부)를 골반강 내의 튼튼한 지지구조에 연결하는 방법으로 척추의 맨 마지막인 천골부위 앞쪽의 인대를 이용한다.

새로운 수술기법 및 재료가 개발된 최근에는, 본인 조직이 약한 골반장기 탈출증 환자분들에게 합성 조직(메쉬)을 이용한 질식 접근 수술이 도움이 된다. 이 시술법은 수술 시간이 약 한 시간 정도로 짧고, 질원개 탈출증 수술 후 재발하는 확률이 낮은 게 특징이다. 흉터도 거의 없고, 대부분 수술 후 2일째에 퇴원할 수 있다.

골반장기 탈출증의 수술적 요법

예전에는 모든 경우에서 자궁을 절제하는 수술을 기본적으로 하였으나 최근에는 자궁을 보전한 상태에서 골반장기 탈출증을 수술하는 방법이 늘고 있다.

1. 경폐쇄공 질식 메쉬 수술법(Transobturator Vaginal Mesh Operation)

가장 간단하면서도 매우 효과적으로 튼튼하게 골반장기 탈출증을 수술하는 방법이다. 최근에는 수술 흉터가 거의 남지 않고 짧은 시간 내에 효과적으로 재발 방지를 하는 수술법이 이용되고 있다. 질 쪽으로 접근한 후, 메쉬를 삽입하여 골반저구조를 지지하는 방법이다. 메쉬는 복압성 요실금의 치료에서 많이 사용되고 그 효과가 입증되면서 골반장기 탈출증에도 사용되기 시작했는데, 특히 전질벽 탈출증(Anterior Vaginal Wall Prolapse)의 경우 메쉬 혹은 이식편을 이용하는 수술기법의 사용이 늘어나고 있다.

이 수술법은 자궁을 절제하고 나서 할 수도 있지만, 자궁을 절제하지 않은 상태로도 수술이 가능하다. 어떤 연구보고에서는 이 수술법을 시행할 때 자궁 절제술을 같이 하는 경우에는 자궁 절제술을 시행하지 않는 경우에 비해 출혈이 많을 수 있고, 절제 및 조작 부위가 많아지므로 수술 후 메쉬가 질벽으로 노출되는 등의 합병증이 증가한다고 보고되고 있다. 메쉬는 신체에 삽입되었을 때 분해되거나 약해지지 않고 오래 잔존하므로 골반장기 탈출증 환자의 해부학적 교정 효과가 좋고 재발이 적다. 하지만 수술 후 정기적인 외래 추적 관찰을 게을리하면 안 되며 주기적으로 상태를 체크받아야 한다. 필자는 약 40분~1시간 정도면 이 수술법으로 골반장기 탈출증 교정을 할 수 있으므로 특히 오랜 시간 마취를 하기 어려운 경우, 고령인 경우, 재발이 걱정되는 경우 등에서 튼튼하면서도 짧은 시간 안에 수술을 끝내는 경우는 이 방법을 사용하여 골반재건술을 하고 있다.

2. 천골질첨단부 고정술(Sacrocolpopexy)

자궁을 절제하고 난 자리, 즉 질의 맨 꼭대기 쪽(의학용어는 질원개)을 단단한 골반 조직에 고정해 두는 방법이다. 주로 이용되는 부분은 천골가시 인대와 천골 앞 종주인대조직이다. 즉 나이가 들어도 약해지거나 늘어지지 않는 부위에 자궁을 절제하고 난 부위를 연결시키면, 골반장기 탈출증이 재발하는 것을 효과적으로 예방할 수 있다.

질 첨단부를 천골 앞 인대에 연결하는 방법은 자궁천골고정술이라고 부른다. 이 방법은 주로 복부 쪽으로 접근하여 수술하는 방법인데, 최근에는 아무래도 개복술보다는 통증이 적고 회복이 빠른 복강 내시

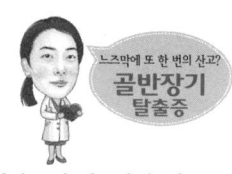

경을 이용하는 방법이나 로봇 내시경을 이용하는 방법을 많이 사용하고 있다. 수술법은 천골 앞 조직을 박리한 후 인대를 찾아 질 첨단부와 연결하는데, 이때 보강물질(자가조직이나 비합성 혹은 합성 보강물질, 즉 '메쉬'라고 불리는 것을 이용한다)을 사용하여 재발을 방지하게 된다. 이 방법은 효과적으로 골반장기 탈출증을 교정하고 재발률도 적은 방법으로 꼽히고 있다. 주의할 점은 천골 앞에 지나가는 혈관을 잘 찾아내어 수술 도중 손상되지 않도록 하는 것이 중요하다. 이 부위의 혈관 주행이 사람마다 변이가 있기도 하므로 만약 이 부위의 혈관이 손상되면 출혈량이 많을 수 있어 숙련된 술자에 의한 수술이 중요하다. 필자는 특히 자궁을 절제해야 하는 경우, 난소의 종양이나 다른 복강내 종양으로 인해 복강경 수술이 같이 필요한 경우는 이 방법을 선택하여 골반장기 탈출증 재건술을 시행하고 있다.

3. 전질벽 협축술(Anterior Colporrhaphy), 후질벽 협축술(Posterior Colporrhaphy)

방광류가 심한 경우 전질벽 협축술을, 직장류가 심한 경우에는 후질벽 협축술을 시술하며 회음부가 약해진 경우에는 회음 성형술을 동시에 하는 것이 좋다.

4. 자궁 절제술(Hysterectomy)

예전에는 자궁이 탈출되면, 자궁을 질식으로 절제하는 방법을 가장 보편적으로 사용했으나, 실제로 자궁에 병변이 없는 경우에, 자궁이 문제가 되어 골반장기 탈출증이 발생하는 것이 아니므로 근본적인 치료가 되기는 어렵다. 보통 전, 후질벽 협축술을 같이 시행하는 방법을 쓴다.

5. 질 폐쇄술 (Colpocleisis)

성생활을 전혀 안 하는 경우에는 질 입구를 막는 수술법도 있다. 탈출된 자궁에서 자궁경부를 제외하고, 질의 앞쪽 부분과 뒤쪽 부분의 점막을 박리하여 제거하고 앞쪽 점막하 조직과 뒤쪽 점막하 조직을 순차적으로 한층 한층 연결하여 봉합하여 골반강 내로 밀어 넣는 수술이다. 다른 수술법에 비해 수술시간이 짧고 출혈이 적기 때문에 고령 여성이나 여러 가지 내과적 질환이 동반된 경우에도 시도할 수 있는 방법이라는 데 장점이 있다. 또한 마취도 전신 마취뿐 아니라 경우에 따라서는 척추 마취나 국소 마취도 가능하다는 보고가 있다. 그러나 질 입구를 막는 수술법이기 때문에 수술 이후 성생활을 전혀 하지 않을 여성의 경우에 자궁내막과 자궁경부에 대한 검사에서 이상이 없는 경우에만 이 수술법을 선택한다. 질원개 탈출증의 경우에도 이 방법을 사용하여 질을 제거하고 폐쇄하는 수술을 시행할 수 있다.

골반장기 탈출증 수술 후에는...

골반장기 탈출증 수술 후에는 일반적인 난소 혹이나 자궁근종 수술을 한 경우와는 달리, 더 특별한 관리가 필요하다. 특히 수술 후 6주간은 수술 부위가 완전히 아물어 회복되지 않은 기간이므로, 무엇보다도 복압을 증가시키는 상황을 피해야 한다. 탕목욕을 하거나 성관계를 갖는 것도 금기이다. 수술 후 6주가 지나면 골반근육 강화운동을 시작하여 꾸준히 하는 것이 중요한데, 필자는 환자분들에게 골반근육 강화운동을 평생 습관화하라고 교육한다.

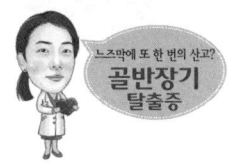

어떻게 하면 예방할 수 있을까요?

골반장기 탈출증에 가장 큰 영향을 미치는 요인은 분만과 노화, 폐경 등이다. 또 복압 상승을 유발하는 요인들, 즉 비만, 천식, 만성 기관지염, 기관지 확장증 등도 원인으로 알려져 있다. 국소적 요인으로는 복수, 골반 내 거대 종괴 등이 있다. 그 외의 어떤 신경장애, 당뇨병성 신경장애, 척추 이분증, 천골 전방종양 등도 탈출증의 발생 요인이 될 수 있다.

우리나라 여성들이 일상생활에서 흔히 취하는 자세나 습관도 골반장기 탈출증을 유발할 수 있다. 쭈그려 앉은 자세로 걸레를 빨고, 꿇어앉아 걸레질을 많이 하고, 양손에 무거운 시장바구니를 들고 다니는 것도 골반저근에는 좋지 않다. 특히 김장할 때 배추가 가득 담긴 큰 통을 양손으로 그냥 드는 경우도 복압을 증가시킨다. 복압을 많이 증가시키는 힘든 일은 남편의 도움을 받거나, 캐리어 등을 이용해서 복압증가를 줄이는 게 좋다. 또한 알레르기성 기침이 잦은 경우에도 적절한 치료로 기침을 줄이는 것이 골반장기 탈출증 예방에 도움이 된다.

50세 이상의 여성들 중 골반장기 탈출증으로 불편을 겪고 있는 여성이 생각보다 많고, 우리나라가 초고령화 사회로 빠르게 진입하면서 점점 더 많은 여성들이 이에 대한 치료가 필요한 상황이다. 평소 생활습관 중에서 골반장기 탈출증을 악화시키는 요인들을 교정하는 것이 중요하고, 필요한 경우에는 수술적 요법으로 치료해 일상생활뿐 아니라, 성생활의 만족도도 향상시킬 수 있는 선택을 하는 게 현명하다.

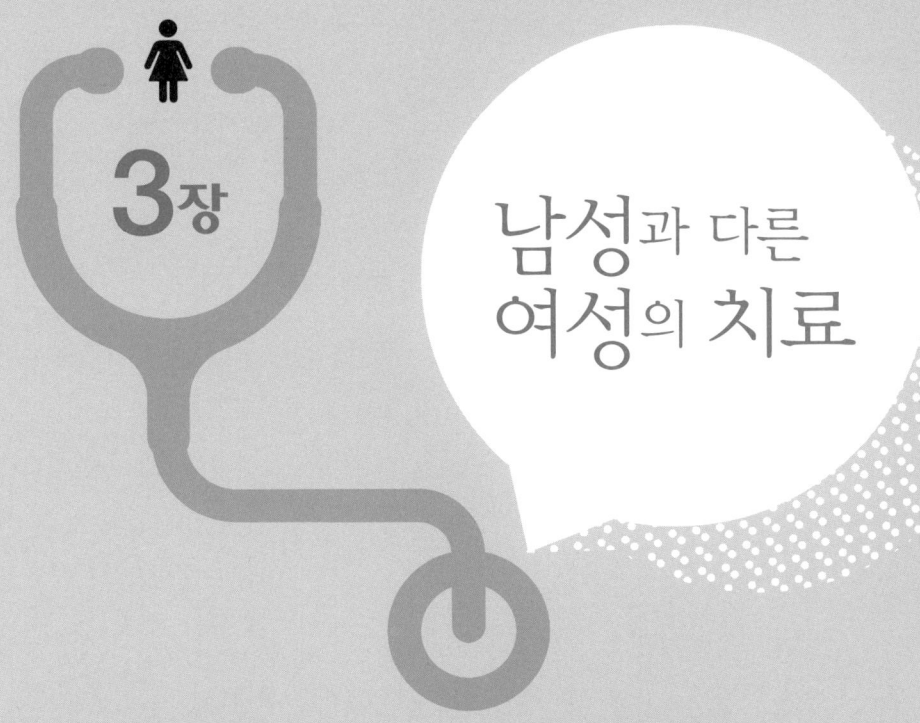

3장 남성과 다른 여성의 치료

이화여자대학교 의료원은 질병에 있어서 남녀 간에 차이가 있다는 점을 병의 진단과 치료에 포괄적으로 적용하는 성인지의학(Gender Specific Medicine)협진 클리닉을 열고, 남성과 다른 여성의 치료에 대해 중점적으로 연구하고 있습니다. 그간의 연구 성과를 바탕으로 질병의 원인이나 치료법에서 남성과 여성 간의 차이를 보이는 주요 증상인 가슴앓이, 화병, 위식도역류질환 등에 대한 정보를 담았습니다.

잘못된 상식이 더 위험해요
뇌졸중과 만성두통

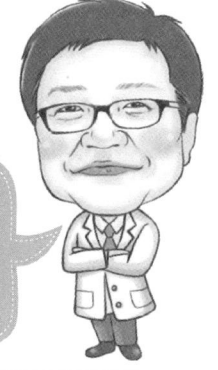

✓ 뇌졸중 치사율은 남성보다 여성이 더 높아요.
✓ 만성두통, 의사에게 시시콜콜 얘기하세요.
✓ 음식은 싱겁게 골고루 먹고, 채소와 생선을 충분히 섭취하세요.
✓ 정기적으로 혈압, 혈당, 콜레스테롤을 측정하세요.

이대목동병원 뇌졸중센터
김용재 교수

뇌졸중

매년 10월 29일은 '세계뇌졸중의 날'이다. 세계뇌졸중학회가 뇌졸중(중풍)의 위험성에 대한 경각심을 불러 일으키고 올바른 건강정보를 나누기 위해 지정한 날이다. 실제 전 세계 인구 6명 중 1명은 뇌졸중의 피해자가 된다. 뇌졸중의 폭발적 증가에 대해 즉각적인 행동에 나설 것을 촉구하는 내용이다. 단일질환으로는 가장 중요한 사망원인의 하나인 뇌졸중은 '뇌 기능이 졸지에 중지되어' 반신불수, 언어장애, 통증 등의 장애가 남아 삶의 질이 떨어지며 때로는 이것이 원인이 돼 사망에 이르는 무서운 병이다. 죽음보다 두렵다는 치매도 절반 정도는 뇌졸중이 원인인 혈관성 치매로 알려졌다. 노년의 병으로 알려졌지만 최근엔 비교적 젊은 40대, 심지어 20대도 뇌졸중의 희생양이 되고 있다.

여성 뇌졸중, 남성과 달라요

미국의 경우 뇌졸중은 여성 사망원인 3위를 기록하고 있으며 뇌졸중 총 사망자 수의 약 60%를 여성이 차지하고 있다. 또한 발병률도 상승 경향을 보이고 있다(그림 1). 2050년까지 여성 뇌졸중 사망률은 남성보다 30% 높아질 것으로 전망하고 있다. 우리나라의 경우도 이와 크게 다르지 않다.

왜 여성이 남성보다 뇌졸중 치사율이 높을까? 여성은 뇌졸중 유형 중 뇌경색보다 뇌출혈이 상대적으로 많으며 일반적으로 뇌출혈이 뇌경색보다 사망률이 더 높기 때문이라는 의견이 지배적이다.

여성이 남성에 비해 늦게 뇌졸중이 발생하는 것도 또 다른 이유가 될 수 있다. 이대목동병원에 입원한 뇌졸중 환자의 평균 나이를 보면 남자가 60~61세, 여자가 65~66세로, 여성이 남성보다 5년 정도 늦게 발생하는 것을 알 수 있다. 노년층 여성의 뇌졸중 발병률이 남성보다

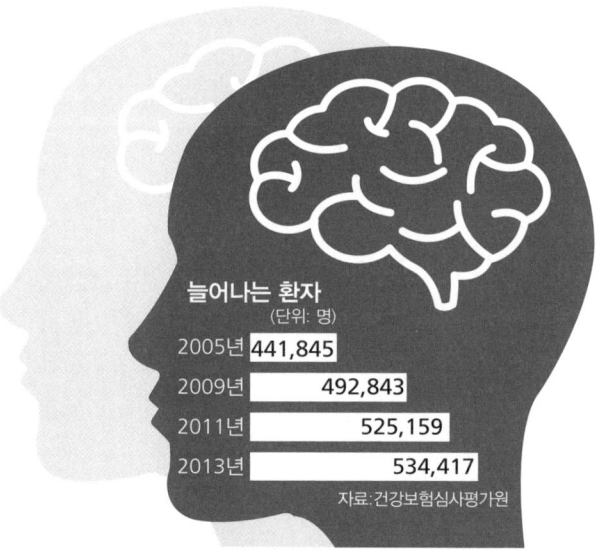

그림 1. 증가하는 뇌졸중 발생률

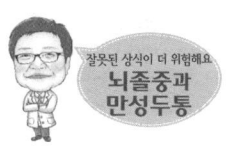

더 높아지게 된다. 또한 남성에 비해 여성이 더 높은 비율로 인지기능 저하, 우울증 등의 심각한 뇌졸중 후유증을 경험한다. 여성은 뇌졸중 발병 전에 남편과 사별하여 혼자 사는 경우가 많으며 남성에 비해 뇌졸중 발생 후에 요양시설에 들어가는 경우가 더 잦고, 뇌졸중 후유 장애의 회복이 더디다. 더구나 집안에 환자가 생겼을 때 간병의 부담도 주로 여성에게 주어진다. 뇌졸중을 앓은 배우자를 돌보는 여성들이 간병 후에 정신건강 저하를 나타냈다는 연구결과에서도 알 수 있듯, 간병의 부담은 여성과 뇌졸중에 있어 중요한 문제이다.

그러나 여성이 뇌졸중 치료에 있어서 불리한 점만 가지고 있는 것은 아니다. 미국 심장협회와 뇌졸중협회, 대한뇌졸중학회의 뇌졸중 치료 지침에는 아스피린이 여성의 뇌졸중 1차 예방(병이 아직 발병하지 않은 상태에서 예방하는 단계를 이르는 말로, 재발 방지를 위한 경우는 2차 예방이라 부른다)을 위해 효과적이라 지적하고 있다(남성의 경우 저용량 아스피린이 뇌졸중을 막아주지는 못한다고 알려졌다. 그러나 심장질환의 예방에는 효과적이다). 특히 뇌졸중의 주요 위험 인자인 고혈압, 고지혈증, 심장질환 등을 가진 여성이 저용량 아스피린(하루 100 mg)을 복용하면 뇌졸중 발병 위험을 17%~24%까지 감소시킬 수 있다는 연구결과를 바탕으로 한 것이다.

늘 예고 없이 찾아옵니다

뇌졸중은 말 그대로 아무런 예고 없이 들이닥쳐 한 사람의 인생을 송두리째 파괴해 버리는 질병이다. 이렇게 잔인한 뇌졸중을 아무런 준비도 없이 맞이할 수는 없는 일이다. 어느 날 갑자기 깨어나지 못하고 평생 나무토막 같은 식물인간이 된다면 가족들에게 깊은 상처를 안겨줄 수밖에 없다. 다행히 뇌졸중은 원인이 분명하고 예방과 대처를 할 수 있는 정직한 병이다.

뇌졸중의 원인은 대부분 밝혀져 있다. 뇌 속 혈액순환을 방해하거나 뇌혈관을 손상시키는 것은 모두 뇌졸중을 일으킬 수 있는 위험 인자이다. 이 중 고혈압, 당뇨, 심장질환, 흡연, 과도한 음주는 '중요한 위험 인자'로, 고지혈증, 비만, 짜게 먹는 식습관, 운동부족, 스트레스 등은 '덜 중요한 위험 인자'로 분류할 수 있다.

이러한 위험 인자 가운데 가장 많은 환자에게서 나타나는 것은 고혈압이다. 고혈압은 대부분 증상이 없이 뇌, 심장, 콩팥, 눈 등의 중요한 장기를 망가뜨리기 때문에 '침묵의 살인자'라고 부른다. 우리나라의 경우 50대 이상 인구의 절반 가량이 고혈압을 가지고 있다고 한다. 그러나 이들 가운데 절반 정도만이 고혈압 약물을 복용하고 있고, 이 중에서도 절반 정도만이 효율적인 고혈압 치료를 받고 있다. 전 국민의 건강에 대한 높은 관심과는 너무 다른 결과인 셈이다. 많은 경우에서 고혈압, 당뇨, 고지혈증 등의 위험 인자가 한 사람에게서 동시에 나타나는 경우가 많다(복부비만과 깊은 상관을 가지며 이런 경우를 대사증후군이라고 부른다). 이러한 위험 인자들은 적절한 치료와 생활습관의 변화로 조절이 가능한 것이 대부분이다. 따라서 뇌졸중은 노력에 따라 얼마든지 대비하고 예방할 수 있다. 느닷없이 뇌졸중이 생겼다고 말하는 사람이 많지만, 심은 대로 거두는 병이 바로 뇌졸중이다.

전조증상, FAST(Face, Arm, Speech, Time to Call) 기억하세요!

뇌졸중 증상을 한마디로 표현하면 '갑자기 나타나는 갑작스러운 증상'이다. 식사하다가 갑자기 손에서 힘이 빠진다며 젓가락을 떨어뜨리는 경우나 어지럽다고 자리에 앉더니 갑자기 말을 못하고 움직이지 못하는 경우다.

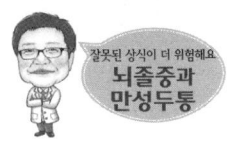

뇌졸중의 가장 흔한 증상은 편측 마비(몸의 한쪽이 움직이지 않는 상태)이다. 수저나 컵을 쥐고 있지 못하고 떨어뜨린다든지, 한쪽 팔과 다리에 힘이 들어가지 않고 움직이지 않는 상태가 지속된다. 저림이나 따가움, 시림 등의 증상이나 양쪽 다리, 양쪽 팔이 동시에 힘이 빠지는 것은 편측 마비는 아니다. 편측 마비와 함께 흔히 나타나는 증상이 안면 마비이다. 웃을 때 얼굴의 좌우모양이 다르게 나타나며 음식물이 한쪽으로 흘러 쉽게 알 수 있다. 흔히 얼굴이 돌아갔다고 표현하는 안면 마비(한방에서는 와사풍이라 부른다)는 바이러스 감염으로 인한 말초 안면 신경 마비(뇌졸중에 의한 마비가 아닌 경우는 입이 돌아간 쪽의 눈도 감기지 않는 경우가 많다)로 뇌졸중으로 인한 안면 마비와는 쉽게 구분할 수 있다. 발음이 어눌하거나 말이 새어 나오는 증상이나 말을 하지 못하거나 상황에 맞지 않는 엉뚱한 말을 한다거나 언어를 이해하지 못하는 실어증도 뇌졸중의 중요한 증상의 하나이다.

이러한 대표적인 뇌졸중 증상들 중 어느 하나라도 갑자기 나타났을 때는, 치료 시기를 놓치지 않도록 뇌졸중의 증상을 인지하고 응급 상황임을 널리 알리는 노력들이 진행되고 있고, FAST(Face, Arm, Speech, Time to Call) 캠페인이 그 하나이다(그림 2). 캠페인의 제목 그대로, 신속하게(Fast)!!

그 외에도 깨워도 일어나지 못하거나, 불러도 눈을 뜨지 못하는 의식장애로 뇌졸중이 발생하기도 한다.

양눈으로 보고 있는데, 오른쪽이나 왼쪽 중 일부가 잘 보이지 않는다든지, 막이 낀 것처럼 회색으로 가려지거나 이상하게 일그러져 보인다는 시야 장애나 갑자기 한쪽 눈이 보이지 않는다든지 둘로 겹쳐 보이는 증상들도 안과질환으로 잘못 오해되는 뇌졸중의 중요한 증상들이다.

갑작스럽게 주위가 뱅뱅 도는 것처럼 어지럽다든지, 일어나서 걸으려고 하면 몸이 한쪽으로 기울어지거나 팔다리에 힘은 있는데 마음대로 움직임을 조절할 수 없다면 뇌졸중의 증상인 경우가 많다.

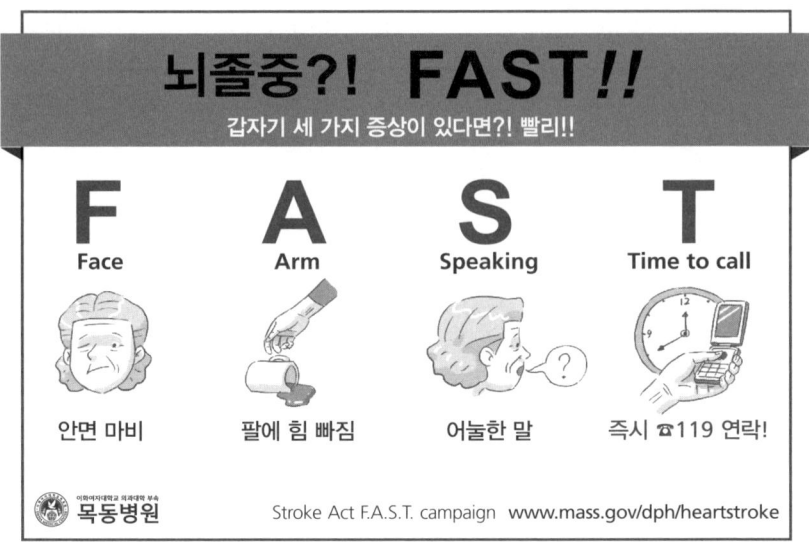

그림 2. 이대목동병원 FAST 캠페인

갑자기 발생하는 매우 심한 두통도 뇌졸중, 특히 뇌출혈의 증상을 의심해야 한다. 일생에 한 번도 경험해 보지 못한 정도의 매우 심한 두통인 경우 반드시 의사의 진료가 필요하다. 그러나 뻐근함, 지끈지끈함, 욱신거림 정도의 두통이 뇌졸중의 증상인 경우는 많지 않다.

뇌졸중 환자의 가장 중요한 응급조치는 뇌졸중의 치료가 가능한 가장 가까운 병원으로 환자를 이송하는 것이다. 이미 의식이 없다면 구급차가 올 때까지 환자를 편안히 눕히고 넥타이나 벨트 등을 풀어준다. 구토를 했다면 재빨리 얼굴을 옆으로 돌리고 입안에 있는 구토물을 제거해 기도가 막히지 않도록 한다. 의식을 잃었을 때 청심환 등 구급약을 먹이는 것은 절대 삼가야 한다. 삼키는 기능이 떨어져 있으므로 약이 기도로 잘못 넘어가면 흡인성 폐렴에 걸릴 수 있고 질식의 원인이 되기도 한다. 또 정신을 잃었다고 해서 손가락을 따는 행동은 바람직하지 않다. 이로 인해 뇌졸중에 가장 효과적인 혈전용해제의 사용을 불가능하게 만들 수도 있다.

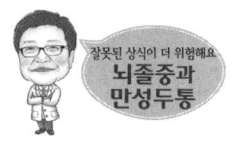

뇌졸중은 발병 후 몇 시간 이내의 적극적인 치료가 회복 정도에 가장 큰 영향을 미치므로 증세를 보이는 즉시 뇌졸중 치료 시스템을 갖춘 병원으로 옮겨 치료를 받게 해야 한다.

뇌혈관이 막혀 생기는 허혈성 뇌졸중, 뇌경색일 경우 3~6시간 이내에 t-PA라는 혈전용해제를 투여해 혈전을 녹이거나, 경우에 따라서는 피가 엉기는 것을 막는 약물을 투여해 피의 흐름을 되살린다. 마치 물

● 미니 뇌졸중, 혹은 꼬마 중풍

만일 잠깐 힘이 빠졌다가 돌아왔다면? 일시적인 피로쯤으로 생각할 수 있지만, 이 경우는 뇌졸중의 증상이 잠시 나타났다가 회복되는 경우로 일과성 허혈 발작(미니 뇌졸중이나 꼬마 중풍이라고도 부른다)이라 불리는 뇌졸중의 전조증상이 나타난 것이다. 재발하면 마비에서 풀리지 않을 수도 있고 48시간 이내 50%에서 재발하기 때문에 돌아왔다고 안심하지 말고, 즉시 병원으로 가야 한다.

● 뇌졸중이 의심되면 이렇게 하세요!

- 119에 전화! 즉시 병원으로!
  가족이나 친지가 올 때까지 기다리지 말아야 한다. 119는 급성 뇌졸중 치료가 가능한 병원을 알고 있다. 휴일이나 야간에 발생한 경우, 그 다음 날 외래진료 때까지 기다리지 말고 큰 병원에 가야 한다. 급성 뇌졸중 치료가 가능한 병원, 다시 말해 MRI, CT 등 급성 뇌졸중 검사가 가능한 병원으로 즉시 가야 한다.
- 토하는 것 같으면 고개를 옆으로 돌려 눕힌다.

● 뇌졸중이 의심되면 이렇게 하지 마세요!

- 병원을 가지 않고, 손끝을 따고 기다리는 일
- 팔다리가 마비된 환자에게 병원을 가지 않고, 팔다리를 주무르면서 기다리는 일
- 병원을 가지 않고, 침을 놓고 기다리는 일
- 의식 장애가 와서 깨어나지 않는 환자에게 물을 먹이는 일
- 우황청심환을 먹이는 일

속에서 몇 분 정도는 숨을 참을 수 있는 것처럼 뇌세포도 서너 시간 동안은 피가 통하지 않아도 살 수 있다(뇌졸중이 발병한 부위의 뇌세포는 죽지만, 그 주위 뇌세포는 바로 죽지는 않는다). 따라서 신속히 병원에 데려가 막힌 혈관을 뚫어주는 '혈전용해제'를 주사해야 한다. 최근에는 직접 막힌 혈관에 혈전용해제를 주입하거나 좁아진 혈관을 중재적 방사선 요법으로 복원시키는 방법도 시행되고 있다.

이러한 치료는 빠르면 빠를수록 신경세포를 많이 살릴 가능성이 높아진다. 뇌신경 세포는 한번 손상되면 회복이 불가능하기 때문에 발병 초기에 얼마나 빨리 치료를 받느냐가 무엇보다 중요하다.

예방보다 좋은 치료는 없습니다

무엇보다 짜게 먹지 않는 것이 가장 중요하다. 나트륨의 과다섭취는 혈압을 높여 심뇌혈관질환 발생을 부추기기 때문이다. 실제로 혈관질환 발생률이 높은 우리나라 사람들의 하루 평균 소금 섭취량은 12.5 g으로 세계 보건기구(WHO) 1일 권장량 5 g의 두 배가 넘고, 1인당 술 소비량은 경제협력개발기구(OECD) 국가 중 가장 많다. 토마토, 바나나, 감자 등 칼륨이 많이 함유된 음식을 먹으면 뇌졸중에 덜 걸린다는 연구보고가 있다. 평소 야채와 같이 섬유소가 많은 식품을 먹는 것이 좋다. 또 고등어, 꽁치 등의 등푸른생선은 동맥경화 예방에 좋다. 혈압이 높은 사람들은 외부 기온이 갑자기 뚝 떨어지는 날을 조심해야 한다. 한파주의보가 내리는 날은 말초혈관이 수축하고 심장이 받는 혈액량이 상대적으로 증가해 혈압이 올라가므로 뇌졸중 발생률이 높다. 따라서 고혈압과 같은 뇌졸중의 위험 인자가 있는 사람들은 겨울철 이른 아침에 외출을 삼가고 외출할 때는 체온을 유지시킬 수 있는 보온성 강한 옷을 입어야 한다. 또 운동이나 사우나로 땀을 많이 흘리고 뇌졸중으로 쓰러

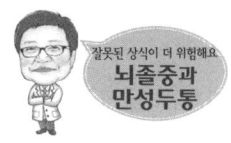

지는 경우가 종종 있는데, 이는 혈관이 좁은 사람이 탈수까지 겹치면 뇌혈류량이 감소하기 때문이다.

그렇다면 10년 내에 내가 뇌졸중에 걸릴 위험도는 어느 정도일까? 미국에서 시행된 대단위 역학 조사인 프랭임험 연구를 통해 나이, 수축기 혈압, 고혈압 약물 사용력, 당뇨, 흡연, 과거 심혈관질환(협심증, 심근경색) 여부, 심방세동(심장이 불규칙하게 뛰는 부정맥의 일종), 좌심실비대(심전도를 통해 진단 받은 경우) 같은 위험 인자의 여부가 10년 내에 뇌졸중이 발생할 위험을 예측할 수 있게 했다. 예를 들어 57세의 남자로 고혈압이 있으며 수축기 혈압이 150 mmHg, 담배를 피우고 있으며 정기 건강검진에서 좌심실비대가 있었다면 10년 내 뇌졸중이 발생할 확률은 26%로 같은 나이 때의 최저 발생률인 2.6%에 비해 무려 10배 이상의 위험도를 가지게 되는 것이다. 그러나 이 경우에도 적절한 고혈압 치료를 통해 수축기 혈압을 120 mmHg로 조절하고 금연을 한다면 10년 내의 위험도 발생률을 절반 이하인 11%로 낮출 수 있게 된다.

건강한 노후를 위한 당신의 대책은 바로 쉽고 가까운 곳에 있다. 건강한 생활습관과 적극적인 위험 인자의 조절을 통해 뇌졸중이라는 불청객을 물리칠 수 있는 것이다.

 이것만은 잊지 마세요!

1. 뇌졸중은 고혈압이나 심장질환에 주의하고, 음주, 흡연과 같은 위험 인자를 적극적으로 끊으면 예방이 가능한 병이다.
2. 아스피린, 고지혈증 치료제 등과 같이 뇌혈관의 고장을 막아주는 효과적인 치료가 가능하다.
3. 양팔을 들어 한쪽에 힘이 없고 가벼운 언어 장애 같은 뇌졸중 초기 증세가 나타나면 즉시 의사의 도움을 받아야 한다. 뇌졸중은 시간을 다투는 응급질환이다. 3시간 안에(늦어도 6시간 이내에) 병원에 도착하여 혈전용해제 치료가 이루어져야 한다. 이 3시간의 선택이 환자의 운명을 좌우하기 때문이다.

> **만성두통**
>
> 서울 강서구에 사는 나두통(가명, 60세, 여) 씨는 하루 6~8알의 진통제를 복용하지 않고는 아무것도 할 수 없다. 심한 두통 때문이다. 20대 초반만 하더라도 가끔 발생하던 두통이 30대 후반을 넘어서면서부터 빈도와 강도가 증가했다. 습관처럼 약국에서 진통제를 사먹기 시작한 게 한 알, 두 알 늘었다. 복용 약이 건강을 해칠 것 같아 몇 번이나 중단을 시도한 적도 있었다. 그러나 약 없이는 눈알이 빠질 것처럼 아프고 구역과 구토까지 나타나 결국 끊을 수 없었다. 병원에서 자기공명영상(MRI) 검사도 여러 차례 받았으나 그때마다 '정상'이라고 했다. 나 씨는 두통에서 벗어나 맑고 개운한 아침을 맞을 수 없는 걸까.

두통약 때문에 두통 생긴다?

그리스 신화에서 신과 인간의 아버지로 군림한 제우스는 극심한 두통을 견디지 못해 프로메테우스에게 도끼로 자신의 머리를 쪼개달라고 부탁하였는데, 그대로 머리를 쪼개자 그 속에서 지혜와 정의, 전쟁의 신 아테나가 갑옷을 입은 모습으로 함성을 지르면서 태어났다고 한다. '신들의 신'인 제우스도 두통을 견디지는 못했던 것이다.

두통은 인류의 역사와 함께 하며 이 글을 읽는 독자들도 한 번쯤은 두통에 시달려보았을 것이다. 그럴 때마다 '제우스'처럼 내 머리에 무언가 큰 이상이 있는 것은 아닌지 염려해 보았을 것이다. 진료실을 두드리는 대부분의 환자들은 두통의 원인이 뇌종양이나 뇌졸중인지 염려되어 찾게 된다. 그러나 실제로 전산화 단층촬영(CT)이나 자기공명영상

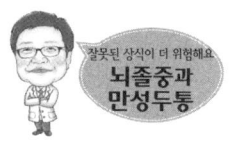

(MRI) 등에서 발견되는 이상 소견을 동반하는 경우는 약 0.18%로 천 명에 한두 명 정도이며 이들의 경우에도 대부분은 자세한 진찰에서 알아낼 수 있다.

이와는 정반대로 두통이 너무 흔한 증상이다 보니 전문가의 진단에 따르지 않고 대수롭지 않게 생각하여 병을 키워서 오는 경우도 적지 않다. 특히 매일 머리가 아프다고 호소하는 '만성 매일 두통' 환자들의 경우 조금만 자세히 물어보면 그 원인이 찾아진다. 바로 '약' 때문이다. 역설적인 이야기지만 '두통약' 때문에 '두통'이 생겨 찾아온 것이다.

국내의 한 연구에 의하면 두통 환자의 90% 이상이 의사 처방 없이 약을 복용한다고 한다. 두통약은 대부분 의사의 처방 없이 구입할 수 있는 일반 의약품이기 때문이다. 약의 효능과 용법, 용량을 제대로 알고 지키는 것이 그래서 더 중요하다. 두통약 때문에 부작용이 생기거나 '약물 남용성 두통'이 나타나는 경우도 많다. 특히 게보린, 펜잘, 사리돈, 암씨롱, 미가펜 등의 복합성분 진통제는 대부분 카페인이 포함돼 있다. 예를 들어 게보린과 펜잘에는 모두 50 mg의 카페인이 들어 있다. 카페인은 다른 진통 성분의 흡수를 도울 뿐 아니라, 그 자체가 머리를 맑게 하는 효과가 있다. 때문에 복합성분 진통제는 더 적은 양의 진통 성분으로 더 빨리 약효가 나타난다는 것이 장점이다. 적절히 사용하면 이상적인 두통 치료제의 자격을 골고루 갖추고 있는 셈이다. 그러나 상대적으로 가격이 비싸고, 약물 의존성 가능성이 있으며, 카페인 과다 섭취의 우려도 있다. 이러한 약제를 1일 3회 이상 주 3회 이상 복용하면 '약물 남용'이라 부른다. 약물 남용성 두통은 대부분 만성 매일 두통의 형태로 나타나 '두통-약물-두통'이라는 악순환의 고리를 만들게 된다. 치료를 위해선 며칠 동안 진통제를 완전히 끊어야 하는데 이 고비를 넘기기는 쉽지 않다.

약물 남용에 의한 매일 두통이 중년층 이상에서 흔한 현상이라면 젊은 층에서는 자신도 모르게 과다 섭취한 카페인이 두통의 원인이 되기도 한다. 세계적으로 가장 많이 팔리는 음료인 '코카콜라'도 처음에는 두통약으로 만들어진 사실을 아는 사람은 그리 많지 않을 것이다. 그러나 매일 콜라를 먹는 청소년들에게서는 두통이 흔하게 나타난다. 주말에만 두통을 호소하는 직장인의 대부분은 '커피'에 의한 카페인 남용으로 생긴 두통인 경우가 많다. 그러나 적당한 커피처럼 활력을 넣어주는 것도 없지 않은가? 복합 진통제도 적절히 사용한다면 가장 경제적이고 효율적인 두통 치료 방법이 될 수 있다.

의사에게 시시콜콜 얘기하세요

두통을 진단할 때 의사는 환자가 말해주는 정보에 크게 의지한다. 해부학이나 영상의학이 발달해 의료기기의 도움을 받기도 하지만 병력보다 중요한 게 없다. 환자의 진술이 두통의 원인을 찾아내는 결정적 단서가 된다. 환자 스스로가 두통 양상을 잘 파악해야 하는 이유다. 아픈 것을 표현할 때는 퀵서비스 아저씨에게 집 주소를 설명하듯 자세히 말한다. '머리의 어느 부분이' '어떻게' '언제부터' 아팠는데 '특히 어떨 때' 더 아프다는 식이면 좋다. 예컨대 머리 앞쪽인지 뒤쪽인지 옆쪽인지, 지끈지끈 아픈지 망치로 때리듯 아픈지, 지난해와 같은 두통인지 수 주 전부터 나빠진 두통인지, 와인을 마시면 아프다든가 오후에는 더 아프다든가 등으로 설명한다. 바쁜 진료실에서 이러한 이야기를 충분히 전달하지 못했다면 병원에서 주는 두통 일기에 상세히 적어가는 것도 다른 방법이다.

두통의 원인은 세부적으로 나누면 300개가 넘으나 크게 두 가지로 분류된다. 앞에 나온 나 씨처럼 특별한 원인이 발견되지 않는 것을 '1차성 두통'이라 부른다. 반면 뇌종양·뇌출혈·뇌막염 등 명백한 원인에

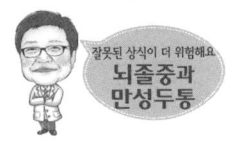

의해 나타나는 머리 아픈 증상은 '2차성 두통'이다. 보통 두통을 경험한 1,000명 중 100명 정도가 병원을 방문하고 이 중 1명만이 2차성 두통으로 진단된다. 나머지는 모두 1차성 두통이다. 특히 스트레스로 인한 긴장형 두통이 3명 중 1명 꼴로 가장 흔하다. 이때는 목 뒤쪽이 뻣뻣하고 당기며 무겁게 느껴진다. 스트레스가 많이 쌓이는 오후가 될수록 심하다. 긴장형 두통 환자는 머리가 아프기는 하지만 일상생활은 그대로 유지할 수 있다.

이와 달리 편두통 환자는 한번 두통이 시작되면 길게는 3일간 머리가 욱신욱신 아프며 구토가 있기도 하다. 일에 집중하기 어려운 게 특징이다. 뇌가 과도하게 흥분해 예민해진 상태이기 때문에 작은 소리나 빛에도 과민하게 반응할 수 있다. 편두통을 제대로 진단받은 환자는 빙산의 일각에 불과할 정도로 적다. 이 책을 읽는 독자 중 ① 최근 3개월 동안 두통으로 인하여 일상생활에 장애를 느껴본 적이 있는가? ② 두통 발작 시 속이 울렁거리거나 아픈가? ③ 두통 발작 시 빛을 보면 통증이 더 심해지거나 민감한가? 라는 3개의 질문 중 2가지 이상 '예'라고 응답한 경우라면 편두통 전문가를 찾아가는 것이 좋다.

긴장형 두통은 몸과 마음의 긴장을 푸는 데 주안점을 둔다. 목 뒤의 뭉친 근육에 주사를 맞아 풀거나 밝은 장소에 가서 신나게 뛰어 놀거나 푹 쉬면 괜찮다. 편두통을 개선하려면 술이나 초콜릿, 치즈, 생리기간 등 개인마다 다른 두통 유발요인(예를 들면 잠이 모자라면 항상 머리가 아프다)을 찾고, 이에 따른 예방약으로 항우울제나 혈압약, 간질약을 쓴다. 편두통이 심할 때는 편두통 전문 치료제를 복용하면 횟수와 통증을 크게 줄일 수 있다. 평소 편두통이 심해 다량의 진통제를 투여해온 환자도 예방약으로 조절하면 머리가 맑아질 수 있다.

여성에게 심한 편두통 이야기

편두통 진료환자 수는 여성이 남성에 비해 3~4배 이상 높다. 그야말로 편두통은 여성의 병인 셈이다. 편두통 여성 환자가 더 많은 이유는 유전적 요인이나 나이 등의 요인 외에도 잦은 호르몬 변화와 심한 스트레스가 작용하기 때문이다.

여성에게 편두통이 많은 것은 생리 주기와 임신에 관여하는 주요 호르몬인 에스트로겐과 프로게스테론의 변화에 의해 뇌 신경전달물질이 변해 두통을 일으키는 원인이 되기 때문이다. 여성은 생리 주기 및 임신에 따라 호르몬 수치가 변화하면서 편두통을 호소한다. 생리가 시작되거나 임신 초기 에스트로겐 분비가 떨어지면 증상은 더 심각해진다. 에스트로겐 분비가 올라가면 증상이 나아지기도 한다. 폐경이 되면 편두통은 보통 호전되기도 하는데, 때로는 사람에 따라 더 악화되는 경우도 있다.

보통 생리 시작 1주일 전, 혹은 생리 기간에 편두통을 경험하는 여성이 많다. 특히 생리 시작 이틀 전부터 생리 기간이 시작된 후 하루 이후까지 나타나는 편두통을 '월경전 증후군' 혹은 '월경성 편두통'으로 부르기도 한다. 너무 심하면 생리 전 의사를 찾아 두통 예방을 위한 치료를 하기도 한다.

1차성 두통 중에는 한두 달간 매일 같은 시간만 되면 1~2시간씩 죽고 싶을 정도로 아프다가 멈추는 군발두통도 있다. 편두통과 마찬가지로 평소엔 예방약을 복용하다가 통증이 있을 때는 산소마스크를 쓰면 금방 좋아진다. 여성호르몬과 관계가 깊은 편두통은 여성에게 많으나, 뇌의 시상하부 이상으로 생기는 군발두통은 남성에게 압도적으로 많다.

얼굴을 지나는 세 가닥의 큰 신경 줄기가 잘못돼 전기가 통했을 때처럼 찌릿찌릿 아픈 삼차신경통도 있다. 망치로 맞은 듯한 통증으로 반드시 응급실에 가야 하는 평소 기억해둬야 할 위험한 두통도 있다. 뇌

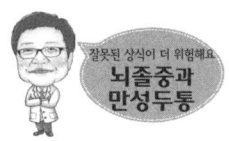

혈관에 선천적으로 기형(뇌동맥류)이 있다가 갑자기 터지면서 뇌에 피가 고이는 거미막하출혈이 그것이다. 이때는 망치로 얻어맞은 듯한 두통이 나타나므로 급히 응급실을 찾아야 한다. 또한 두통이 오전, 오후 할 것 없이 지속되면서 구토가 나면 뇌종양을 의심할 수 있다. 빠져나갈 구멍이 없는 뇌 속에서 압력이 높아져 뇌종양이 다 커진 다음에야 병원을 찾는 경우가 많다.

두통은 두통을 치료하는 의사들에게도 정말 두통거리다. 두통만큼 흔한 증세가 없는 데다 미로게임처럼 원인 찾기가 쉽지 않기 때문이다. 그러나 진료실에서 두통을 호소하는 환자의 대부분은 양성 질환이며 꼼꼼한 병력 청취와 간단하지만 체계적인 신경학적 검사, 증상 및 약물 사용 등을 기록한 두통 일기의 사용, 이차 두통을 시사하는 위험한 징후들에 대해 심각한 문제들은 피할 수 있다. 의사는 환자가 말하는 내용을 주소 삼아 두통의 원인을 찾아간다. 두통이 있을 땐 언제 어떻게 아픈지 자세히 알려주는 것이 무엇보다 중요하다.

 위험한 뇌질환이 염려되는 증상들

- 새로운 형태의 심한 두통이 갑자기 시작될 때
- 두통이 수일이나 수 주에 걸쳐 점차 심해지는 경우
- 과로, 긴장, 기침, 용변 후 또는 성행위 후에 두통이 나타나는 경우
- 50세 이후에 처음으로 두통이 시작되었을 때
- 다음과 같은 증상이 동반될 경우
- 행동 이상, 졸림, 의식소실, 기억력 감소
- 발열과 구토
- 운동, 감각 이상 증상
- 시력장애, 둘로 보임
- 보행장애, 균형감 상실

이럴 때는 바로 병원으로!!!

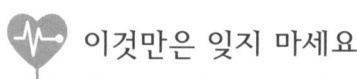 이것만은 잊지 마세요!

● **심뇌혈관질환 예방관리를 위한 9대 생활수칙**

1. 담배는 반드시 끊습니다.
2. 술은 하루에 한두 잔 이하로 줄입니다.
3. 음식은 싱겁게 골고루 먹고, 채소와 생선을 충분히 섭취합니다.
4. 가능한 한 매일 30분 이상 적절한 운동을 합니다.
5. 적정 체중과 허리둘레를 유지합니다.
6. 스트레스를 줄이고, 즐거운 마음으로 생활합니다.
7. 정기적으로 혈압, 혈당, 콜레스테롤을 측정합니다.
8. 고혈압, 당뇨병, 이상지질혈증(고지혈증)을 꾸준히 치료합니다.
9. 뇌졸중, 심근경색증의 응급 증상을 숙지하고 발생 즉시 병원에 갑니다.

● **참고하세요!**

이대목동병원 뇌졸중센터(http://stroke.eumc.ac.kr)
보건복지가족부(www.mw.go.kr)
질병관리본부(www.cdc.go.kr)
한국만성질환관리협회(www.acdm.or.kr)

말없이 찾아오는 중년의 불청객
여성 심장질환

- 고혈압, 나이를 먹으면 발병률이 증가해요.
- 심부전을 치료할 때는 감염과 약물 중단에 신경 쓰세요.
- 동맥경화증의 위험 인자 '콜레스테롤'을 주의하세요.
- 여성 심장질환은 가슴이 답답하거나 우울해지고, 수면장애 등의 증상을 동반합니다.

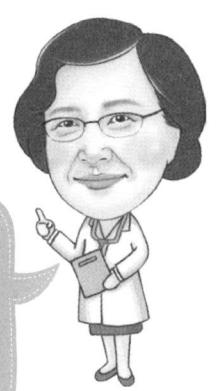

이대목동병원 심장혈관센터
신 길 자 교수

　청춘은 쏜살같이 지나가고 나에게도 '그날'이 왔다. 꿈도 많았던 나는 남편을 만나 결혼하고 자식들을 키우고 짝을 맞추어 결혼시킨 다음 나를 위해서 내 인생을 위해서 무엇이라도 시작하고 배우겠다고 다짐했었다. 그동안 엄두도 내지 못했던 여행도 마음껏 다녀야겠다는 생각이었다. 오늘은 막내 아들의 상견례 날이다. 아침에 눈을 뜨니 밀린 방학숙제를 다한 것 같은 홀가분한 기분이었다. 결혼 날짜 잡고, 사돈어른들과 인사를 나누고 나면 나를 위한 인생의 시작이다.

　그런데 이상하게 며칠 전부터 몸이 따라주지 않는 것 같다. 온몸이 찌뿌드드하고 머리도 좀 무거운 것 같다. 속도 더부룩하고 아침에는 속도 약간 쓰리고 가슴속이 막히는 듯 답답하다. 숨도 차고 우울하기도 해 깊은 잠도 들 수가 없었는데 이 모든 것이 큰 일을 앞에 두어서 그러려니 했다. 나는 슈퍼우먼이었다. 항상 남편과 자식들 건강 챙기느라 내 건강은 챙기지도 못했다. 독감이 유행하여 온 식구가 돌려가며 다 같이 앓고 있을 때에도 나는 씩씩하게 털고 일어나 밥을 짓고 집안일도 척척 해 왔다. 그러나 오늘은 조금 느낌이 다르다.

마침 상견례가 저녁이라 병원에 가서 가볍게 체크를 해보려는 마음이었다. 병원에서 진찰을 받고, 혈압을 측정하니 160/100 mmHg로 높다고 한다. 나는 한 번도 고혈압이라고 진단받은 일도 없고 가족력도 없고 해서 크게 걱정하지는 않았다. 의사 선생님께서 고혈압이 있으니 콜레스테롤도 검사하고, 신장기능도 체크할 겸 몇 가지 검사를 하자고 했다. 다음날 결과를 보러 갔더니 역시 혈압이 높았고, 고지혈증도 있다고 한다. 비만이기 때문에 동맥경화의 위험도가 높아지므로 생활습관 개선과 운동, 체중조절과 더불어 고혈압과 고지혈증에 대하여 약 처방을 받았다.

"아, 나에게도 이런 날이 닥치는구나!" 몸에 이상 신호가 온 것이다. 약 먹는 것이라도 늦추어 보려는 마음에 운동도 열심히 하고 식이요법도 철저하게 하면서 체중도 줄이고 해보겠다고 거꾸로 통사정을 해본다.

위 사례는 심장 건강에 이상이 생긴 한 중년 여성의 이야기다. 어떤 증상이 있다는 것은 몸이 우리에게 치료가 필요하다고 보내는 신호이므로 결코 무시해서는 안 된다. 여성의 심장질환은 더욱 그러하다. 여성 심장질환은 남성에 비해서 약 10년 후에 발병하게 되며, 동반질환이 많고 증상이 비전형적이므로 진단이 늦어진다. 결과 치료도 지연되고, 예후도 나쁜 특징이 있다. 심장질환은 한국인 사망률에서 암 다음으로 높은 사망원인이다. 따라서 동맥경화증의 위험요소를 미리미리 파악해 생명에 지장을 초래하거나 중증질환으로 커지지 않도록 예방하는 것은 매우 중요하다. 심혈관질환 중에서 가장 흔한 고혈압, 심부전, 고지혈증, 협심증을 비롯한 허혈성 심장질환에 대해 원인, 증상, 진단법, 치료, 그리고 예방법을 알아보자.

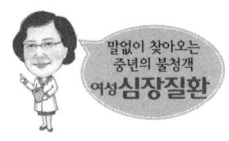

　최근 여성 심장질환이 이슈가 되는 이유는 임상연구의 결과에 따라서 치료가 결정되기 때문이다. 의학에서는 대부분 과학적 임상연구를 통해 얻은 증거를 토대로 환자에게 가장 안전하고 효율적인 진단과 치료를 하는데, 문제는 대단위 연구에 있어 남성만을 대상으로 하는 경우가 많다는 것이다. 여성 환자를 포함시켰다고 하더라도 전체 대상 환자의 약 25% 미만이며 이러한 경향은 여성 심장질환의 문제가 대두된 후에도 변하지 않았다. 특히 성별의 차이를 인지한 연구는 미국의 경우를 보더라도 2004년 유수의 심장내과 학술지에서조차 10%에 불과하다.

　2013년 통계청의 보고에 의하면 뇌혈관질환, 심장질환으로 사망한 여성 수는 인구 10만 명당 52.8명, 50.4명으로, 남성의 47.8명, 49.9명보다 많다. 또한 여성 사망원인의 2, 3, 7위를 차지하고 있는 뇌혈관질환, 심장질환, 고혈압성 질환을 합하면 인구 10만 명당 사망자 수가 116명으로 1위를 차지하고 있는 암의 111.8명을 추월한다. 여성 심장질환에 대해 더 많은 연구가 필요한 이유이다.

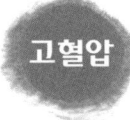

고혈압, 무언(無言)의 살인자

　고혈압은 혈압이 140/90 mmHg 이상을 말하며. 흔히 '무언의 살인자(Silent Killer)'라 불린다. 말 그대로 매우 위험할 정도로 혈압이 높아져도 뚜렷한 증상이 없는 것이 그 특징이다. 간혹 발견 당시에 머리가 띵하다든지 어지럽다든지 혹은 코피가 나는 경우도 있지만 증상이 없는 경우가 대부분이다. 또 고혈압은 뇌졸중, 심근경색 등 심뇌혈관질환 발생의 위험 인자다.

고혈압은 나이가 들수록 남녀 모두에서 발병률이 증가하는데, 45세 미만인 군에서는 여성이 남성보다 수축기 혈압이 6~7 mmHg, 이완기 혈압은 3~5 mmHg 정도 낮다. 하지만 60~69세 사이에 여성과 남성의 혈압은 비슷해지고 연령이 증가함에 따라서 수축기 혈압이 상승한다. 최근 국민건강영양조사에 의하면 한국 30세 이상의 성인에서 남성 고혈압의 유병률(어떤 시점에 일정한 지역에서 나타나는 그 지역 인구에 대한 환자 수의 비율)은 약 25%, 여성 고혈압의 유병률은 약 33%이며 60세 이상에서는 남녀를 불문하고 50%가 고혈압이다. 혈압은 심장에서 펌프해서 내보낸 혈액의 양과 동맥 안에 혈류의 저항에 의해서 결정되는데, 동맥벽에 피의 압력이 가해지면 심장이 비대해지며 심장병이 생기는 것이다.

여성이 특히 위험한 까닭은?

여성 고혈압은 중년기 이후 폐경과 함께 빈도가 급격히 높아진다. 폐경 전에는 여성호르몬인 에스트로겐이 혈관을 확장시키므로 혈압이 비교적 잘 유지되다가 폐경 후에는 여성호르몬의 주요 물질인 에스트로겐이 저하되면서 혈압이 상승하게 된다. 이에 따라 노인 여성들에게는 고혈압 발생이 늘게 된다. 또 혈중 여성호르몬과 안드로겐 비율의 변화, 혈중에 혈압을 상승시키는 물질인 엔도쎌린의 증가, 레닌-안지오텐신계의 활성화 등과도 관련이 깊다. 게다가 폐경 이후의 호르몬 변화는 혈압뿐 아니라 혈중 지질에도 영향을 미친다.

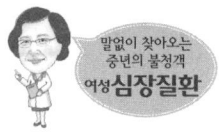

고혈압은 왜 찾아올까요?

1) 본태성 고혈압

대부분의 환자는 본태성 고혈압으로, 뚜렷한 원인을 찾을 수 없는 경우가 많다.

2) 이차성 고혈압

이차성 고혈압은 신장질환, 부신 종양, 선천성 질환, 내분비계 질환으로 쿠싱 증후군에 의해서 오거나 약물로서는 피임제, 진통제, 코카인, 암페타민 등에 의해서 유발된다.

고혈압 진단, 어렵지 않아요

고혈압의 진단은 비교적 간단하다. 두 번 이상 따로 측정한 혈압이 140/90 mmHg 이상이면 고혈압이다. 이는 진료실에서 측정한 혈압을 기준으로 한 것으로써 진료실의 혈압은 하루 24시간 중 어느 한 순간의 혈압 수치만을 반영한 것이다. 최근에는 이런 단점을 보완하기 위해 개발된 24시간 활동혈압계를 이용하기도 한다.

24시간 활동혈압계의 개발로 백의(白衣)고혈압(White Coat Hypertension)의 진단도 가능하게 됐다. 백의고혈압이란 진료실 이외의 장소에서 측정한 혈압은 정상이지만, 진료실에서 의사가 측정한 혈압만이 높은 경우를 말한다. 백의고혈압은 특히 흡연을 하는 여성이나 처음으로 고혈압을 진단받은 환자에게 많이 나타난다. 백의고혈압도 정기적인 혈압측정이 필요하며 표적장기 손상이 동반된 경우는 치료를 생각해야 한다.

반대로 진료실 혈압은 정상이나 가정이나 직장에서 근무할 때에 혈압이 상승되는 가면고혈압(Masked Hypertension)이 있다. 가면고혈압은 24시간 활동혈압이나 가정 내에서의 혈압을 측정해야 진단이 가능하다. 가면고혈압은 표적장기 손상이 현저해 뇌졸중의 위험도가 높으므로 반드시 치료를 해야 한다.

고혈압으로 진단을 받으면 검사실 검사에서 단백뇨(일정량 이상의 단백질이 섞여 나오는 오줌)의 유무, 신장기능, 나트륨이나 칼륨 등의 전해질 수치를 측정해 표적장기 손상이 있는지를 살펴보게 된다. 이외에 노령에 흔히 동반되기 쉬운 당뇨와 고지혈증에 대한 검사도 동반된다.

가정에서는 혈압을 언제 재나요?

아직까지 가정 혈압의 측정 횟수나 측정시간에 대한 정확한 지침은 마련되어 있지 않다. 그러나 아침에 기상한 후 화장실에 다녀와서 안정을 취한 후에 한 번, 밤에 취침 전에 한 번, 2회 정도 측정하면 생활에 큰 불편을 주지 않으면서 귀중한 자료가 되는 혈압의 변동을 감지할 수 있다.

특히 노령기에 접어들면서부터는 아침 기상 후에 혈압이 현저하게 상승하는 조조 고혈압이 있을 수 있다. 대부분의 심혈관 사고, 즉 뇌졸중이나 심근경색증이 기상 후부터 오전 중에 발병하므로 조조 고혈압이 있는 경우에는 취침 전에 약을 복용하여야 한다.

일반적으로 야간 혈압은 주간 혈압에 비하여 10% 정도 내려가지만, 표적장기 손상이 있는 경우에는 야간에도 혈압이 떨어지지 않고 계속 높은 채로 지속되는 야간 고혈압이 있다. 그러므로 일상생활 중 어느 한 순간의 혈압을 측정하는 진료실 혈압에 의존하여 혈압 치료의 기준으로 하는 것은 다소 무리가 있다.

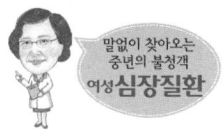

고혈압 치료의 목표는?

고혈압 치료의 목표 혈압은 140/90 mmHg 미만이다. 그러나 당뇨병이 있는 경우에는 140/85 mmHg이며, 만성 콩팥병이 있고 단백뇨가 있는 경우는 130/80 mmHg 미만이다.

고혈압을 이겨내려면?

고혈압 치료에서는 치료제 선택이 중요한데, 이는 표적장기의 손상 유무와 동반질환의 유무에 따라 결정된다. 고혈압으로 인한 합병증은 뇌졸중을 비롯해 기억력 및 인지 능력 장애, 심근경색증, 심부전, 신장기능 장애, 말초혈관폐쇄질환, 망막 출혈로 인한 실명까지 다양하다. 이렇게 심각한 합병증들을 예방하는 것이 고혈압 치료의 목적이다. 고혈압을 치료하면 심근경색증 20~25%, 뇌졸중 35~40%, 심부전증은 50%까지 예방이 가능하다.

고혈압의 치료는 생활습관의 개선이 가장 중요하다. 그중 짜게 먹는 습관은 매우 나쁘다. 한국인의 일일 평균 소금 섭취량은 12.4 g으로 미국과 영국의 7~8 g에 비해 상당히 많고, 이웃 나라 일본과 비교해도 많은 편이다. 음식은 항상 골고루 알맞게 제때에 먹는 것이 중요하며 야채와 과일 등을 충분히 섭취하는 것이 좋다.

다음으로는 운동습관이 중요한데 걷기와 수영, 줄넘기 등의 유산소 운동이 좋으며, 운동의 횟수와 강도는 일주일에 5회 이상이되 한 회에 30분 이상 땀이 날 정도의 강도가 좋다. 특히 겨울철에는 혈관이 수축되어 혈압이 오르므로 새벽 운동은 피하는 것이 좋고 머리에서 열의 손실이 크므로 보온에 신경을 써 모자를 착용하는 것이 좋다.

담배는 반드시 끊어야 하며 항상 평온한 마음상태를 유지하도록 노력하는 것이 좋다. 또한 적절한 체중을 유지하는 것이 중요하다. 이상의 식습관 및 운동습관 등 생활습관의 개선과 함께 중요한 것은 약물의 복용이다. 고혈압 약제는 다음과 같이 크게 이뇨제, 베타 차단제, 칼슘 차단제, 안지오텐신전환효소 차단제 및 안지오텐신전환효소 수용체 차단제의 다섯 종류가 있다.

특히 한국에서는 주변에 고혈압 환자가 있으면 자신의 약을 나누어 주는 경우를 종종 볼 수 있는데, 이는 매우 위험한 일이다. 각각의 환자가 연령도 다르고 동반질환도 다르므로 이는 반드시 의사와 상의하여 가장 알맞은 약으로 치료를 하여야 한다. 흔히 하는 질문 중의 하나가 고혈압은 한번 약을 먹으면 평생 먹어야 하므로, 다음에 증상이 생기면 약을 복용하겠다고 하는 경우인데 이것은 더욱 위험한 일이다.

심부전

심부전은 심장 기능의 이상으로 우리 몸이 필요로 하는 만큼의 혈액을 내보낼 수 없는 상태를 말한다. 허혈성 심장질환이나 근육의 수축력이나 이완 기능에 장애를 가져오게 된다. 심부전으로 이행하는 여러 가지 질환을 근본적으로 치료할 수는 없으나 심부전 증상의 조절은 가능하다.

심부전은 왜 생기나요?

심부전의 가장 흔한 원인 중 하나는 고혈압이며 그 밖에 심근경색증, 협심증, 심방 세동 등의 부정맥, 심장판막증, 심근병증, 특정 바이러

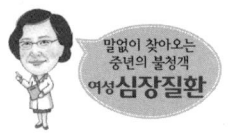

스의 감염, 선천성 심장질환이 원인이 된다. 또 당뇨병이나 심한 빈혈, 갑상선 기능 항진증, 갑상선 기능 저하증, 폐기종, 루푸스, 아밀로이드증(특성 단백질이 심장근육에 침착되는 질환) 등도 심부전의 원인이 될 수 있다. 여성이 남성보다 유병률이 높으며 수축기능은 정상이나 이완기능 장애에 의한 심부전환자가 많다. 이완기능 장애에 의한 심부전 환자의 80%가 여성이다. 이는 폐경기 이후의 여성에서 고혈압이 급격히 늘어나는 것에서 기인한다.

심부전은 만성과 급성으로 나눌 수 있는데 만성의 증상은 운동 시 호흡 곤란, 또는 똑바로 누웠을 때 호흡곤란이며 피로감, 전신 무력감, 하지 부종과 더불어 체중이 불어난다. 그 밖에 빠르거나 불규칙한 맥박, 기침, 복수가 차는 증상, 식욕 부진, 의식의 혼돈이 나타나기도 한다. 급성 심부전의 증상은 만성 심부전의 증상과 비슷한데 훨씬 심하게 나타나며, 숨이 차서 누워 있지 못하여 자다가 깨서 몇 번씩 일어나 앉기도 하고, 기침이 심해지고 옅은 분홍색의 거품이 많이 섞인 가래가 나오며 가슴이 빨리 뛰는 증상이 있다. 이는 급성 폐부종으로 응급을 요하는 상황이다.

심부전, 어떻게 진단하나요?

진단은 보통 상기 증상과 더불어 청진에서 이상소견을 보이면 심부전을 의심한다. 심부전 환자의 경우 심장박동이 매우 빠르게 뛰거나 혹은 반대로 너무 천천히 뛰기도 하고, 청진기에서 말이 달려가는 듯한 소리가 들리기도 한다. 폐에서는 물이 끓는 듯한 소리가 들리고 하지를 꾹 누르면 들어갔다가 다시 원상태로 돌아오지 않고 누른 자국이 그대로 나타나는 부종이 있다. 이러한 기본적인 검사와 더불어 BNP(Brain Natriuretic Peptide, 뇌 나트륨 이뇨 펩티드 호르몬 수치 검사) 측정을 한다.

흉부 방사선 소견상 심비대가 나타나며 이는 흔히 심장이 부었다고 표현하기도 하는데 심장이 커진 것을 말한다. 심부전의 원인을 알기 위해 심장 초음파검사가 필수적이며 이를 통해 심부전의 원인 및 심부전의 중증도를 평가할 수 있다. 심장의 수축기능 및 이완기능의 평가는 물론 심부전의 원인 질환의 진단에도 중요하다. 심장 초음파검사에는 흉부를 통해 하는 심장 초음파검사와 위내시경을 하는 것처럼 식도를 통해 하는 경식도 심장 초음파검사가 있다. 그 외에 동맥을 통해 가느다란 관을 심장까지 삽입한 다음 조영제를 주입하면서 관상동맥(심장동맥)을 촬영하는 관상동맥조영술 등을 시행한다. 아밀로이드 침착질환이 의심되는 경우 심근 조직검사를 하기도 한다.

감염과 약물 중단, 주의하세요

심부전은 원인 질환을 치료하는 것이 급선무다. 심부전을 악화시키는 가장 흔한 원인은 감염이다. 그리고 기존의 약물 치료를 자의로 중단한 경우가 가장 흔한 원인의 하나이다. 심부전의 치료는 우선 비약물요법으로 저염식과 수분섭취 제한이 중요하며 장기적으로 심장 재활과 유산소운동으로 심폐기능의 향상을 꾀하는 것이 원칙이다. 사망률을 감소시키는 약물로서는 안지오텐신전환효소 억제제, 베타 차단제, 알도스테론 길항제가 있으며 증상의 호전을 가져오는 약제로 이뇨제, 디곡신 등이 쓰인다.

기타 줄기세포 치료가 연구되고 있고 내과적 치료나 심장재동기화 치료, 삽입형 제세동기 등의 기구를 이용한 치료로 더 이상의 효과를 볼 수 없는 경우 심장이식 수술의 대상이 된다. 심장이식의 1년 생존율은 서구에서 85%, 5년 생존율은 70% 정도이며 한국의 성적도 이와 유사하다.

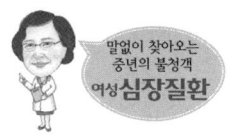

　또한 합병증도 조심해야 한다. 신체 각 장기에 혈액공급이 충분하지 못하므로 신장 기능 장애, 간 기능 장애가 초래되고, 심장의 용적이 커져서 심장 판막 기능에 장애가 온다. 더욱이 심장을 통한 혈류가 느려져 혈전(피떡)을 형성하기 좋은 상태가 되므로 뇌졸중이나 심근경색증의 위험도가 높아지게 된다. 심장질환의 치료가 꾸준히 발달되었음에도 불구하고 심부전의 치료성적은 좋지 않다. 심부전의 급성 발병 후의 5년 생존율은 남성 35%, 여성은 50% 정도이며 증상이 심할수록, 연령이 많을수록, 남성인 경우, 관상동맥 질환이 동반된 경우 예후가 더욱 좋지 않다.

　심부전을 예방하기 위해서는 위험요소를 줄이는 방법밖에는 없다. 허혈성 심장질환의 치료, 혈압의 조절, 콜레스테롤의 조절, 당뇨, 비만의 예방이 심부전을 예방하는 것이다.

고지혈증

　콜레스테롤은 에너지원으로서의 지방을 각 장기에 전달하는 작용과 세포막 및 호르몬 생성의 필수 물질이 되는 생명현상의 유지에 있어서 매우 중요한 역할을 한다. 콜레스테롤은 인체 내의 거의 모든 장기에서 합성한다. 그러나 콜레스테롤은 죽상 동맥경화증의 중요한 위험 인자의 하나로서, 콜레스테롤이 200 mg/dl 이상 증가하면 관상동맥질환에 의한 사망률이 증가되며 240 mg/dl가 되면 사망률이 2배가 될 뿐만 아니라 관상동맥 질환의 발생 위험도 따라서 증가하게 된다.

고지혈증 위험요소, 남녀가 달라요

콜레스테롤은 총 콜레스테롤 수치뿐 아니라 저밀도 지단백, 중성지방, 고밀도 지단백으로 나뉜다. 저밀도 지단백은 특히 남성에게, 중성지방은 특히 당뇨병이 있는 여성 환자에게 관상동맥질환의 위험요소가 된다.

고밀도 지단백은 콜레스테롤의 역수송, 항염증 작용, 항산화 작용을 하는데, 중성지방과는 반비례한다. 여성에서는 여성호르몬인 에스트로겐이 고밀도 지단백의 농도에 영향을 주므로, 폐경기가 되면 고밀도지단백의 심장 보호 효과가 없어져 관상동맥질환의 위험이 커진다.

남성에서는 저밀도 지단백이 가장 강력한 관상동맥질환의 예측인자인 반면, 여성에서는 고밀도 지단백, 중성지방, 저밀도 지단백의 순이다. 그러나 고령에서는 남녀를 불문하고 고밀도 지단백이 관상동맥질환의 가장 강력한 예측인자가 된다는 연구 보고가 있다.

관상동맥질환 사망률 4배 증가, 그 원인은?

관상동맥질환으로 인한 사망률은 최근 30년 사이에 꾸준히 늘어, 1980년대 말에는 인구 10만 명당 7명이었으나 2012년에는 인구 10만 명당 27명으로 약 4배 이상 증가했다. 여기에는 서구식 식습관이나 비만, 고지혈증, 사회적 스트레스 증가 등이 영향을 미친 것으로 보인다.

최근에는 고지혈증과 더불어 대사증후군이 동맥경화증의 위험 인자로 대두됐는데 특히 여성의 경우에 더욱 현저하다. 복부비만, 중성지방의 상승, 고밀도 지단백의 저하, 혈압의 상승, 공복 혈당의 상승이 같이

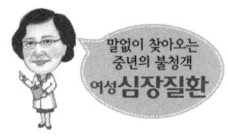

동반된 경우를 대사증후군이라고 한다. 남녀 모두에서 연령이 증가하면서 대사증후군의 유병률이 증가한다. 한국인에서의 대사증후군의 유병률은 어떤 진단기준을 이용하였는가에 따라 약간 상이하나 16.0%~22.5%로 한국이 아시아 지역 중 대사증후군이 가장 많다.

최근까지의 임상연구를 종합해보면 콜레스테롤 저하에 의한 관상동맥질환의 감소나 예방은 약 35% 정도이다. 따라서 나머지 65%는 콜레스테롤 이외의 인자에 의하여 발생하는 것으로 흡연, 당뇨, 대사증후군이 요소가 된다. 또한 내장지방과도 관련이 있다. 고지혈증이 있는 환자와 정상인에서 복부 전산화 단층촬영(CT)을 하여 내장지방을 측정한 결과, 정상인의 내장 지방은 약 77 cm^2인 반면 고지혈증 환자의 내장지방은 119 cm^2로 1.5배 이상 현저히 증가되어 있다.

중요한 죽상 동맥경화증의 또 다른 기전은 염증이다. 초기 백혈구 수가 많을수록 관상동맥질환의 발생위험도가 높고, 염증성 질환이 있으면 관상동맥질환의 발생 위험률이 현저히 높다. 치주염이나 관절염 등의 만성 염증성 질환이 관련되어 있다.

고지혈증, 이렇게 치료해요

1) 스타틴 계열의 약물 치료

고지혈증을 치료하는 방법으로 스타틴 계열의 약물 치료가 있다. 간에서 콜레스테롤 전구물질의 합성을 저해하는 것이다. 간세포 내의 콜레스테롤이 감소하면 간세포는 혈중의 콜레스테롤을 흡수하기 위해 저밀도 지단백 수용체의 발현을 증가시키고, 그 결과 혈중 콜레스테롤의 농도가 감소한다. 스타틴 계열의 약물은 중성지방의 강하 효과도 아울러 가지고 있다. 스타틴은 투여 후 약 3일이 지나면 평형상태에 도달되며 1주 안에 지질강하작용이 시작되고 2주가 지나면 지질강하작용이 최고에 달한다. 그 이후에는 동일용량으로서는 더 이상 지질강하작용의 증가는 없다. 스타틴 계열의 부작용은 간 독성이며 대개 1,000명당 1~2명의 빈도이다. 대부분이 복용을 중단하면 정상으로 회복되며 근육병증 역시 경미한 것까지 포함하여 1,000명당 1~2명이 보고된다. 근육의 괴사가 일어나 세포 내 근육 구성성분이 순환계 쪽으로 유입되는 횡문근 융해증은 치명적으로 알려졌으나, 100만 명 중의 1명의 확률로 매우 드물다.

2) 콜레스테롤 흡수 억제제

콜레스테롤 흡수를 억제하는 방법이 있다. 소장의 상피세포에서 콜레스테롤의 흡수를 방해한다. 이는 음식의 콜레스테롤을 억제할 뿐만 아니라 담즙산의 형태로 배설된 콜레스테롤의 흡수도 억제하므로 혈중 콜레스테롤을 낮춘다.

3) 나이아신

비타민 B로서 mg 단위로 투여하면 비타민으로 작용하지만, gm 단위로 투여하면 고지혈증 약물로 작용한다. 나이아신은 심장의 보호 효과가 있는 고밀도 지단백을 증가시키고, 저밀도 지단백 및 중성지방을 감소시킨다.

약물 치료뿐 아니라 식이요법도 매우 중요한데, 환자의 식이요법을 지도할 때 흔히 저지르는 오류는 무조건 콜레스테롤 함량이 많은 음식이 혈중 콜레스테롤을 높이는 것으로 생각하는 것이다. 예를 들면 새우, 굴, 조개, 오징어 등이 콜레스테롤의 함량은 높지만, 혈중 콜레스테롤을 올리는 효과는 미미하다. 이보다 콜레스테롤은 적지만 포화지방산이 많은 제과류, 제빵류, 아이스크림 등이 실제로는 혈중 콜레스테롤

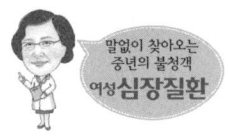

을 훨씬 더 많이 상승시킨다. 그러므로 포화지방산이 많은 음식을 피하는 것이 중요하다.

이렇게 예방하세요

콜레스테롤 수치가 정상범주라고 하더라도 고위험군에 속하면 약물치료가 필요하다. 관상동맥질환의 기왕력, 당뇨, 경동맥의 죽상 동맥경화증, 대동맥류, 말초 동맥질환 등이 고위험군에 속한다. 이외에도 고령일수록 흡연을 하거나 고혈압 등의 위험 인자가 많을수록 고위험군이 될 가능성이 높다.

약물로는 저밀도 지단백을 낮춰주는 스타틴을 처방하는데, 스타틴 투약 기간이 길수록 상대위험도의 감소율도 높아졌다. 58개의 임상연구를 종합해본 결과, 스타틴 처방 첫해에는 상대위험도가 11% 정도밖에 감소되지 않았는데, 2년째에는 24%, 3~5년에는 33%, 6년째에는 36%가 감소하는 것으로 나타났다. 저밀도 지단백이 약 38 mg/dl 떨어지면 비교위험도가 약 22% 감소하며, 76 mg/dl 감소되면 비교위험도는 44% 감소되기 때문이다. 비용대비 효과를 고려하여도 심혈관질환의 위험이 높은 고위험군에서 저밀도 지단백의 감소는 매우 유용하므로 가능한 한 저밀도 지단백을 많이 낮추는 것이 필요하다.

환자들이 가장 많이 우려하는 것 중의 하나는 콜레스테롤을 너무 낮추면 우리 몸에 해롭다는 잘못된 상식이다. 그러나 고지혈증의 치료 목표는 단지 피 속에 있는 콜레스테롤의 함량을 낮추는 것일 뿐이다. 우리 몸 전체에는 콜레스테롤이 약 140 gm, 피 속에는 약 10 gm의 콜레스테롤이 존재한다. 즉, 피 속의 콜레스테롤은 몸 전체 콜레스테롤의 1/10에도 못 미치는 수준이며, 약을 많이 쓴다고 하더라도 혈중 콜레스테롤 농도는 절반 정도밖에 낮출 수 없으므로, 우리 몸 전체에 분포하고 있는 콜레스테롤의 입장에서 보면 5% 정도에만 영향을 끼치는 것이다.

관상동맥폐쇄성질환

관상동맥폐쇄성질환은 허혈성 심장질환이라고도 하는데, 여기에는 협심증, 심근경색증이 속한다. 이는 심장근육이 더 많은 산소를 요구하는 경우, 관상동맥이 좁아지면서 심장이 혈류를 원활하게 공급하지 못하게 되는 것을 말한다. 협심증은 보통 안정형 협심증과 불안정형 협심증으로 구분할 수 있다. 안정형 협심증은 보통 운동 시에 가슴 통증이 나타나며 오랜 기간 동안 지속적으로 재발한다는 특징이 있다. 이에 비해 불안정형 협심증은 갑자기 발생하거나 새로 시작됐거나, 안정형 협심증 흉통의 양상이 변한 경우로 급성심근경색증으로 진행될 수 있으므로 반드시 병원에 가야 한다. 급성심근경색증은 혈전(피떡)이 심장근육에 있는 혈관을 막아 피가 통하지 않으므로 심장근육이 괴사하는 것이다.

다른 증상과 혼동하지 마세요

관상동맥폐쇄성질환의 초기 증상은 갑자기 가슴을 쥐어짜거나 짓누르는 듯한 통증과 함께 숨이 꽉 막히고, 심하면 식은땀이 나고, 때로는 속이 메스껍거나 구토가 나고, 졸도를 하는 양상으로 나타난다. 그러나 이러한 전형적인 증상들은 남성에게서 더 많이 나타나고, 여성 협심증의 경우 피로감을 느끼거나 숨이 찬다거나 잠을 잘 이루지 못하는 등

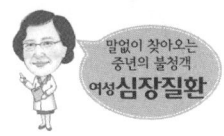

비전형적인 증상들이 나타나기도 한다. 이런 증상들은 보통 신체적인 스트레스보다는 정신적인 스트레스를 받는 경우에 느끼게 된다.

게다가 여성들은 일상적으로 가슴 통증이 자주 발생하거나 그 지속시간이 길어질 경우 폐경기 증상과 혼동할 가능성이 있어 남성들보다 진단이 늦어지는 경우가 많고, 중요한 치료 시기를 놓치게 되기도 한다. 또 여성의 경우 비교적 굵기가 굵은 관상동맥의 폐쇄보다는 미세 관상동맥의 역할이나 관상동맥의 크기, 긴장도의 유동적인 변화 등이 원인이 되므로 남성 협심증의 증상과는 차이가 있다.

그러나 모든 가슴 통증이 전부 심장과 관련된 것은 아니다. 가슴 통증의 원인은 운동이나 일을 너무 많이 한 경우, 미미하게 부딪히거나 다친 경우에서부터 공황장애, 식도염, 위궤양, 십이지장궤양, 담석증, 폐렴, 늑막염, 급성 폐색전증, 대동맥 박리 등의 응급을 요하는 경우까지 매우 다양하다. 대상포진이 늑간신경을 따라서 발생한 경우에도 통증이 발생한다.

어떻게 진단하나요?

1) 심전도

심전도 검사는 팔, 다리, 가슴에 전극을 부착하고 심장의 전기현상을 기록하는 매우 간단하고 기본적인 검사이다. 심장의 리듬 및 심장의 크기, 허혈성 심장질환의 진단에 쓰인다.

2) 심근효소 혈액검사

심장근육의 괴사가 오면 트로포닌, 크레아틴 키나아제-MB 등의 심근 효소치가 증가하므로 심근경색을 진단한다.

3) 흉부 방사선 검사

심장의 크기와 폐울혈 등의 증상 및 폐질환의 동반 여부를 진단한다.

4) 운동부하검사

트레드밀이나 자전거 타기를 하여 심박수를 올리면서 흉통이 발생하는지, 심근 허혈의 소견이 나타나는지 보는 검사이다. 여성의 경우 위양성이 많다. 다른 질환이 동반되어 있거나 연령이 많아서 운동 능력이 저하되어 있거나, 에스트로겐의 혈관 이완작용 등의 효과로 검사의 효용성을 경감시킨다.

5) 심장 초음파 검사

심장의 구조와 기능에 대한 다각적인 정보를 제공해 주는 검사로서 심근경색 시 심장근육의 혈류차단으로 심장이 제대로 움직이지 않는 부분을 색출할 뿐만 아니라 심근경색의 심장 내 합병증의 진단에도 유용하다.

6) 동위원소 핵의학 검사

방사성 동위원소를 주입하고 혈류를 추적해 영상을 얻는 검사로서 혈류가 감소된 부분은 동위원소도 적게 가므로 검은 부분으로 보이게 된다.

7) 관상동맥 조영술

세 줄기로 되어 있는 심장의 관상동맥에 조영제를 주입하여 촬영하는 검사로 대퇴부동맥으로 검사하나 최근에는 팔의 요골동맥을 통해

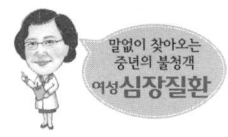

검사 및 시술을 하기도 한다. 남성인 경우 17% 정도만이 임상적으로 비특이적 병변으로 나타나지만, 여성의 경우는 50%에 이르는 환자에서 임상적으로 흉통 이외의 비특이적 병변으로 나타나게 된다.

8) 전산화 단층촬영(CT)을 이용한 관상동맥 조영술 및 자기공명영상(MRI) 검사

허혈성 심장질환의 진단이나 정도를 평가하는 데 이용된다.

관상동맥폐쇄성질환, 이렇게 치료합니다

관상동맥폐쇄성질환의 치료 방법은 내과적 치료와 외과적 치료로 나눌 수 있다. 내과적 치료는 아스피린, 클로피도그렐 같은 항혈전제, 몰핀 같은 진통제와 니트로글리세린 설하정을 비롯해 베타차단제, 콜레스테롤 저하제와 혈전용해제를 투여하는 것이다. 한번 심근경색이 온 후 이차적 예방을 위해서는 안지오텐신전환효소 억제제를 투여한다. 급성심근경색증의 중재 시술 치료는 경피적 심혈관 성형술과 스텐트 삽입 등 관상동맥의 혈류를 좋게 하는 방법과 외과적 치료로 관상동맥 우회로를 만들어주는 수술이 있다.

심장병 발병 시 남성보다 여성에서 사망률이 높은데, 특히 젊은 여성의 경우 더욱 현저하다. 70대 이상에서는 남성과 여성의 사망률이 비슷하고, 45~50세에서는 여성의 사망률이 2~3배 정도 높다. 그 이유는 확실하지 않으나 젊은 여성들은 보통 심장병의 가능성을 아예 생각하지 않아서 진단이 늦어지기 때문으로 짐작해볼 수 있으며, 40세 이하인 경우 흡연이 강력한 위험요소가 된다.

여성에서 예후가 좋지 않은 또 다른 이유는 울혈성 심부전을 동반

하는 경우가 많기 때문이다. 특히 이완기 심부전의 양상이 많고, 미세혈관질환으로 혈관 긴장도의 유지에 장애를 초래하는 경우가 많으며, 헤모글로빈의 수치가 낮은 빈혈환자가 많다는 점도 있다. 여성 환자의 경우 혈관조영술의 결과가 정상이어도 흉통과 내피세포기능의 장애를 동반한 경우 약 1/3의 환자에서 향후 10년 이내에 비슷한 관상동맥폐쇄성질환이 나타난다는 보고가 있다. 또한 여성에서는 재관류 치료를 하는 경우에도 연령이 많거나 관상동맥질환의 내경이 적어 성공률이 낮다. 시술 이후에도 우울증이 많아 예후에 좋지 않은 영향을 미친다.

이렇게 예방하세요

심장병을 예방하기 위해서는 건강한 생활 습관을 지키는 것이 최우선이다. 무조건 금연해야 하며, 평소 콜레스테롤과 혈압을 체크하고, 정기검진을 받고, 규칙적으로 운동을 하는 것이 필요하다. 적정 체중 유지와 건강한 식습관이 중요하며 특히 콜레스테롤의 다량 섭취에 주의해야 한다. 생선 등 오메가3 지방산이 많은 음식과 야채나 과일처럼 항산화작용이 있는 음식을 포함하여, 모든 영양소를 골고루 섭취하는 것이 좋다. 자신만의 스트레스 해소법을 터득해 스트레스를 그때그때 잘 푸는 것도 도움이 된다. 여성의 몸은 알코올 분해 능력이 상대적으로 떨어지므로 술은 가급적 줄이는 것이 좋다. 심장을 보호하면서, 몸에 좋은 콜레스테롤을 높여주는 알코올의 양은 맥주 355 mL, 와인 118 mL, 위스키 44 mL이지만 여성의 경우 이 양의 반 정도이다.

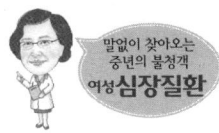

심장질환, 남녀가 다릅니다

지금까지 여성의 심장질환에서 중요한 위치를 점하고 있는 고혈압, 심부전, 고지혈증, 관상동맥폐쇄성질환에 대해 알아보았다. 폐경기 이후의 여성 심장질환에서 가장 중요한 것은 여성은 남성과는 다른 호르몬의 사이클을 겪는다는 점이다. 임신과 출산, 그리고 폐경을 겪기 때문이다. 또한, 남성과는 그 증상이 많이 다르다. 같은 협심증이라고 하더라도 남성들은 전형적인 가슴 통증을 가장 많이 호소하지만, 여성들은 가슴이 답답하거나 숨이 차거나 우울해지거나, 수면 장애를 겪는 등 비특이적 증상으로 나타나는 경우가 많다. 또 남성보다 관상동맥 자체가 내경이 가늘고, 비교적 고령에서 나타나므로 다른 질환과 함께 나타나는 확률이 높아 치료 경과나 예후도 좋지 않다.

결론적으로 동맥경화증의 위험요소인 고혈압, 고지혈증 등을 조기에 발견해 치료하고 관리함으로써 합병증으로 나타나는 심부전, 관상동맥폐쇄성질환 등으로 옮겨가지 않도록 예방하는 것이 중요하다. 또한 여성의 경우 비만이나 과체중 등을 동반하게 되면 호르몬의 변화는 물론 대사에도 변화를 가져와서 관상동맥질환의 위험도가 현저히 높아진다. 관상동맥질환의 예방에는 특별한 방법이나 많은 비용이 필요한 것이 아니다. 건강한 식습관과 더불어 규칙적인 운동으로 건강한 중년과 노년을 대비하도록 하자.

 여성심장클리닉

여성 심장질환은 식도염, 기능성 소화 장애, 화병 등의 질환들과 증상이 비슷한 경우가 있어 정확한 진단 및 감별이 꼭 필요하다. 이에 이대목동병원에서는 남성과 여성의 차이를 바탕으로 질병을 치료하는 여성심장클리닉을 심혈관센터 내에 운영하고 있다.

'성인지의학'이란 남성과 여성이 단지 신체적 차이뿐 아니라 생리적, 해부학적, 약동학적으로도 분명한 차이가 있다는 인식을 바탕으로 질병을 치료하는 것이다. 성인지의학이 나타나기 전, 의학에서 인간의 표준은 '70 kg의 남성'이었다. 여성은 단지 유방과 자궁(비키니존)이 있을 뿐 남성과 다를 바 없다고 생각했기 때문이다. 물론 거의 모든 의학적 연구 및 실험들도 70 kg의 남성을 기준으로 이뤄졌다. 하지만 미 국립보건원의 '아스피린 실험'을 시작으로 이런 고정관념은 바뀌기 시작했다. 이 실험의 결과, 소량의 아스피린을 지속적으로 복용했을 때 남성의 경우에는 심장마비의 위험이 현저히(44%) 줄었지만, 여성에게서는 거의 줄지 않았고 뇌졸중 위험만 약간 낮아졌음이 발견됐다. 같은 약이라도 남성과 여성에게서 그 효과가 상당히 달랐던 것이다.

위와 같은 연구 이후 지난 10년간 질병의 진단과 치료에 있어 남성과 여성의 차이에 대한 많은 연구들이 진행되어 남성과 여성은 정상적인 신체기능뿐 아니라 질병에 이르기까지 신체 모든 부분에서 분명한 차이가 있음이 속속 입증되고 있다. 여성심장클리닉에서는 이러한 성인지의학의 연구성과와 그동안 축적된 다양한 여성환자들의 사례를 바탕으로 심장내과, 소화기내과, 정신건강의학과가 협진을 통해 남녀유별(男女有別)하게 치료하고 있다.

가슴이 타는 듯한 통증, 혹시?
위식도역류질환

- ✔ 가슴 쓰림이나 신물이 올라오는 증상을 유발합니다.
- ✔ 쉰 목소리, 목이 아픈 증상, 침을 자주 삼키는 증상 등을 동반하기도 합니다.
- ✔ 기름진 음식, 음주, 커피, 초콜릿, 박하, 탄산음료를 피해주세요.
- ✔ 많이 먹은 후 누워있는 습관은 좋지 않아요.

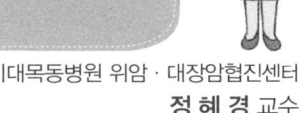

이대목동병원 위암·대장암협진센터
정혜경 교수

> 가슴이 답답하고 쓰리는 통증을 느낀 48세 주부 A씨가 찾아왔다. 이 환자는 고혈압 처방을 받는 병원에서 심전도와 가슴 X선 검사를 받고 '정상' 진단을 받았고, 국가에서 시행하는 정기 건강검진에서도 이상이 없다고 들었다. 또한 심장내과에서 운동부하검사와 심장초음파와 같은 심장 정밀검사에서 정상임을 입증받았지만 불안한 마음은 떨쳐지지 않았다고 한다. 친정 아버지가 고혈압과 협심증으로 돌아가셔서 심장에 이상이 있을 수 있다는 생각을 늘 갖고 있는 이 환자는 '위장병 때문일 수도 있다'는 심장내과의 권유로 소화기내과를 찾게 되었다.

가슴 통증, 가볍게 넘기지 마세요

많은 사람이 가슴이 답답하고 쓰리는 증상으로 병원을 찾는다. 흔한 증상이지만 일단 환자가 가슴이 아파 병원에 오게 되면 의사들은 긴장하게 된다. 협심증과 심근경색증과 같은 심장질환일 수도 있기 때문인데, 이러한 질환은 드물지만 위급하거나 사망할 수도 있다. 그러나 가슴이 아파 병원에 오는 환자 중 극히 일부만 심각한 심장질환이고, 나머지는 식도나 위장관 이상으로 인한 가슴 통증이다. 이외에도 화병이나 우울증 등 심리적인 문제가 원인이 되기도 한다.

가슴 통증으로 오는 환자의 30% 내외는 흉곽을 둘러싸는 근육에서 발생한 통증이거나 늑골 연골의 이상 때문으로 대부분 급성인 경우가 많다. 환자가 느끼는 증상만으로는 가슴뼈나 가슴 근육에서 시작한 통증이나 내부 장기의 이상으로 인한 통증인지 구별이 안 되는 경우가 대부분이다.

두 번째로 흔한 원인은 위장관 질환으로 약 15%~30% 정도이다. 흉통을 유발하는 대표적인 위장관 질환이 '위식도역류질환'인데, 최근 국내에서 그 유병률이 증가 추세이다. 위식도역류질환은 위 내용물이 식도로 역류되며 가슴통증을 일으키는 만성질환으로 심혈관계 질환이 잘 생기는 비만이거나, 담배를 피거나 고령자에게 발생하며 증상이나 위험 인자만으로는 심장병과 구분이 어렵다.

가슴이 아파 외래로 오는 환자 중 심혈관계 질환은 10% 이하지만 응급실로 오는 환자는 심장질환의 빈도가 보다 높다. 심장질환으로 발생하는 경우 전형적으로는 짓누르는듯한 심한 가슴 통증이 지속되어 응급실로 오는 경우가 흔하며 심각한 기능 이상이나 사망까지 이르기도 하기 때문에 충분한 검사가 필요하다. 화병이나 공황장애 등 신경정신 질환도 외래나 응급실을 통해 가슴 통증을 호소한다. 폐에 이상이 생기는 경우에도 가슴 통증이 유발될 수 있고, 특별한 원인 없이 통증이 유발되는 경우도 15%에 달한다.

이렇듯 가슴이 답답하거나 아픈 증상은 다양한 원인에 의해 생길 수 있다. 간혹 의사와의 면담이나 간단한 진찰소견만으로 정확한 진단

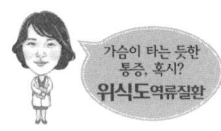

이 어려워 비싼 검사를 하고도 속 시원한 대답을 듣지 못하는 경우가 있다.

A씨는 2년 전부터 고혈압약을 먹어 왔고 1년 전 폐경이 된 이후로는 체중이 5 kg 이상 늘고 신경이 예민해지고 소화가 안 되기 시작했다. 일주일에 두 번 정도 밥을 먹고 나면 소화가 안 되고 배가 쉽게 불러왔다. 낮 시간에는 별로 증상이 없으나 자려고 누우면 가슴이 답답하고 새벽에 잠에서 깰 때도 가슴이 답답한 증상이 있었다. 담배는 피우지 않았고 술은 남편과 일주일에 맥주 한 병 정도를 마시는 정도이다. 대학생인 아들이 둘 있고 남편은 작은 볼트 만드는 공장을 하고 있는데, 자녀의 학비에 도움이 되기 위해 일주일에 세 번 낮 시간에만 파출부 일을 하고 있었다. 전신상태는 양호하고 심장 및 복부 진찰에서 특이한 소견은 없었다.

'위식도역류질환'이 생기는 이유는?

위와 식도 사이에는 조임 근육과 횡격막 등 세밀한 신경과 근육이 있는데 이들은 서로 유기적 움직임을 통해 섭취한 음식이 식도에서 위로 들어가고 나면 위의 산성도가 높은 위 내용물이 식도로 넘어오지 않도록 위와 식도 사이 문을 적절히 열고 닫는 역할을 한다. 위식도역류질환은 식도와 위 사이의 문이 부적절하게 열려 산성도가 높은 위 내용물이 식도로 다시 올라와 증상이나 염증을 일으키는 만성질환이다.

위식도역류질환에서는 전형적으로 가슴 쓰림이나 신물이 올라오는 증상이 나타난다. 이러한 환자에서 위내시경 검사를 하면 위산 역류가 일어나 위와 식도 사이 문에 해당하는 조임근의 위쪽 식도에 상처가 나는 '미란성 위식도역류질환'과 증상은 있지만 이러한 식도염이 내시경에서 보일 정도가 아닌 '비미란성 위식도역류질환'으로 나누어진다(그림 1).

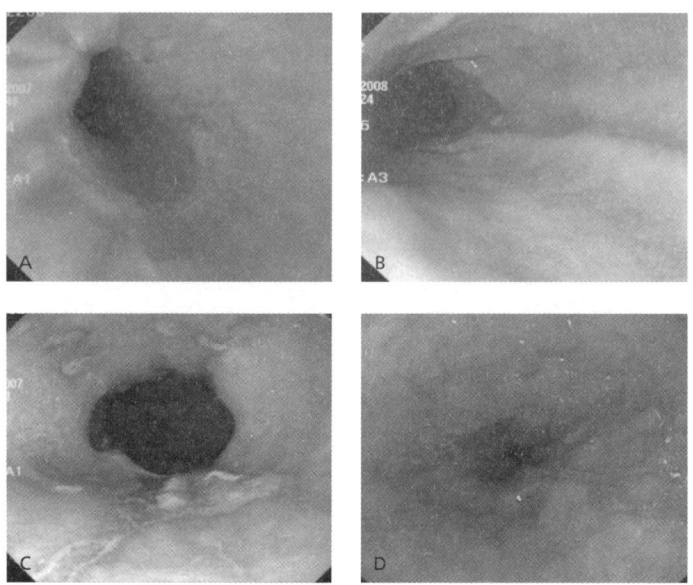

그림 1. 위식도역류질환의 내시경 소견. 위식도역류질환은 내시경에서 식도에 상처가 있는 '비미란성 위식도역류질환(A)'과 '미란성 위식도역류질환(B~D)'으로 나눌 수 있다.

이대목동병원에서 종합검진을 받은 성인 남녀 2,932명(남성 55.9%)을 대상으로 위내시경과 증상 설문을 통해 위식도역류질환이 얼마나 흔한지 그 위험 인자는 어떠한 것이 있는지를 알아본 결과, 역류성 식도염이 12%였고 1주일에 최소한 한 번 이상 증상이 있다고 대답한 비미란성 위식도역류질환은 3.1%였다. 2000년대 초반의 연구와 비교하면 최근 연구에서 위식도역류질환이 증가하는 추세다.

위식도역류질환에서 약 20%~30%는 역류성 식도염으로 있어 진단이 어렵지 않지만 상당수의 환자는 내시경에서 식도가 정상으로 관찰된다. 비미란성 위식도역류질환은 24시간 보행성 식도산도 검사로 진단 가능한데, 가는 관을 코를 통해 식도에 넣어 산성도를 24시간 측정하여 위산의 역류 여부를 진단하는 방법으로, 증상이 있을 때 위산 역

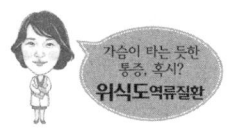

류가 일어나는지, 하루 동안 얼마나 위산 역류가 일어나고 위산이 역류된 경우 식도에 계속 머무는지, 밤에 위산 역류가 더 잘 일어나는지 등에 대한 자세한 정보를 얻을 수 있다. 그러나 이 검사는 검사와 판독이 가능한 전문가와 장비가 필요하여 대학병원을 포함한 3차 의료기관에서 실시하고 있다.

역류성 식도염은 남성이 여성에 비해 5배 정도 흔했지만, 식도에 상처가 없이 증상만 있는 비미란성 위식도역류질환은 남성과 여성의 비율이 1:1 정도로 비슷하여 여성에서도 흔한 질환이다. 남성에서는 연령에 따라 차이가 나지 않았지만, 여성은 연령이 증가하면서 위식도역류질환이 흔히 생기고 특히 폐경이 시작되는 50세 전후에 급증한다.

남녀 모두에서 비만이 중요한 위험 인자로, 비만의 정도를 나타내는 체질량 지수가 25 kg/m^2 이상인 경우 비만이라고 정의하는데, 비만인 남성은 역류성 식도염이 세 배까지 증가한다. 여성의 경우 50세가 넘고 폐경이 오면서 체중에 의한 영향이 뚜렷해진다. 2012년 국민 영양 조사 결과를 보면 전 인구의 32.8%가 비만으로 남성은 36.1%, 여성은 29.7%가 비만이었다. 비만 인구의 증가 속도는 매우 빠르게 증가하고 있다. 연령이 증가할수록 신체 대사가 감소해 더 많이 먹지 않아도 체중이 느는 현상이 생길 수 있다. 특히 복부비만은 배 안의 압력을 높게 하고 위와 식도 사이를 조여 주는 조임 근육을 지지하는 힘을 약하게 하거나 비만 자체가 염증 반응을 일으켜 위식도역류를 쉽게 일으킨다. 최근 소아청소년의 비만 유병률도 증가하고 있어 전체의 9.6%로 비만이 증가하면서 어린이 위식도역류질환이 증가하고 그 중증도가 심해지는 경향을 보인다.

흡연 역시 중요한 위험 인자이다. 담배를 피우는 경우 위식도역류질환이 잘 생기는데, 남성은 비흡연자에 비해 흡연자가 1.5배에서 위식도역류질환이 잘 생기나 여성은 2.4배 더 잘 생겨 여성의 흡연이 남성에 비해 더 영향을 준다. 정상적으로 식사를 하고 난 후, 위 내용물이 식도로 역류될 수 있는데 증상이 없는 이유는 산을 중화시키는 중탄산염이 포함된 침을 삼키고 중력의 힘으로 다시 위로 산을 내려 보내기 때문이다. 그러나 흡연을 하면 위식도 사이의 조임 근육의 힘이 약해지고, 침 속에 있는 중탄산염의 농도가 떨어져 역류된 산을 중화시킬 수 없다.

미란성 위식도역류질환이 비만이나 흡연과 연관성이 높은 반면, 비미란성 위식도역류질환은 신체화 증후군이 있는 사람들에게서 잘 나타나는 특징이 있다. 신체화 증후군이란 심리적 혹은 정신적인 스트레스가 신체 증상으로 나타나는 증후군으로, 가슴이 답답하거나 소화가 안 되는 위장관 증상뿐 아니라 두통이나 전신 통증, 관절통 등이 나타난다. 위장관은 뇌신경과 긴밀한 상호작용을 하게 되는데 스트레스로 인해 실제 위장관 운동기능의 변화가 생길 수 있다. 남성에 비해 여성에서는 더 흔히 나타나며 위식도역류질환을 호소하는 환자의 일부에서는 위산 역류가 심하지 않은데도 통증이 심해 가슴 쓰림을 호소하는 경우도 있다.

증상과 원인에서 남녀 차이가 나는 이유는?

위식도역류질환의 증상이나 원인에 있어 남녀 차이가 나는 이유는 무엇일까? 2000년대 초반 심장질환이 남성과 여성에서 증상과 임상 경과가 다르게 나타난다는 점이 알려지면서 남녀 간 성 차이를 고려하는 의학의 움직임인 '성인지의학'에 대한 관심이 증가하였다. 성인지의학의 관점에서 보면 남녀 간의 차이는 크게 생리적인 차이와 환경적인 차이로 나누어 볼 수 있다.

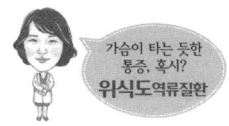

임신을 하면 위식도역류질환이 많아지는데 여성에서 여성호르몬 분비, 특히 프로제스테론이 분비되면서 위 배출운동 기능이 약해지고, 위와 식도 사이의 조임 근육이 약해져서 위 내용물이 쉽게 식도로 거꾸로 올라올 수 있다. 임신을 하면 소화가 잘 안 되는 증상이 생기고 위산 역류로 인한 증상이 더 심해지는 경우를 경험하기도 한다.

환경적인 요인으로는 이미 언급한 비만, 흡연, 음주 등이 잘 알려진 위험 인자인데 남성에서 이러한 환경적 위험요소에 더 많이 노출되어 있기 때문에 위식도역류질환이 더 흔하다.

> A씨는 식도 정밀 검사를 위해 24시간 보행성 식도산도 검사를 받았다. 3 mm 정도의 직경을 가진 가는 관을 코를 통해 넣었다. 불편하긴 했지만, 관을 넣은 상태로 집에 가서 식사도 하고 커피도 마시고 일상생활을 유지할 수 있었다. 이따금 가슴이 아플 때 관과 연결된 허리에 찬 기계의 버튼을 눌러 기록을 하고 증상일지도 썼다. 다음 날 관을 제거하고 결과를 보니 낮 시간에는 정상이나 새벽녘에 역류가 일어나면 20분 이상 식도에 위산이 머물면서 증상이 나타나는 것을 발견했다. 의사는 취침 전 간식으로 과일과 고구마를 먹고 곧바로 잔 것이 문제가 될 수 있다고 이야기해 주었다. 약을 복용하고 4~5일 지나니 점점 증상이 좋아지고 생활의 활력도 생겼다. 환자는 다시 운동을 시작하고 저녁식사도 줄이며 체중감량에 욕심을 내기 시작했다.

내시경으로 확인이 가능한가요?

위식도역류질환 중 역류성 식도염이 있는 경우 위내시경으로 식도염을 확인할 수 있지만, 비미란성 위식도역류질환은 내시경에서 정상으로 보여 진단이 어렵다. 전형적으로 가슴 쓰림이나 위산이 넘어오는 증상이 있는 경우 대부분은 위산이 많이 분비되어 나타나는 증상이기

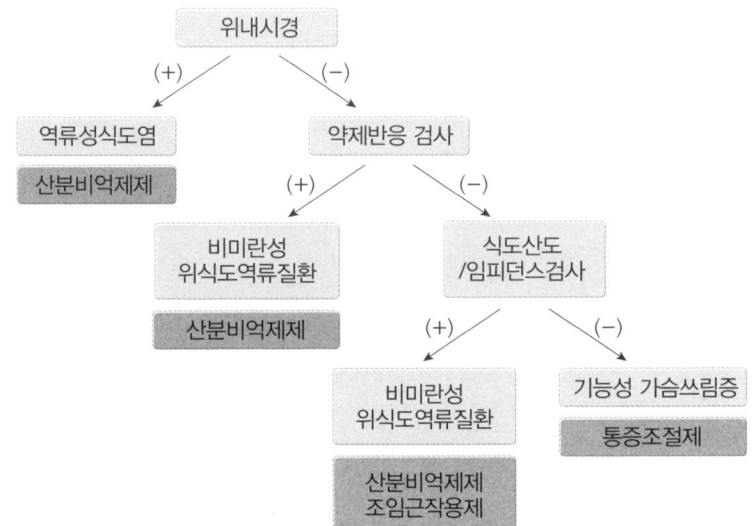

그림 2. 위식도역류질환의 아형과 진단. 위내시경에서 식도염이 동반되어 있는 지 유무에 따라 미란성 혹은 비미란성 위식도역류질환으로 나뉘고, 비미란성 위식도역류질환은 산분비억제제를 투여하여 증상 호전이 되거나 식도산도 검사 혹은 가스나 약산 역류 등을 측정하는 임피던스 검사 등에 의하여 역류가 확인되면 진단한다. 가슴 쓰림 증상이 이러한 검사를 통해 역류로 인한 것이 아닌 경우 기능성 가슴쓰림증으로 진단한다.

때문에 위산분비를 억제하는 약물 치료를 먼저 시도한다. 산 분비를 억제하는 대표적인 약이 양성자펌프억제제로서 오메프라졸과 에소메프라졸, 라베프라졸, 란소프라졸, 판토프라졸 등이 있다. 이러한 약제들은 약마다 약간의 차이가 있으나 효과가 나타나는 데 1~3일이 걸리고, 일정한 혈중 농도를 유지하기 위해서는 시간이 걸리기 때문에 최소 7일~14일간 약물을 복용하도록 한다. 강력한 산 분비 억제에 의해 증상이 좋아지면 간접적으로 위식도역류질환을 진단하기도 하지만 이 방법은 정확도가 높지 않다. 때문에 위산이 역류되는가를 보기 위해 앞에서 언급한 24시간 보행성 식도산도 검사를 시행한다. 이 검사에서 위산 역류가 심하지 않거나 위산이 역류되어도 증상과 일치하지 않는 경우를 기

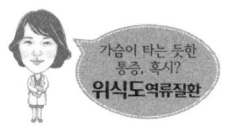

능성 가슴쓰림증이라고 하는데, 정상인에게도 일어나는 정도의 위산 역류에 대하여 내장 과민성이 증가하여 가슴 쓰림이나 역류증상이 생기는 경우이다.

동반 증상은 무엇인가요?

위산이 식도로 넘어오면 명치부터 가슴 가운데 위로 타는 듯한 쓰린 증상이 생기거나 신물이 넘어오는 증상을 경험하게 된다. 대부분의 경우 약을 복용하면 증상이 80%~90%가 좋아지지만 약을 먹는 중간에도 5명의 환자 중 한 명 정도는 증상의 재발을 경험한다. 한 달에 한 번 정도의 증상은 10~20% 정도로 흔하지만 일상생활에 큰 영향을 주는 정도는 아니다. 그러나 일주일에 한 번 이상 증상이 나타나면 삶의 질에 나쁜 영향을 준다. 특히 야간 역류 증상이 종종 나타나는데, 자고 있는 동안 역류가 일어나면 식도로 넘어온 위산이 중력의 작용이 없어 위로 다시 내려가기 어렵고, 침을 삼키면서 일어나는 식도연동 운동이나 침 자체의 중화작용이 없어 역류된 위산이 식도에 머무는 시간이 길어진다. 충분한 수면을 방해해 다음 날 생산성을 떨어뜨리고 궁극적으로 삶의 질을 저하시킬 수도 있다.

또한 위식도역류질환을 가진 환자의 25% 정도가 이비인후과적 이상 소견이나 증상을 가지는 것으로 알려져 있다. 쉰 목소리가 가장 흔한 증상이고 목에 이물질이 걸린 듯 불편하고, 목이 아픈 증상, 침을 자주 삼키는 증상 등이 나타난다. 후두와 식도 시작 부분이 근접해있기 때문에 위산 역류가 후두에 직접적인 영향을 미치기도 하고, 역류된 산이 식도를 자극하면서 미주신경이라는 감각신경을 자극해 그 반사작용으로 이런 증상을 유발하기도 한다.

약물 치료와 생활습관 개선으로 치료해요

위식도역류질환은 환자의 정도에 따라 치료 방법과 기간이 다르다. 일반적으로 초기 치료로 약물 치료를 하게 되는데 위산 분비를 억제하는 약을 8주간 사용한다. 이후 증상을 경감시킬 목적으로 차츰 감량하게 된다. 비미란성 위식도역류질환의 경우도 치료 원칙은 동일하고 약물 사용 기간을 초기 치료로 4주 동안 진행한 뒤 증상이 좋아지면 차츰 줄여나간다. 산분비억제제 이외에도 식도운동촉진제나 제산제, 통증을 변화시키는 약제 등을 병용 투여하기도 한다. 드물게 항역류 수술을 하기도 하는데, 산분비억제제와 같은 약물이 잘 듣지만 약을 중단하면 곧바로 증상이 지속되거나 고도 비만이 있는 경우 비만 수술과 병행해 수술을 하기도 한다. 위산 역류가 주요 원인인 경우에만 수술이 도움이 되며, 위식도역류질환의 50~70%에 해당하는 비미란성 위식도역류질환이나 기능성 가슴쓰림증은 수술해도 좋아지지 않는 경우가 많아 실제 수술이 도움이 되는 경우는 젊은 연령에서 약물을 평생 복용해야 할 정도로 위식도역류질환이 심할 때로, 매우 제한적으로 사용하는 방법이다.

무엇보다 약물 치료 이외에도 생활습관이 중요하다. 위식도역류질환은 위와 식도 사이에 역류를 방지하는 조임 근육이 헐거워 쉽게 역류가 일어나는데, 기름진 음식은 이 조임 근육을 약하게 만드는 대표적인 음식이다. 술, 커피, 초콜릿, 박하, 탄산음료 등도 관련이 있다고 알려져 있다. 환자마다 특별히 역류가 심해지는 음식이 있는데 이런 경우 그 음식을 피해야 한다. 과식 후 음식이 위에 남아 있는 상태에서 곧바로 누워 잠이 든다면, 위산이 쉽게 역류되고 일단 식도로 넘어온 위산이 잘 내려가지 않는다. 특히 회식이 많은 우리나라에서 술을 마시며 지방식을 섭취하는 경우가 많은데, 담배를 함께 피우거나 곧바로 잠이 들면 체중은 점점 늘고 위식도역류질환이 생기게 될 수 있다. 하루 동안 먹

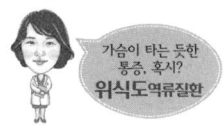

는 음식의 양은 대체적으로 사람마다 일정한데, 아침 식사를 먹으면 좋은 이유가 활동량이 많은 낮 시간 동안 열량 소모를 많이 하고 저녁 식사량을 줄일 수 있기 때문이다. 가급적 저녁에는 식사를 소량으로 일찍 먹고 가벼운 운동을 시행하면 위장관 운동기능이 개선되어 위식도역류를 방지하는 데 효과적이다. 또한 체중감량이나 금연, 금주와 같은 생활습관을 개선하는 것은 장기적으로 재발 방지에 중요하다.

치료 지연은 절대 안 돼요

속쓰림이나 소화가 안 되는 증상이 있는 경우 검사 없이 무조건 약을 먹다 보면 적절한 진단 시기를 놓칠 수 있다. 가슴이 쓰리거나 신물이 넘어오는 환자에서 흔히 소화가 안 되는 위장증상이 동반된다. 우리나라는 위암이 인구 1,000명당 1.9명으로 가장 흔한 암 중의 하나로, 특히 40세 이상 성인에서 위장관 증상이 있는 경우 병원을 방문해 위내시경을 받아 위암과 같은 다른 질환은 없는지 검사하는 것이 좋다. 가슴 통증이나 쓰린 증상은 일부에서 협심증 같은 심혈관질환이 원인일 수 있기 때문에 남성은 40세 이상, 여성은 50세 이상의 경우 전문가의 도움이 필요하기도 하다.

일부 역류성 식도염이 오래되는 경우 식도 점막이 위산에 강한 점막으로 바뀔 수 있는데 이것을 '바렛 식도'라고 부른다. 바렛 식도는 위내시경을 받는 사람 중 1% 미만으로 발생하는 드문 질환으로, 장기간 염증이 지속되는 경우 식도암이 된다는 보고가 있으나 아직 국내에서는 극히 드물다. 바렛 식도가 생기면 그 심한 정도에 따라 규칙적으로 위내시경 검사 및 조직검사를 시행하기도 한다.

위식도역류질환은 삶의 질을 떨어뜨릴 수 있는 만성적인 질환으로 최근 매우 빠르게 증가하고 있는데, 위험 인자로는 비만, 흡연 및 고령 등이 있으며 이는 현재 우리나라에서 흔한 질환인 고혈압, 당뇨병 등 성인병과 비슷한 원인으로 발생한다. 위식도역류질환은 위내시경에서 진단이 가능한 미란성 위식도역류질환, 내시경에서는 정상인 비미란성 위식도역류질환 혹은 기능성 가슴쓰림증 등 다양한 범주의 질환이 포함되며 위내시경이나 생리검사로 진단이 가능하다. 산분비억제제 등 약물 치료가 주된 치료이고, 장기간 재발을 방지하기 위해서는 체중감량, 식습관 개선, 금연 및 적절한 운동 등 일반적인 생활습관 개선이 중요하나 실제 실천에 옮기려는 실천력이 치료의 관건이다.

양심적인 한국 사람들의 고질병
화병

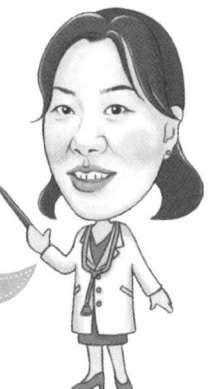

✓ 화병, 한국인에게만 나타나는 특이한 증상이에요.
✓ 얼굴 화끈거림, 등의 열기, 입마름, 가슴 두근거림, 답답함 등의 증상이 있어요.
✓ 약물과 상담 치료로 화병에서 벗어나세요.
✓ 즐거운 운동과 취미 생활로 화병을 예방하세요.

이대목동병원 정신건강의학과
임 원 정 교수

사례 1

59세의 여자환자가 내원했다. 환자는 가슴이 아프고 답답하고, 명치 끝에 뭐가 달린 것 같기도 하고 그러다가 명치 끝에서 목구멍 쪽으로 불덩어리가 올라와서 참을 수 없이 힘들다고 했다. 유명하다는 내과를 가서 온갖 검사를 다했지만 별 이상이 없다고 하니 어이도 없고 답답하다면서 한숨을 지었다.

전형적인 화병 사례

환자의 과거사를 물어보았다. 그는 스무 살의 꽃다운 나이에 8남매의 장남인 남편을 만나 결혼했다. 남편은 가족 중에서 유일하게 고등교육을 받은 사람으로 온 친척들의 기대를 한 몸에 받는 입장이었고, 40

세가 갓 넘은 시어머니는 며느리에게 사사건건 간섭하기 일쑤였다. 그녀는 아무 내색도 하지 못했고, 어린 시동생과 시누이를 돌보느라 신혼이 어떻게 지나갔는지도 알 수 없었다. 4년 후 남편이 서울로 발령을 받아서 올라온 이후 열심히 장사를 하며 가계를 꾸려나갔지만, 서울로 올라온 시동생과 시누이들을 공부시키고 결혼시키느라 막상 자신의 세 자녀에게는 제대로 신경도 쓰지 못하고 어떻게 살았는지도 모르면서 살았다고 한다.

지방에 사는 시어머니는 툭하면 아프다면서 환자의 집에 계속 방문해 1달씩 머무르며 자신의 잘난 아들 자랑하기에 바빴고, 며느리가 장사 수완을 발휘해 크게 돈을 번 것에 대해서는 칭찬 한마디 없이 모른 척 했다.

작년에 환자의 막내 아들이 결혼했는데 사건은 그때 터졌다. 자신이 그렇게 돌봐주었던 시동생과 시누이들은 조카의 결혼에 신경을 쓰지도 않았고, 언제나처럼 여러 명의 시댁 형제들이 지속적으로 돈을 요구했다. 참을 수 없어 남편에게 말했지만, 남편은 모르쇠로 일관했다. 난생처음 부부싸움을 한 후 남편은 그날부터 한 달간 집에 들어오지 않았고 결국 외도하고 있다는 사실을 알게 돼 더 큰 충격을 받았다 한다. 이후 밥맛도 없고 힘도 없으면서 몸 여기저기가 아프기 시작했다. 많은 병원에 가봤지만 뾰족한 병명도 치료법도 알려주지 않고 증세는 더 악화되어 가기만 했다.

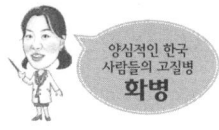

사례 2

57세의 남자 환자는 온종일 소화가 안 되고 새벽 두세 시경만 되면 속이 타는 듯이 아프고 쓰려 잠에서 깨야 했다. 소화기내과에 내원해 온갖 검사를 다했지만, 이상 소견을 보이지 않아 불면증이라도 고치겠다며 화병 클리닉을 내원하게 됐다.

환자는 고등학교를 졸업하고 중장비 기사 자격증을 따서 열심히 일했고 2년 전 35년간 일하던 회사에서 정년퇴임하고는 집에서 지낸다고 한다. 슬하에 딸 둘을 두었는데 27세인 둘째 딸은 대학을 졸업하고 중소기업에 취업하여 일 잘한다는 소리를 들으며 열심히 직장생활을 하는 여성인 반면, 31세인 큰딸은 대학졸업 이후 한 직장에서 3달 이상 일해본 적이 없고 체중은 100 kg에 육박하는 고도비만 상태인데도 도무지 체중 감량을 위해 노력하는 모습을 보이지 않아 가족들이 걱정을 많이 한다고 했다. 옷 장사를 하는 부인과 직장에 다니는 둘째 딸이 아침에 일찍 출근하면 큰딸과 온종일 지내야 하는 일이 많았는데 어찌 된 셈인지 큰딸은 온종일 누워서 빈둥거리기만 했다. 처음에는 야단도 치고 달래도 보았으나 도통 말을 듣지 않아 숨이 막힐 정도로 답답했다.

사례 3

45세의 여성이 불면, 가슴 답답함, 가슴에 불덩이가 왔다 갔다 한다는 증상으로 내원하였다. 환자는 대학을 졸업하고 중견기업의 기획실에서 하루 24시간이 모자랄 정도로 일하면서도, 집에서는 완벽한 엄마로서 자녀교육에 힘을 써왔다. 새벽에 일어나 남편과 아이들이 먹을 음식을 준비하고 아이들의 하루 일과를 A4 용지에 빡빡하게 적어서 도우미 아주머니에게 주고, 일하는 중간중간에도 아이들 스케줄을 챙기는 완벽한 여성이었다. 대학교수인 남편은 상대적으로 출퇴근이 늦었지만 연구실에서 늦게 왔고, 아이들 성적이 떨어지면 환자를 원망하기 일쑤였다. 설상가상으로 중 2가 된 아들이 친구들과 게임하느라 학교수업을 등한시하고, 야단치는 환자에게 "엄마가 우리한테 해준 게 뭐가 있냐"고 대들면서 난폭한 모습을 보인 이후 상기 증상이 나타나면서 병원을 내원하게 된것이다. 지난 17년간의 결혼생활이 너무 억울하고, 자신의 노력을 아무도 알아주지 않는다는 사실이 너무 분하다며 눈물 지었다.

위의 세 사람은 전형적인 화병(火病) 증상을 보이는 사례이다. 화병이란 가슴이 아프고 쓰린 병, 혹은 괴로움으로 마음을 앓는 병이다. 일이 힘들거나 커다란 충격을 받았을 때 많은 환자가 가슴이 답답하고 숨이 차며, 기운이 없고 소화가 잘 안 되며 명치에서 목을 향해 열이 오른다고 호소한다.

한국 사람들이 흔히 '울화가 치민다'라고 표현을 많이 하는데 오랫동안 참았던 울화, 분노 등이 쌓여 있다가 나이가 들고 정신적 신체적으로 약해져 더 이상 참을 수 있을 만큼 건강치 못할 때 폭발하면서 다양한 증상으로 표현되는 문화 특이증후군이기도 하다.

정신의학 진단 분류체계에서 보면 우울증 중에서 신체적 증상을 주로 호소하는 가면성 우울증과 불안장애의 증상이 혼합된 형태라고 볼 수 있다.

나에게도 화병이? 자가진단 테스트

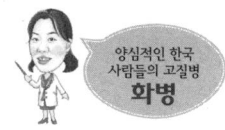

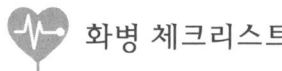 화병 체크리스트

이 중 4~5가지 이상 체크가 되는 경우에는 화병의 가능성이 있기 때문에 전문의의 상담과 진료를 받아볼 필요가 있다.

증상 체크 방법 : 네, 아니오

1. 밤에 잠을 잘 못 자고, 자주 깨거나 자고 나도 개운하지 않아서 멍하다. (네, 아니오)
2. 입맛이 없다. (네, 아니오)
3. 예민하고 사소한 일에도 짜증이 난다. (네, 아니오)
4. 머리가 아프다. (네, 아니오)
5. 소화가 잘 안 된다. (네, 아니오)
6. 숨찬 기운이 올라오거나 숨이 차다. (네, 아니오)
7. 악몽을 꾼다. (네, 아니오)
8. 손이 뻣뻣하고 굳어 있는 느낌이 온다. (네, 아니오)
9. 심장이 멎을 것 같다. (네, 아니오)
10. 화가 나면 얼굴에 열이 오르거나, 온몸에 열이 나면서 발끝까지 뜨겁기도 하다. (네, 아니오)
11. 가슴이 두근거리거나 벌렁거린다. (네, 아니오)
12. 화가 나면서 식은 땀이 난다. (네, 아니오)
13. 가슴에 모호하게 통증이 있다. (네, 아니오)
14. 내 마음을 뜻대로 조절할 수 없다. (네, 아니오)
15. 만사가 귀찮고 의욕이 없다. (네, 아니오)
16. 배에 가스가 차 있는 것 같다. (네, 아니오)
17. 명치 끝에 돌덩이가 뭉쳐 있는 것 같다. (네, 아니오)
18. 정신이 깜박할 때가 있으면서 순간적으로 두려움에 사로잡힌다. (네, 아니오)
19. 혓바늘이 돋고 음식을 삼키기가 힘들다. (네, 아니오)
20. 갑자기 불안할 때가 있다. (네, 아니오)
21. 아랫배가 고춧가루 뿌려진 듯 따갑고 아프다. (네, 아니오)
22. 얼굴이 따갑다. (네, 아니오)
23. 기운이 쭉 빠지고 힘이 없다. (네, 아니오)
24. 어느 순간 내 삶 전체를 잃을 것 같은 느낌이 든다. (네, 아니오)
25. 목 안에 뭔가가 꽉 차 있거나 걸려 있는 것 같다. (네, 아니오)

한국형 '화병'은 왜 생긴 것일까요?

고유한 문화 증후군인 화병이 왜 유독 한국에만 있는 것일까? 특히 임상에서 보면 환자의 90% 이상이 중년의 여성들로서 혹자는 "한국 중년 아줌마 중에 화병 없는 사람도 있냐?"라는 우스갯소리를 하기도 한다. 최근에는 중년 여성뿐 아니라, 남성이나 젊은 여성들에게도 흔히 나타나는 증상이다.

화병의 원인을 한국의 특유한 문화구조에서 살펴보면, 아시아권에서 특히 강한 아들 우대, 가난했던 과거, 시집살이의 풍토 등으로 볼 수 있다. 또한 육아 및 자녀교육은 모두 주부가 책임져야 하고, 자식이 잘못될 경우 모두 뒤집어쓴다는 피해의식이 만연한 사회분위기와도 관련이 깊다. 오죽하면 '내가 죽더라도 남편과는 절대 합장하지 마라'라는 유언을 남기거나 일흔이 넘은 나이에 황혼 이혼을 감행할까 싶다. 최근에는 변화하는 사회 구조에서 취업 준비에만 몇 년씩 쏟거나 어렵게 들어가도 40대에는 조기퇴직을 하게 되는 남성들, 자녀 양육과 직장생활을 병행하면서 지치는 워킹맘들에게도 화병이 나타나기도 한다.

화병은 주로 수년간 감정표현을 못 하고 지내던 상태에서 나이가 들고 심신이 약해져 가면서 발병한다. 더 이상 참기 어려운 분노 폭발로 오랫동안 감정표현 불능(Alexithymia) 상태에 따른 '가면성 우울증(Masked Depression)'의 한 형태다.

화병에 잘 걸리는 성격은 고지식하고 양심적이며 항상 감정을 억제하고 모든 잘못을 자신의 탓으로 돌리는 사람들이다. 최근에는 직장 스트레스가 많거나 힘든 내색을 하지 않는 남성에게도 자주 나타난다. 또한 이러한 마음의 병은 신체적으로도 영향을 미친다. 화병이 지속되면서 실제적으로 심장질환이나 위식도역류 등의 증상이 동반되어 증상이 악화될 가능성도 있다.

화병의 주요 증상은 얼굴 화끈거림이나 등의 열기, 입마름, 가슴의

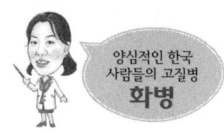

두근거림과 답답함 등이 있다. 또한 목과 가슴에 덩어리가 느껴지거나 소화가 잘 안 되고 두통과 어지럼증, 손발 저림이 동반되기도 한다. 불면증과 고혈압, 중풍, 당뇨병, 비만, 관절염 등 각종 성인병의 원인이 될 뿐만 아니라 과민성 대장염, 만성 위염, 위궤양, 두통, 귀 울림 등의 신경성 질환과도 밀접하다.

화병에서 벗어나는 방법은?

화병의 치료는 약물과 정신치료로 나뉜다. 대부분의 환자들은 오랜 세월 동안 억눌려온 억울함, 분노, 화 등을 공통으로 표현한다. 자신이 얼마나 오랜 세월 힘들게 살아왔는지를 이야기하는 것 자체로 도움이 되기도 한다.

또한 인간관계에서 비롯된 많은 스트레스가 있는데, 전형적으로 잘못된 두 가지 인간관계 유형은 무조건 참는 것과 상대방을 바꾸기 위해 애쓰는 것이다. 내가 바뀌기를 노력하지 않고 상대방을 바꾸려 애쓰는 것은 불가능하지만 그렇다고 해서 무조건 내가 참는 것은 병을 유발하는 원인이 될 수 있다. 남들에게 힘든 점을 말해봤자 도움도 안되고 괜히 불화만 생긴다고 믿는 사람들은 그냥 '내가 하고 말지'라면서 참고 지내는데, 이게 만병의 근원이 되는 것이다. 화병 환자들은 정신치료를 통해서 자신이 가장 건강하게 적응하는 방법을 찾을 수 있다. 간혹 환자들은 자신은 아무 문제가 없다고 자신의 문제를 부정하는 경우가 있는데, 이 경우 자신의 억울하고 속상한 감정을 제대로 호소하는 환자들에 비해 예후가 안 좋은 경우가 많다.

또한 소량의 우울증 치료제나 항불안제제 등의 약물 치료가 도움이 될 수 있다. 환자에게 '정신과 처방 약물들은 부작용이 거의 없고 만성 스트레스에 의한 증상과 신경호르몬의 이상을 조절한다'라고 충분히 설명 후 처방하는 것이 약의 순응도나 효과를 높일 수 있다.

　주로 처방하는 약물은 SSRI(선택적 세로토닌 재흡수 억제제) 계통의 약물로, 주요 우울증 치료에 쓰는 용량보다는 적은 용량으로 처방한다. 항불안제제는 항우울제가 충분히 효과를 나타내는 시점인 2~4주 이전에 보조 역할로 잠깐 사용하는 것이 좋은데, 주로 벤조디아제핀 계통이나 부스피론을 처방한다.

화병에 걸리지 않으려면 이렇게 하세요

　화병을 예방하는 방법으로는 즐거운 운동과 취미 생활이 큰 도움이 된다. 부부는 가장 친한 친구가 되어야 한다는 전제하에 부부가 같이 즐길 수 있는 활동을 함께 하는 것이 좋다.

　인간관계에서는 무조건 '내 탓이오'라는 순종형이 되어서도 안 되고, 남들에게 바꿔도록 지시만 해서도 곤란하다. 또한 완벽하려고 애쓰거나 항상 매사를 절대 선 아니면 절대 악으로 구분하는 흑백논리만 주장해서도 문제가 생길 수 있다. 모든 관계에서 나도 편하고 남들도 받아들일 수 있는 타협점을 찾으려고 애쓰는 것이 중요하다.

　분노 반응이 생길 때 그 분노를 참는 것은 매우 어렵기 때문에, 평소에 자신의 감정 상태에 대해서 스스로 잘 깨닫고 적절하게 자신의 의견을 표현할 수 있는 방법을 모색하는 것이 좋다.

40대 이후
다이어트법은 따로 있다!

✔ 다이어트의 핵심은 '저녁'입니다.
✔ 점심 메뉴는 단백질, 저녁 메뉴는 저인슐린 식품
✔ 되도록 찌거나 굽거나 데치는 조리법을 이용하세요.
✔ 생활 습관의 교정만으로도 다이어트에 성공할 수 있어요.

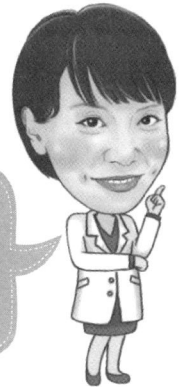

이대목동병원 가정의학과
심 경 원 교수

    40대 비만 환자들은 한결같이 '20대에는 한 끼만 굶어도 살이 빠졌었다'고 말한다. 하지만 나이가 들면서 아무리 끼니를 줄이고 운동을 해도 좀처럼 20대의 체중과 몸매로 돌아가기 힘들다고 하소연한다.
    왜 20대 다이어트보다 40대 다이어트가 힘든 걸까? 이유는 간단하다. 20대와 40대는 비만의 원인부터 차이가 있고 연령에 따른 신체조건이 다르기 때문이다. 40대부터는 다이어트를 위해 그저 몇 끼 굶는 것으로 2~3 kg을 조절할 수 있었던 20대와는 완전히 다른 신체조건을 갖게 된다는 것을 명심해야 한다. 똑같이 먹고 똑같이 움직여도 나이가 들면 '나잇살'이라고 하는 군살이 생기게 된다.
    하루에 소모하는 에너지의 대부분은 심장이 뛰고 숨을 쉬며 체온을 유지하는 생명 현상에 사용된다. 이른바 기초대사다. 기초대사량은 나이가 들수록 감소하는 경향이 있다. 따라서 나이가 들수록 기초대사에 쓰고 남은 열량이 많아져 체중이 증가하게 된다. 또 노화가 진행될수록 몸에 근육은 줄고 체지방이 늘어난다. 여자의 경우 20대에 20% 안팎에 지나지 않던 체지방이 30대를 넘어서면서 30%까지 증가하고 이후로 꾸준히 늘어난다. 평균적으로 인체는 10년을 기준으로 대사량이 약 10% 정도의 차이를 보인다. 따라서 스무 살과 마흔 살의 사람이 각각 같은 양의 칼로리를 섭취하고 똑같은 강도의 운동을 했을 때, 40대의 몸은 20대보다 20%의 칼로리를 소비하지 못하고 몸에 축적되는 것이다.

다이어트의 핵심은 '저녁'입니다

그렇다면 40대부터는 어떻게 살을 빼야 할까? 결론부터 말하자면 다이어트의 성패는 '저녁'에 달렸다고 할 수 있다. 사람들의 생활 패턴은 아침에 일어나 밤에 잠드는, 즉 뜨는 해를 보고 일어나 태양과 함께 하루를 마감하는 데 익숙해져 있다. 우리 신체의 체온, 혈압, 맥박, 두뇌 활동, 호르몬 영향, 소화와 흡수 기능, 에너지의 소모 패턴 등 다양한 요소들이 이러한 생체리듬을 만드는 것이므로 생활리듬에 변화를 주는 것만으로도 얼마든지 비만 관리를 할 수 있다.

생체리듬, 생체시계라고도 하는 건강 주기율은 미국 록펠러대학 유전자 연구소의 마이클 영 소장이 인간 생명활동의 시간대별 주기율표를 세계적인 과학전문지 '사이언티픽 아메리칸'에 게재하면서부터 시작됐다. 이 생체리듬에 따르면 저녁 시간대가 되면서부터는 신체가 필요로 하는 에너지 양이 크게 줄어들어 과잉 섭취된 에너지는 체내에 바로 저장된다는 사실을 알 수 있다. 바꿔 말해 인체의 생체리듬과 상관없이 아침, 점심과 같은 식습관을 저녁 시간대에도 고수하면 비만이 될 수밖에 없다는 것이다.

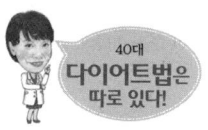

에너지 소모가 낮에 비해 현저히 떨어지는 저녁시간. 낮에는 조금 배불리 먹더라도 활동하면서 에너지를 쉽게 소모할 수 있지만 저녁 시간에는 아무거나 아무렇게나 먹으면 안 된다. 지방은 적고 섬유질과 단백질은 풍부한, 포만감은 느껴지지만 부담스럽지는 않도록 똑똑한 저녁 식사를 해야 한다.

저녁 식사를 가볍게 하라는 것은 영양가 없는 식품을 소량 섭취하라는 것과는 전혀 다른 말로써 무조건 먹지 않고 버틸 때까지 버텨보는 것, 다이어트에 좋다는 한 가지 음식만 계속 먹는 것, 혹은 다이어트에 효과가 있다는 약물을 장기간 복용하는 것, 먹고 싶은 음식들을 무조건 참는 것 등은 절대로 성공할 수 없는 다이어트 방법이다.

포만감을 줄 수 있는 식품을 골라 질 좋은 영양을 충분히 섭취할 수 있는 식사를 하는 것이 중요한데 무엇보다 가공·정제되지 않은 자연 식품, 즉 식이섬유소가 풍부한 거친 식물 위주로 하는 것이 바로 건강한 저녁 식사의 핵심인 것이다. 섬유소는 씹고 삼키는 데 시간이 오래 걸리며 위장에 오래 머물러 포만감을 줌으로써 과식을 막아주며, 지방 배설을 돕고 과도한 탄수화물의 흡수도 줄여 인슐린 분비를 감소시킴으로써 지방 분해를 도와준다. 또한 단백질 보충을 위해 콩, 두부, 생선이나 기타 해산물, 계란, 껍질 벗긴 닭가슴살 중에서 골라 100~150 g 정도를 섭취한다.

점심엔 단백질, 저녁엔 저인슐린 식품 드세요

잘못된 점심 습관은 저녁 과식으로 이어져 비만의 원인이 된다. 따라서 점심만으로 충분히 포만감을 느낄 수 있으면서도 영양의 균형을 맞출 수 있는 식단을 선택하는 것이 바람직하다. 여러 가지를 고려해 선택한 가장 이상적인 점심 메뉴는 바로 닭가슴살, 육류, 달걀, 두부, 콩류, 유제품 등의 단백질이다. 단백질은 포만감을 오래 지속시킬 수 있는 가장 좋은 식품이기 때문이다. 탄수화물로 이뤄진 분식이나 한 그릇 음식은 대부분 빨리 허기를 느끼게 하지만 점심에 단백질 식품을 섭취하게 되면 저녁식사 시간까지도 든든한 포만감을 유지하게 된다.

그러나 껍질을 벗기지 않은 닭고기나 삼겹살, 소시지, 치즈, 참치 통조림 등은 단백질은 풍부해도 지방이 많이 함유되어 있으므로 적은 양만 섭취하고, 저지방 고단백 제품을 섭취하는 것이 좋다. 다만 고단백질 식사를 하게 되면 단백질 찌꺼기가 대장에 남게 되고 그 찌꺼기가 세균에 의해 분해돼 장운동을 억제하므로 변비가 생기기 쉬우니 육류를 먹을 때는 섬유질이 풍부한 채소를 곁들이는 것이 바람직하다.

단백질로 든든한 점심식사를 했다면 이제 다이어트의 핵심, 저녁식사 메뉴를 고를 차례다. 음식을 섭취하면 몸속에는 소화, 흡수를 위한 당이 만들어지고 이렇게 체내의 혈당 지수가 높아지면 인슐린이 분비되는데 인슐린은 높아진 혈당치를 낮춰 정상으로 되돌리는 역할을 한다. 하지만 인슐린은 혈당을 낮추는 일 외에 체내의 지방 축적을 돕는 역할도 하므로 살을 빼기 위해서는 혈당치의 급격한 상승을 막아 인슐린 분비를 최소화해야 한다.

인슐린 분비를 낮추는 가장 간단하고 확실한 방법은 당지수가 낮은 해조류나 채소류 등의 저인슐린 식품을 섭취하는 것인데 저인슐린 다이어트는 황제 다이어트 원리의 단점을 보완한 다이어트 방법으로써 감량 효과가 클 뿐만 아니라 당뇨병, 고혈압, 고지혈증 등 비만으로 인한 합병증을 예방하는 효과도 있으며 또한 탄수화물을 주식으로 하는 우리나라 사람, 특히 복부 비만이나 성인병이 있는 환자에게 더욱 효과적인 방법이기도 하다.

대부분의 탄수화물 식품은 혈당의 수치를 증가시켜 비만하게 만드

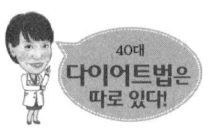

는 것은 물론이고 숙면을 방해하며 저녁의 과식은 하루 종일 열심히 일한 장기를 쉴 수 없게 하므로 몸에 무리를 줄 수 있다. 따라서 저녁에는 최대한 곡류의 섭취를 줄이고 가능한 채소와 과일을 기본 탄수화물원으로 이용하는 것이 바람직한데 곡류 중에서도 백미, 밀가루, 감자 등 당지수가 높은 음식 대신 당지수가 낮은 현미, 통밀, 호밀 등을 먹는 것이 좋으며 저인슐린 식품은 같은 양을 먹어도 지방으로 전환되는 속도가 상대적으로 느리기 때문에 결과적으로 살이 덜 찌게 된다.

당수치가 낮은 저인슐린 식품으로는 날 음식, 조리 과정을 거의 거치지 않은 음식, 딱딱한 음식, 정제하지 않은 음식, 식이섬유가 풍부한 음식들이 있으며 구체적으로 채소류, 버섯류, 해조류, 아몬드 등의 견과류나 콩류, 육류, 생선, 유제품, 달걀 등이 이에 해당한다. 하지만 저인

 날씬해지려면 GI(혈당지수) 수치 60 이하의 식품을 먹자!

GI 수치가 높은 식품	GI 수치가 낮은 식품
• 과일 파인애플(65), 수박(60) • 채소 감자(90), 당근(80), 옥수수(70), 호박(65) • 주식 흰 쌀밥(84), 바게트(93), 식빵(91), 스파게티(65), 콘 플레이크(75) • 고기, 생선 베이컨(49), 어묵(51) • 간식 도넛(86), 아이스크림(65)	• 과일 오렌지(31), 딸기(29), 바나나(55) • 채소 잎채소, 버섯류, 오이, 무, 피망, 브로콜리 등(15~30) • 주식 보리빵(58), 통곡물 스파게티 (50), 현미(56), 메밀국수(59) • 고기, 생선 닭고기(45), 등푸른생선(40) • 간식 푸딩(52), 플레인 요구르트(25)

슐린 식품이라 해도 과일, 채소 등을 간편하게 주스로 만들어 저녁 식사를 해결하는 방법은 좋지 않다. 씹지 않고 먹는 식품은 짧은 시간에 많이 먹게 되고 흡수 속도도 매우 빠르다. 결국에는 원래의 양보다 훨씬 많은 양의 과일과 채소를 섭취하는 반면, 포만감은 줄어 과식을 부추길 수 있다.

상차림은 건강뿐 아니라 몸매도 좌우합니다

진료실을 찾는 비만 환자와 상담을 하면서 그들이 선호하는 음식을 체크하다 보면 공통점을 발견할 수 있다. 치킨, 돈가스, 튀김, 도넛, 볶음밥, 파스타 등 튀기고 볶는 음식들을 좋아한다는 것이다. 많이들 알고 있겠지만 똑같은 식재료를 이용한 요리라도 음식의 조리 방법에 따라 칼로리는 확연히 달라진다. 조리 방법 중 지방이 추가되는 방법은 비만 환자에게는 독이나 다름없다. 식용유 1큰술의 열량은 무려 120 kcal나 된다. 따라서 되도록 찌거나 굽거나 데치는 조리법을 이용하는 것이 현명하다.

탄수화물이나 단백질이 1 g당 4 kcal의 열량을 내는 반면 지방은 1 g당 9 kcal의 열량을 낸다. 무려 2배가 넘는 열량을 내는 것이다. 밀가루나 빵가루를 묻혀 기름에 튀기면 15~20 g 정도의 기름을 흡수한다. 이때 튀김 옷을 두껍게 입힐수록 더 많은 양의 기름을 흡수하게 된다. 단, 들기름, 참기름, 땅콩기름과 같이 불포화지방이 많이 함유돼 있는 우수한 지방 공급원은 적정량을 섭취해도 괜찮다. 하지만 이 역시 과다하게 섭취하는 것은 피해야 한다. 또한 기름에 튀길 때 적정 온도보다 낮은 온도에서 조리하면 튀기는 시간이 길어져 기름의 흡수가 많아지므로 각 재료별로 적정 튀김 온도를 참고하는 것이 좋다. 볶음 요리 시

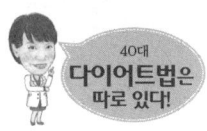

에도 잘 눌어붙지 않는 코팅된 팬에 예열을 해서 뜨겁게 해둔 상태로 재빨리 볶아야 한다. 살짝 볶아야 기름의 흡수율을 최대한 낮출 수 있기 때문이다. 지짐 요리를 할 때는 직접 기름을 두르지 말고 팬을 뜨겁게 달군 후 기름을 묻힌 종이로 한 번 닦아낸 후 음식을 만들면 된다.

또 자극적인 음식은 다이어트를 망친다는 사실을 기억해야 한다. 화학조미료, 후춧가루, 고춧가루, 겨자, 생강, 마늘, 소금 등 자극적인 양념 재료들은 미각과 후각을 자극해 식욕을 촉진시킨다. 일반적으로 양념은 적은 양을 넣더라도 본 재료보다 칼로리를 크게 높이지게 한다. 특히 화학조미료는 영양성분을 섭취하기 위한 식품이라기보다 맛을 내기 위한 것으로 음식을 더 많이 먹게 하고, 상대적으로 몸에 꼭 필요한 영양소는 부족하다. 자극적인 음식으로 인해 과식을 하게 되면 필요 이상의 염분과 다양한 양념을 섭취하게 되어 위에 부담을 줄 수 있다. 그뿐만 아니라 고혈압이나 당뇨, 천식과 같은 질병을 악화시킬 수 있고, 염분의 과잉섭취는 골다공증의 원인이 될 수도 있다. 심할 경우, 직접적으로 신경계에 영향을 미쳐 뇌 손상이나 망막질환이 유발된다는 동물 실험 결과도 보고된 바 있다. 그러므로 다이어트 식단에는 가급적 자극적인 향신료와 양념을 적게 넣는 것이 좋다. 한때 매운 맛을 내는 성분 중 고추의 캡사이신이 지방 분해를 촉진시킨다는 사실이 알려지면서 고추 다이어트가 유행했던 적이 있는데 실제로 생쥐에게 50일쯤 캡사이신 함량이 많은 사료를 먹이자 복부 지방이 최고 70% 줄었다고 한다. 하지만 사람이 생쥐만큼 효과를 보려면 고춧가루를 하루 150 g씩 먹어야 한다. 김치 50 g에 들어 있는 고춧가루는 1.25g(우리나라 사람의 평균 일일 고춧가루 섭취량은 5 g 정도이다)이므로, 생쥐만큼 감량 효과를 보려면 50일간 김치를 하루 6 kg씩 먹어야 한다는 계산인데 이렇게 많은 양의 김치를 섭취하는 것 자체가 불가능할 뿐 아니라, 김치와 같은 자극적인 음식은 입맛을 좋게 해서 밥을 더 먹도록 유도하기 때문에 오히려 더 살이 찌게 된다. 고추 다이어트는 그저 이론적인 다이어트에 지나지 않는다.

저녁 식단뿐 아니라
저녁 습관도 바꿔주세요

생활 습관의 교정만으로도 충분히 다이어트에 성공할 수 있다. 자신을 비만하게 만든 원인이 모두 잘못된 생활 습관에 있는 것은 아닌지 냉정하게 점검해보는 것이야말로 다이어트에 성공할 수 있는 지름길이다. 살이 찌는 것은 애초에 잘못된 습관 때문이다. 늦은 밤에 야식을 먹거나 불규칙한 식습관을 갖고 인스턴트 및 고칼로리 음식에 길들여진 나쁜 습관을 바꾸는 데는 2개월이면 충분하다. 처음에는 바뀐 습관에 적응하기 힘들지만 2개월 정도가 지나면 바뀐 습관은 또 다른 자신의 습관으로 몸에 배게 될 것이다. 결국 그때가 되면 자연스럽게 체중이 감소하고 유지가 쉬워진다.

다이어트를 시작했다면 식사는 같은 시간 같은 장소에서 규칙적으로 하는 것이 좋다. 음식이 있는 곳이라면 어느 곳이든 장소에 상관없이 먹어왔다면 지금 당장 그것부터 바꿔야 한다. 보통 먹는 장소는 부엌의 식탁이나 TV가 있는 거실의 탁자, 방, 책상 정도였을 것이다. 그러나 이제부터는 자신이 주로 활동하는 곳이 아닌 먹을 때만 가는 장소를 만들어야 한다. 그곳이 어디든 한 곳만을 정해 다른 곳에서는 절대 먹지 않는 습관을 들여야 한다. 사실 우리는 꼭 배가 고파서가 아니라 음식이 눈앞에 있으니까 먹는 일이 많다. 때문에 이렇게 무의식적으로, 충동적으로 먹는 칼로리만 줄여도 다이어트에 큰 도움이 된다. 단 TV 앞이나 컴퓨터 앞, 침대 위 등은 자신이 먹는 양을 체크하지 못할뿐더러 자제력을 잃기 쉬우므로 적절하지 않다.

식사 시간은 한 끼에 20~30분 이상으로 정해 천천히 먹는 것이 좋으며 식사 간격은 보통 4~5시간 정도가 적당하다. 매일 정해진 시간에 식사를 하도록 하고 간식 시간도 정해두는 것이 좋다. 일반적으로 체중을 감량하기 위해서는 잠들기 6시간 전부터 금식을 해야 하고 유지하

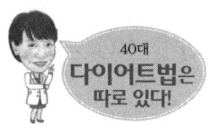

기 위해서는 잠들기 3시간 전부터 금식해야 한다. 어떤 형태로든 자신에게 맞는 방법을 택해 규칙적으로 통금시간을 지키다 보면 그 시간 이후에는 위산 분비가 줄어 공복감도 줄어들고 식욕도 크게 줄어든다. 다이어트를 할 때는 최대한 저녁 약속도 줄이고 식사 시간에 맞게 집으로 돌아와 저녁 식사를 하는 것이 현명한 방법이다.

야식의 유혹을 물리치는 방법 중 가장 쉬운 방법은 일찍 잠자리에 드는 것이다. 일찍 자게 되면 그만큼 덜 먹게 된다. 하지만 오지도 않는 잠을 억지로 청하면 그 역시 스트레스가 될 수 있으니 잠을 유도하는 천연식품들을 이용하자. 흔히 상추를 먹으면 잠이 잘 온다는 이야기들을 하는데 상추뿐 아니라 천연식품 중에서 잠을 유도하는 식품들은 많이 있다. 멜라토닌이 들어 있는 식품은 잠을 유도하고 면역력을 강화시켜 피부도 좋아지게 한다. 주로 호박씨, 바나나, 포도껍질, 토마토 등에 많이 들어 있는 멜라토닌은 피로회복과 숙면에 도움이 된다.

따라서 저녁 간식으로 토마토를 먹거나 바나나 등을 먹으면 잠을 이루는 데 도움이 된다. 단 잠자리 바로 전 음식을 먹는 것은 좋지 않다. 멜라토닌 외에도 비타민 B1에는 신경을 안정시켜주는 기능이 있다. 비타민 B1이 풍부한 식품에는 양파, 부추, 돼지고기, 미꾸라지 등이다. 또한 칼슘이 부족하면 신경이 날카로워져서 불안증, 우울증이 나타날 수 있으므로 허기가 지고 잠이 오지 않을 경우, 우유 반 잔에 치즈 한 장 정도를 먹으면 마음을 안정시켜 주고 수면에 도움을 준다.

다이어트 중에는 혼자 식사하기보다는 여럿이 함께 먹을 것을 권한다. 혼자 먹는 식사는 절제가 힘들고, 여럿이 먹는 식사보다 10분 정도는 더 빠르게 먹게 된다. 다이어트에는 되도록 천천히 먹는 것이 좋은데 그 이유는 음식물을 오래 씹을수록 '렙틴'이라는 호르몬이 더 많이 나오기 때문이다. 렙틴은 뇌의 포만중추를 자극해 식욕을 억제하는 호르몬이다. 따라서 음식을 오래 씹어 천천히 넘기면 같은 양을 먹고도 더 포만감을 느낄 수 있다.

실제로 일본의 한 연구 결과에서 식사 속도가 빠른 사람은 천천히 배부르게 먹는 사람에 비해 2배의 비만 위험을 안고 있음이 밝혀졌다. 빠른 속도로 과식을 하게 되면 최대 3.5배의 비만 위험도가 있다는 연구 결과도 보고된 바 있다. 빨리 먹는 식습관은 그만큼 다이어트에서 꼭 피해야 하는 식습관이다.

약, 운동, 유행 다이어트, 금식만으로는 살을 뺄 수 없다. 체중감량의 근본적인 해결책은 바로 저녁식사에 있다. 단지 6시 이후에 아무것도 먹지 않으면 될 거라는 안일한 생각은 버려라.

위에 언급한 내용들은 저녁식사 다이어트 비법의 일부에 지나지 않지만, 이것만 몸에 배도 상당한 감량 효과를 누릴 수 있을 것이다. 어설프게 매번 새로운 방법으로 무리한 다이어트를 시도하기보다는 평생 실천할 수 있는 방법으로 지속하는 것만이 요요현상 없는 다이어트 성공에 이르는 길이다. 그러므로 이번 기회에 잘못된 습관을 바로잡아 평생을 이어갈 수 있는 날씬한 습관으로 바꿔가길 바란다.

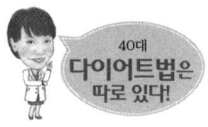

 다이어트에 관한 오해와 진실

✔ **채소샐러드와 과일만 먹으면 확실히 살이 빠진다?** ✘

샐러드의 드레싱으로 인해 칼로리가 높아질 수 있고, 살이 빠지기보다는 몸이 붓게 될 위험이 있다. "저녁에 먹는 과일은 독"이라는 말이 괜히 있는 게 아니다. 칼로리가 문제가 아니라 과일의 당분으로 인해 혈당이 높아지면 인슐린이 분비되고 에너지로 쓰고 남은 당분이 지방으로 축적되기 때문에 저녁에 먹는 과일은 지방을 섭취하는 것과 같다.

✔ **장 세척을 하면 살이 빠진다?** ✘

장 세척을 하면 장 속에 달라붙어 있는 숙변은 제거되지만 몸의 지방이 줄어드는 것은 아니다. 일시적으로 몸 안의 수분과 숙변이 빠져나가 체중이 줄어들 수 있지만 변비약을 먹었을 때처럼 공복감이 들어 오히려 과식으로 이어질 수 있다.

✔ **식물성 기름은 살찌지 않는다?** ✘

식물성 기름에는 혈중 콜레스테롤을 줄일 수 있는 리놀산이 함유되어 있기 때문에 이로 인해 콜레스테롤을 낮출 수 있다고 믿고 있는 사람들이 많다. 물론 동물성 기름에 비해 올리브유, 포도씨유 등의 식물성 기름을 사용하면 콜레스테롤을 낮출 수는 있으나 살을 뺄 수 있는 것은 아니다. 식물성 기름도 어디까지나 열량을 내는 지방이기 때문이다.

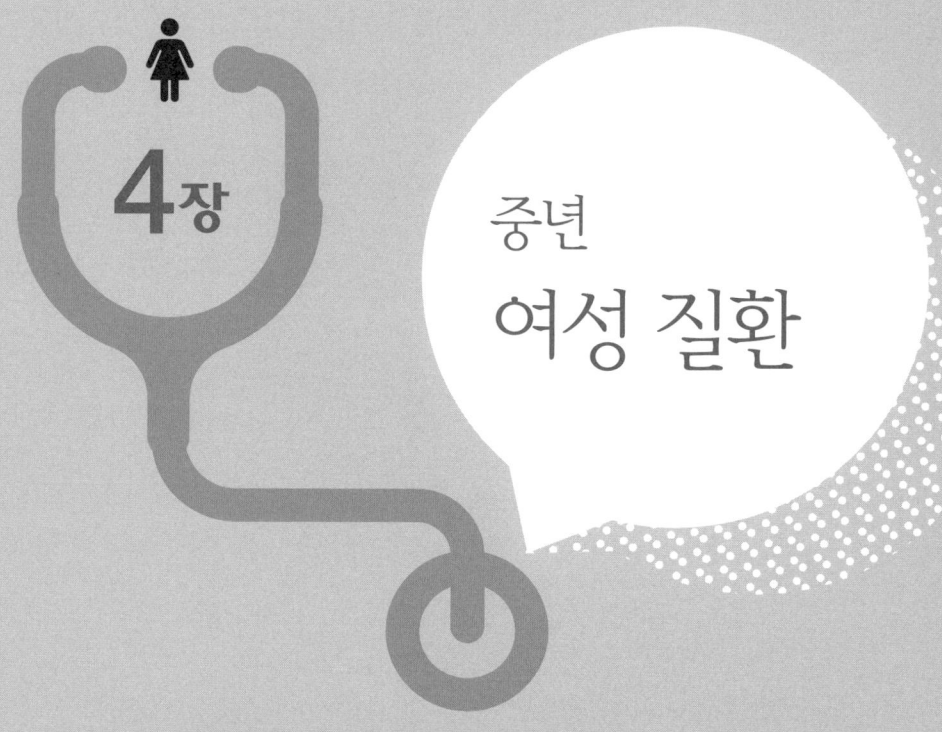

4장 중년 여성 질환

평균 수명이 길어짐에 따라 여성의 경우 인생의 약 40%를 폐경 상태로 지내게 됩니다. 대부분의 여성들이 폐경을 두려워하며 폐경 이후 여성성이 상실된다고 생각하지만, 사실 이 시기야말로 여성으로서 가장 여유 있고 의미 있는 삶을 누릴 수 있는 시기가 될 수 있습니다. 본 장에는 40대부터 미리 폐경을 준비함으로써 대한민국 모든 여성들이 폐경 이후에도 건강하고 행복한 삶을 누리길 바라는 이화여자대학교 의료원의 마음과 함께 실질적인 폐경 준비 방법을 담고 있습니다.

마음의 감기라고 생각하세요
중년우울증

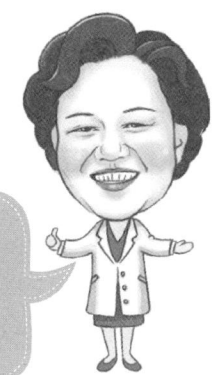

- 여성이 남성보다 우울증이 2배 이상 더 많아요.
- 중년여성의 우울증상은 화병, 가성치매 등으로 나타납니다.
- 우울증, 극복할 수 있어요.
- 우울증도 병입니다. 반드시 치료가 필요해요!

이대목동병원 정신건강의학과
연 규 월 교수

　　50대 중반인 A씨는 어느 날부터인지 부인이 짜증을 잘 내고 퉁명스러워졌음을 알게 되었다. 매일 바쁘게 돌아가는 생활 때문에 지쳐서 그런 것 아닌가 싶어 집안일도 도와주고 외식도 자주 하는 등 나름대로 신경을 써주는 애처가라고 생각하고 있었다.
　　그런데 최근 아내는 평소 꼼꼼하고 확실한 성격인데도 불구하고 세탁소에 맡긴 옷을 찾아오지 않거나, 공과금도 제때 내질 않아 독촉장이 날라 오는가 하면 늘 침울해하고 아이들과도 사소한 일로 다투어 집안 분위기가 무거워졌다. 아침에 겨우 밥만 해 놓고 머리가 띵하다, 입맛이 없다며 다시 눕거나, 낮에도 집에서 하루 종일 잠만 자서 아이들이 학교에서 돌아와 엄마를 깨우는 일이 종종 있었다. 잠자리에서도 만사가 귀찮다고 거절하고, 재미도 없고, 살맛이 없다는 등 도저히 이해할 수 없는 말을 하는 통에 부인과 싸우는 일이 잦아졌다.

어느 날 대학에 다니는 큰딸이 "인터넷에 보니 엄마가 갱년기 우울증 같다"며 조심스럽게 병원에 한 번 모시고 가는 것이 좋겠다며 권유했다. 또한 친한 친구는 그의 고민을 듣더니 갱년기 우울증이 분명하다며 정신건강의학과에 가보라고 추천했다. 친구는 자기 부인도 처음에는 "왜 내가 정신건강의학과에 가느냐?"며 화를 내고 거부했으나, 친구가 잘 설득하고 아이들도 옆에서 거들고 하니 가더라고 조언했다. 그 후 꾸준히 상담도 받고 약물 치료도 하고 하여 지금은 건강하게 집안 일 잘하고 오히려 자기보다 더 적극적으로 살아간다고 했다. A씨는 선뜻 내키지는 않았으나 사랑하는 부인을 위해 설득 끝에 겨우 병원을 찾아갔다.

이렇듯 많은 여성들이 우울증을 자신의 성격적 결함이나 환경에 의한 것으로 판단하고 스스로 인내하며 극복할 수 있다고 생각하고 방치하는 경우가 많다. 하지만 자신의 의지만으로는 극복할 수 없는 질환이 바로 우울증이며 본인 스스로가 적극적으로 치료에 임하거나 가족들도 관심을 갖고 도와주어야 한다. 치료 시기를 놓치면 우울증상이 심해지고 기간도 늘면서 치료에 잘 반응하지 않게 되어 본인은 물론 가족, 직장, 사회생활에까지 심각한 문제를 일으킬 수 있다.

우울증에 대한 오해와 편견

인간은 살아나가는 데 있어서 누구나 어느 정도 어느 시점에서 우울한 기분을 느끼기 마련이다. 사람은 자신의 우울한 감정이 어떤 상태인지 대부분 알고 있다. 그러나 실제로 우울증 환자 자신은 우울한 상태가 얼마나 심각한지 잘 인식하지 못하는 경우가 많다. 우울하다고 해서 무조건 우울증이라는 진단을 내릴 수는 없고 또 무조건 치료해야 하는 것도 아니다. 정상적으로 초래되는 우울증도 흔하기 때문이다. 예를 들면 사랑하는 부모나 자식, 형제, 친구들의 죽음에 따른 애도반응은

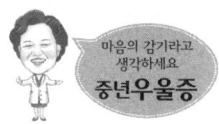

정상적으로 따라오는 우울이기 때문에 그 정도가 심각한 것이 아니라면 치료의 대상이 되지는 않는다. 우리가 정신과적으로 치료하는 우울증의 증상은 심각도와 지속기간이 다르기 때문에 일시적인 우울증과는 다르다. 우울증은 그 증상의 심각도가 다양하다 하더라도 그대로 방치할 경우 자살의 위험성까지도 초래되므로 의학적으로 주목을 받고 있는 것이다.

우울증의 기본 증상은 먹고, 자고, 살아나가는 생활 패턴에서 그 맛을 상실하는 것이다. 즉 불면증, 식욕부진, 의욕상실, 흥미상실 등이 주된 양상들이고, 몸을 제대로 가누지 못할 정도로 정신운동 기능이 떨어지고 마지막에는 식물인간과 같이 되는 경우도 있다.

여성이 남성보다 우울증이 2배 이상 더 많다. 여성이 우울증이 더 많은 이유에 대해 여성은 자기 증상에 대한 호소가 심하고 도움을 더 찾는 경향이 있다고 하나 이것은 설득력이 부족하다. 가장 유력한 가설은 여성은 남성에 비해 스트레스에 대처하는 능력이 더 취약하다는 가설이다. 즉 여성은 성장 과정 중 초경, 임신, 산후 및 폐경기라는 여성만의 생물학적인 과정이 있는데 모두 여성호르몬과 밀접한 관계가 있으며, 이러한 호르몬은 대뇌의 뇌하수체에서 분비되는 신경 호르몬의 원격 조절을 받기 때문이다. 그러나 이러한 요인들은 개인적인 유전적 소인과 사회심리적 요인, 가정적 요인들과 연관이 있기 때문에 우울증의 원인을 어느 한 가지로만 설명할 수는 없다.

우울증의 평균 발병 연령은 20대 후반에서 30대 초반으로 다양한 증상을 나타낸다. 일반적으로 중년 여성이라 하면 40세에서 65세 사이에 해당된다. 이 시기에는 주로 신체증상과 더불어 의욕상실, 불면증, 두통, 집중력 저하, 혹시 치매가 아닐까 싶을 정도로 의심되는 건망증 등이 나타나고, 폐경기가 되면 이러한 우울 증상 외에도 안면홍조, 가려움증, 발한, 가슴 두근거림, 불안, 초조 등의 증상이 나타난다.

중년기 우울증은 이렇게 옵니다

　중년기에 접어들면, 에스트로겐이란 여성호르몬의 분비가 감소되어 약 75%의 여성이 신체적, 정신적 변화를 겪게 된다. 소위 말해서 갱년기 전구증상이 오거나 갱년기에 나타나는 주요 증상들로 고통이 따라온다. 이 가운데 정신적 변화 중 우울증은 뇌의 신경화학적 변화로 뇌의 신경전달 물질계의 불균형으로 인해 유발된다. 그러나 모든 중년 여성이 이러한 생물학적 변화로 인해 우울증이 오는 것은 아니다. 유전적 소인이 있거나, 아동기 시절의 부정적인 경험이나 사건 등이 잠재되어 있다가 중년이 되면서 스트레스를 주는 사건에 부딪쳤을 때 우울증이 생기거나, 또는 다른 신체질환으로 인해 면역체계가 약화되었을 때 생체내부의 시스템들의 상호작용이 깨져 우울증이 나타나기도 한다.

　중년기 여성은 폐경이 가까워져 오거나 폐경 기간, 또는 폐경 후에 해당되는데, 이 시기에 여성은 에스트로겐 분비 감소로 스스로 느낄 만큼 여성성(Feminity)이 상실되고, 또 그러한 느낌으로 걱정을 하게 된다. 부부간의 성생활에서 장애가 오고, 이로 인해 남편이 외도하지나 않을까 하는 불안 등이 생긴다. 또 지금까지 헌신해서 길러 왔던 자녀들이 대학에 가거나 결혼, 직장생활 등으로 집을 떠나가게 되면서 텅 빈 집에 홀로 남는 공허함이 마치 빈 둥지에 앉아 있는 어미새 같은 허전하고 야속한 마음의 인생 무상함을 느끼게 된다. 이러한 현상을 심리적으로는 빈 새 둥지 증후군(Empty-Nest Syndrome)이라 한다.

　중년 여성의 경우 두 자녀를 둔 중류층 가정이라면, 자녀의 교육문제로 거의 10여 년간 지속된 자녀 뒷바라지로 헌신해 왔던 시기였다. 자녀들이 대학에 들어가면 일단 자유로워지나 밖에서 사회활동이 왕성한 남편과 갖는 시간이 줄어들고, 이제까지 자신에게 의존해 왔던 자녀들이 떠나가면서 가족들에게서 소외당한다는 느낌과 지금까지 가족들을 위해 희생했다는 억울함 등이 회의감을 불러일으키게 된다. 젊어서

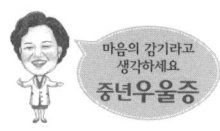

고생을 많이 한 사람이나 삶에 대한 만족도가 낮은 사람, 자식을 기르는 데 힘을 쏟은 사람에게서 더 자주 나타난다. 또 부모 봉양이라는 책임감 등이 중년 여성에게는 부담으로 작용하게 된다. 다시 말해서 중년 여성의 경우, 부부문제나 고부 간 갈등, 자녀문제 등이 우울증의 유발 요인이 될 수 있다.

중년기 우울증 사례

1. 뒤늦게 인터넷 채팅에 중독된 40대 후반의 중년 여성

40대 후반인 K씨는 남편에 의해 거의 강제로 정신건강의학과를 방문했다. 대기 중에도 남편과 언쟁을 하는 등 상당히 흥분되어 있었다. K씨가 호소한 내용은 다음과 같았다. 남편은 동갑내기로 대학 때부터 연애하여 졸업 후 곧장 결혼했고, 남편이 군에 가 있는 동안 시집 식구와 같이 살았는데, 부지런한 시어머니 밑에서 살림 배우고 한 살 아래 시누이의 밥도 차려주고 빨래도 해주면서 사는 동안 마음고생이 심했다. 두 아이 낳고 분가하면서도 시댁이 바로 옆에 있어 같이 사는 것과 같았다. 친정 부모 밑에서 엄격하게 자라나 여자란 오로지 결혼하면 남편과 아이들에게 전념하고 시집 부모 잘 모시라는 교육을 받아 큰아이가 고등학교 들어갈 때까지 가정일에만 충실했다. 그러는 동안 남편은 직장에서 승진도 하고 대인관계가 많아지면서 골프도 치고 해외 출장도 잦아지자, 어느 날부터인지 남편이 의심스럽기도 하고 점차 소원해지는 것을 느꼈고 몸도 피곤하고 입맛도 떨어지면서 체중이 줄자 병원에서 검사도 했으나 신체적으로는 아무런 이상은 없었다. 나름대로 집에서 꽃도 가꾸고 운동도 하곤 했으나 왠지 모르게 의욕이 없고, 슬퍼지고 우울해지는 것을 느꼈다. 대학 동창회에 나갔더니 전문직을 가진 친구는 돈도 많이 벌고 활기차 보이고, 집에 있는 친구도 부부동반으로 해외 골프 여행도 갔다 오고 재미있게 살고 있었다. 그럭저럭 지내는 동안 큰아이가 고 3이 되면서 늦게 들어오게 되고 야식 챙겨 주고 하다가 본인도 늦게 자게 되었는데, 기다리는 동안 술도 먹게 되고 인터넷을 하면서 우연히 채팅에 들어갔다가 상대방이 자신의 심정을 잘 이해해주고 서로 말이 통하더라는 것이다. 이때부터 밤새 채팅하고 아침에 늦게 일어나게 되면서 집안 살림은 엉망이 되고 큰아이 뒷바라지도 소홀히 하게 되자 남편과 다투게 되고 시어머니와도 불화가 다시 생기게 되었다. 그러다 어느 날 채팅에서 만난 남자와 만나게 된 것이 화근이었다. 만남 이후부터 갑자기 불안해지고 이러다가 가정도 잃고 자신도 엉망이 되는 게 아닌가 하는 생각이 들자 '차라리 죽는 게 낫겠다'는 생각을 하게 되어 집에 있는 양주를 다 마시고는 인사불성으로 쓰러져 있다가 큰아들에 의해 발견된 것이다. 남편의 호소는 다음과 같았다. 자기는 아내를 정말 사랑하고 위하는 사람이다. 생활비도 넉넉히 주는데 어디다 쓰는지 항상 모자란다고 하고 밤새 채팅하고, 그런 일이 있는지 몰랐다가 이제 알게 되었는데 나야말로 피해자 아닌가, 도무지 이해가 안 간다는 것이다. 이혼하고 싶은 심정이지만, 가만히 생각해 보면 자신에게도 문제는 있는 것 같다며 우선 치료부터 받겠다는 것이다.

치료자는 우선 환자의 신체적 검진을 하고 심리검사를 실시한 후 우울증임을 확인했고, 다행스럽게도 남편의 협조와 본인의 의지가 있어 약물 치료 및 정신치료를 병행했고 두 달간의 치료로 증상이 호전되어, 그 후 6개월 동안 정신치료만 한 후 현재는 완치되어 잘 살고 있다.

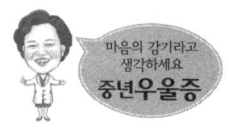

2. 치매가 왔다고 불안, 초조해 하는 폐경기 여성

　60세인 A 부인은 가장 절친한 친구의 권유로 남편과 함께 내원했다.
　A 부인은 내원 일주일 전 친구 3명에게 점심 식사를 사겠다고 해 놓고서는 당일 깜박 잊어버리고, 약속한 장소에 가지 않고 혼자 마트에 들려 장을 보다가 친구의 전화를 받고야 알게 되었다. 이런 일이 있기 약 6개월 전부터도 가끔 지갑이나 열쇠를 어디에 두었는지 몰라 애를 먹은 적이 있었고, 시장에서 사온 식재료를 어디에 두었는지 몰라 요리를 하지 못한 적도 있어 남편과 시집 안 간 딸에게서 치매가 왔다고 핀잔을 들은 적이 잦았다. 그 후, 뇌졸중 후 약간의 치매가 온 시어머니를 요양병원에 모시는 문제로 시댁 식구와 남편과 옥신각신하며 신경을 쓰는 동안, 어느 날 아침 일어났는데 갑자기 어지럽고 메스껍고 토할 것 같아 응급실로 실려가서 뇌 검사를 비롯하여 각종 종합검사를 받았으나 모두 정상이었다. 그동안 있었던 갱년기 증상은 거의 다 사라져서 이제 좀 안심했다고 생각하고 지냈는데, 생각지도 못했던 건망증이 나타나 다시 우울하고 불안해지면서 하루에도 몇 번씩 남편에게 화를 내곤 했다. 식구들도 자신을 좀 이상하게 보는 것 같고 무시하는 것 같았다. 차라리 일찌감치 없어지는 게 가족들에게도 좋을 것 같다는 생각이 들자 무섭기까지 했다. 너무 초조하고 불안한 마음에 절친한 친구에게 하소연을 했더니 그 친구가 대뜸, "얘야, 그건 치매가 아니고 갱년기 이후 나타나는 일시적인 건망증이래, 검사하고 치료하면 다 낫는 거래"하면서 병원에 가자고 권유했다는 것이다. 이미 뇌 검사 및 신체적 검사에서 이상이 없었기에 치매검사를 포함한 심리검사만 시행했는데, 치매는 아니고 불안, 우울증상은 있는 것으로 나타났다. 그러나 평소 심한 우울증상이 있었던 것은 아니어서 가볍게 소량의 항불안제만 처방했고, 시어머니에 대한 스트레스를 해결하도록 하면서 매일 1시간 이상의 걷기 운동과 신문 보기, 메모하기, 소리 내어 말하기, 간단한 영

어 단어 반복하여 암기하기, 좋아하는 노래 듣기 등을 권유했고, 남편과 딸의 협조하에 단순한 가사노동에서 쉬게 하고 좀 더 지적인 취미활동에 전념하도록 했더니 상당히 호전되어 6개월이 지난 현재는 더 활동적이 되었다.

중년기 우울 증상은 어떤 것이 있나요?

중년 여성의 우울 증상은 대부분 화병, 신체증상, 가성치매 등의 형태로 나타난다. 정신건강의학과를 찾는 경우가 드물어 정확한 우울증의 진단이 내려지지 않았으나 여성의 사회적 지위 향상과 여성의 주요 역할 등이 부각되고, 스트레스에 대한 관심 등으로 우울증에 대한 진단이 가능하여 우울증은 실제로 더 늘고 있다.

중년기 초반의 여성은 아직까지 갱년기에 들어서지는 않았으나, 자녀교육이나 가사일의 부담이 많은 시기이다. 전구증상으로 심리적인 불안이나 신경질, 짜증 등으로 나타나다가 심해지면 무력감, 의욕상실, 흥미상실, 불면증 등 주로 의존성 우울증의 형태로 나타나는 경우가 많다. 중년기 중기는 실제 갱년기에 접어든 시기이므로 신체적 증상으로 표출된다. 소위 화병이라 불리는 것으로 몸의 여기저기가 아프고 또 내과적 질환이 동반되기도 한다. 여성호르몬 분비 감소로 인한 질 분비물의 감소나 위축으로 성생활의 장애가 오는데, 이로 인해 남편이 외도하지나 않을까 하는 두려움과 불안 등이 있어 심한 경우엔 정신병적 우울증의 형태로 나타나기도 한다. 중년기 후반은 이미 폐경되었거나 끝나가는 시기로 전형적인 갱년기 증상은 사라지고 대신 인생에 대한 허무감, 죽음에 대한 두려움 등을 내포하는 초조성 우울증의 형태나 뇌신경세포의 소실로 인한 기억감퇴 등이 가성치매 형태로 나타난다.

흔히 나타나는 중년기 이후 우울 증상은 •사소한 일에도 신경 쓰

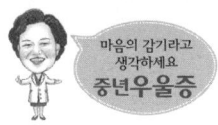

이고 걱정거리가 많거나 •쉽게 피로해지며 •만사가 귀찮고 •재미있는 일이 없고 •모든 일이 비관적으로 생각되는 것이다. 또한 •자신의 처지가 초라하게 느껴지며 불면증이 있고 •입맛이 바뀌고 체중이 변하며 •쉽게 짜증이 나고 집중력이 현저하게 떨어진다. 그 외에도 자꾸 죽고 싶은 생각이 들거나 두통이나 소화기장애 등 만성 통증이 계속된다.

갱년기 건망증, 당신 잘못이 아니에요

건망증은 왜 생기는 것일까? 첫째로 스트레스가 그 원인으로 꼽히며 둘째로는 불안과 초조, 긴장, 우울증 때문으로 분석된다. 또한 여성호르몬의 변화(폐경기 이후 주부 건망증)와 주의집중력 저하, 지나친 흡연이나 음주, 비타민 부족, 피로와 수면부족, 초기치매 등이 원인이 될 수 있다.

가장 오해받고 있는 증상은 '건망증이 심해지면 치매에 걸리는 것은 아닐까?'하는 불안이다. 결론은 건망증과 치매는 별개의 질환이라는 것이다. 모든 치매 환자는 초기에 건망증을 보이지만 건망증인 사람 중 소수만이 경도의 인지장애를 거쳐 언젠가는 치매에 걸리게 된다. 정상적인 노화과정에 따라 뇌세포의 수와 기능이 떨어지는 것을 '양성 노인성 건망증'이라 하는데, 주관적인 기억력 저하만을 호소하는 노인을 평가하면, 실제 알츠하이머병이 발생할 사람은 5~15%밖에 되지 않는다. 반면, 심각한 수준의 경도 인지장애는 1년 후 10~15%, 10년 후 80%에서 알츠하이머병이 된다. 건망증이 있는 사람 90~95%는 기억력 저하가 일시적이거나 원인이 소실되어 자연히 회복되기도 하고, 치료를 통해 정상으로 회복하기도 한다.

건망증 자가진단 테스트

1. 전화번호나 사람 이름을 잊어버린다.
2. 물건을 어디다 두었는지 몰라 한참 찾는다.
3. 약속해 놓고는 깜박 잊는다.
4. 여러 가지 물건을 사러 갔다가 한두 가지를 빠뜨린다.
5. 가스 불 끄는 것을 잊고 음식을 태운다.
6. 배우자 생일 등 중요사항을 잊어버린다.
7. 매일 약 먹던 시간을 놓친다.
8. 우산 등 가지고 갈 물건을 놓고 간다.
9. 며칠 전 들었던 이야기를 잊어버린다.
10. 이야기하다가 내용을 잊어버린다.
11. 하고 싶은 표현이 금방 안 떠오른다.
12. 오래전부터 하던 일은 잘하지만 새로 배우긴 힘들다.
13. 일상생활의 변화에 금방 적응하기 힘들다.

- 대개 4개 이하면 정상, 5~9개면 건망증 위험상태, 10개 이상 또는 6개 이상이라도 자주 나타나면 중증 건망증, 중증 건망증이면 주의집중력 저하, 우울증, 치매 초기 단계인지 구분할 필요가 있음.

우울증 극복할 수 있어요

우리나라 사람들은 일반적으로 신체에 이상이 나타나면 병원에 가지만 마음이 아프거나 우울한 경우, 불안, 수면장애 등과 같은 정신적, 심리적인 면은 무시하는 경향이 있다. "그런 것은 마음의 병이니까 여행이나 갔다 오던지 집에서 한 며칠 푹 쉬라"고 하거나 아니면 '꾀병'이라고까지 이야기한다. 주위에서 병원에 가 보라고 권유하지도 않고 본인도 남들이 내 약점을 알까 봐 창피하다고 생각하여 치료받기를 주저하는 경향이 많다.

연예인 등 유명인의 자살이 보도될 때마다 '제대로 치료를 했으면

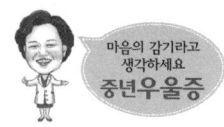

불상사는 일어나지 않았을 텐데'란 생각에 안타까움을 금할 수 없다. 반대로 모 연예인은 우울증에 적극적으로 대처하여 늦은 나이가 되어서도 재능을 더 많이 발휘하며 행복한 삶을 살아가고 있다. 연예인만을 거론한 것은 연예인은 일반인과 달리 매스컴을 통해 상당한 영향을 주기 때문이다. 매스컴과 관련되어 일하는 사람 중 사려가 깊은 사람이라면, 우울증을 훌륭하게 극복한 연예인(물론 본인의 동의를 구해야 하겠지만)을 부각시키는 것도 우울증 예방에 효과적일 것으로 생각된다.

우리가 감기에 걸렸을 때 푹 쉬든지 아니면 감기약을 먹든지 하면서 감기를 극복하듯이 우울증도 마찬가지다. '마음의 감기'라 할 수 있는 우울증도 정신치료(심리치료)를 받거나 항우울제를 복용함으로써 치료가 가능하다. 우울증은 치료가 매우 잘 되는 병의 일종으로 우울증이 이전의 상태로 완전 회복이 가능하다. 우울증상은 치료받지 않으면 통상 6개월에서 13개월간 지속되지만, 치료를 받으면 대개 수 주 내에 증상이 호전되는 것을 경험할 수 있다. 하지만 좋아졌다고 치료를 바로 중단하면 안 되고 재발방지를 위해 최소 약 6개월 이상 유지치료가 필요하다.

치료법도 발전했답니다

우울증에 대한 대표적인 치료법은 약물 치료와 정신치료(심리치료)인데 일반적으로 두 가지를 병행한다. 최근에는 부작용이 적고 치료 효과가 뛰어난 새로운 항우울제가 많이 개발되어 전형적인 중년기 우울증이라면 약물요법이 필수적이다. '최신 유행하는 새로운 치료법'이란 말은 우울증 치료에 적절하지는 않은 것으로 생각된다. 왜냐하면 우울증의 증상의 정도, 개인의 성격, 주변환경 등을 고려하여 어느 치료를 중점적으로 하느냐가 중요하기 때문이다. 하지만 계절성 우울증 같은 경우엔 빛 치료(Light Therapy)를 하고, 조울증의 경우엔 수면박탈치료를 하기도 한다. 약물에 저항을 보이거나 비교적 심하지 않은 우울증의 경우, 정신치료의 일종인 인지치료, 행동치료가 효과적이라는 보고가 있어 최근에 많이 사용되고 있다. 인지치료란, 자신과 세계에 대한 부정적, 소극적 태도를 버리고 긍정적, 적극적 태도를 갖게 하여 심리적 고통, 증상에 수반되는 역기능적 사고를 직접 수정하여 증상을 완화시키는 것이다. 행동치료는 환자 스스로 행동을 통해 만족과 보상을 얻는 방법과 우울증에 이르도록 한 행동양상을 교정하는 법을 습득하도록 하는 치료법이다. 인지행동치료를 병합하기도 하고 여기에 대인관계에 중점을 두는 대인관계 치료도 많이 하고 있다.

일상에서 우울증 극복하기

우울증은 기분, 인지 및 운동기능의 영역에 증상을 수반하며 전반적인 직업 및 사회생활에 장애를 줄 뿐 아니라 삶의 질에도 영향을 주는 대표적인 정신질환이다. 특히 고령화 사회로 진입하고 있는 우리나라의 경우, 급속한 노인 인구의 증가로 중년 여성의 우울증은 큰 사회문제로 대두되고 있다. 따라서 우선 중년 여성의 우울증을 예방하는 것은 개인이 아닌 사회 전체의 문제이다.

우울증은 몸과 마음 모두에 변화를 초래하는 당뇨병, 고혈압과 같은 하나의 내인성 질환이기 때문에 일상에서부터 극복하도록 노력해야 한다.

1. 자신에게 맞는 목표를 세우고 과도한 책임감에서 벗어나자.
2. 자신에게 너무 많은 것을 기대하지 말자.
3. 즐겁고 재미있는 일들을 많이 하자.
4. 다른 사람들과 자주 어울리자.

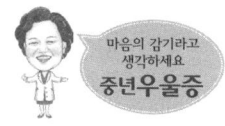

5. 종교활동, 사회활동 같은 남을 위하는 일들을 많이 하자.
6. 생활 주변에서 발생한 불쾌한 경험을 가슴속에 묻어 두지 말고 말로 표현하는 것이 좋다.

1. 가족들이 가져야 할 태도

1. 관심을 갖고 주의 깊게 들어주자.
2. 게으르다거나 마음이 약하다거나 꾀병이라고 비난하지 마라.
3. 치료를 받으면 완치될 수 있다고 확신을 심어 주자.
4. 적당한 치료를 받도록 도와주자.
5. 심한 경우 자살의 위험성을 예측하고 예방하자.

2. 이민수 교수의 우울증 예방(극복) 생활습관

이민수(2005): 마음의 감기 치료법 우울증 119. 가림출판사, 서울 pp. 94–99의 내용을 발췌.

1) 운동하는 습관을 가지자.

걷기, 등산 등 유산소 운동을 1주에 3회 이상 땀이 날 정도로 한다. 특히 햇살이 따뜻한 시간에 야외에서 하는 운동이 가장 도움이 된다.

2) 침대는 잠을 잘 때만 사용하자.

8시간 이상 침대에 누워 있는 일은 피해야 한다. 하루에 필요한 수면은 개인에 따라 차이가 있지만 일반적으로 6~8시간이면 충분하다. 좋은 수면습관은 우울증을 예방하는 데 효과가 있다.

3) 규칙적으로 균형 잡힌 식사를 하자.

탄수화물, 단백질, 지방 등 필수 영양소가 골고루 포함된 식단으로 규칙적인 식사를 하는 것이 중요하다. 여기에 일반적으로 '웰빙 식단'이라 불리우는 야채, 과일, 콩, 땅콩, 곡물 등의 섭취를 늘리고 포화지방산, 설탕, 소금, 식품첨가물, 인공감미료 등의 섭취는 줄인다.

4. 우울증의 적, 알코올!

적당량의 알코올은 피로를 풀어 주는 효과가 있지만, 만성적인 음주는 그 자체로 우울증을 유발할 수 있다.

5. 명상과 요가로 우울증에서 벗어나자.

간단히 할 수 있는 명상 방법은 느린 복식호흡을 하면서 하루 10분만이라도 생각을 멈추고 코 끝에 느껴지는 들숨과 날숨에 집중하는 것이다. 처음에는 10분도 어려울 수 있다. 하지만 아무리 바빠도 나를 위해 하루 10분 정도의 시간은 기꺼이 투자하는 것이 명상의 효과를 체험한 사람들이 해 주는 충고이다.

6. 복식호흡과 점진적 근육 이완법으로 스트레스를 줄이자.

복식호흡은 만성 스트레스를 줄이기 위해 개발된 방법 가운데 가장 널리 사용되고 있다. 불안과 우울감이 신체의 긴장을 촉발한다면 거꾸로 신체의 이완을 증진하여 불안과 우울감을 줄여주는 전략이다. 원리는 간단하다. 편안한 의자에 앉아 마음을 편안하게 하고 등은 주먹 하나가 들어갈 정도로 등받이에서 뗀 후, 손은 배 위에 편안하게 올려 놓는다. 그리고 숨을 들이쉴 때 배가 올라가고 숨을 내쉴 때 배가 내려가는 방식으로 숨을 쉰다. 가슴과 어깨는 움직이지 않아야 한다. 처음에는 약간의 어지러움 등도 느낄 수 있지만 시간이 지나면 적응하게 된다. 하루에 10분 이상 매일 실행하면 몸이 이완되고 마음이 편해지는 기분을 느낄 수 있다.

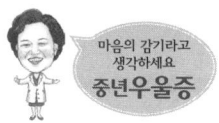

 우울증 진단 질문지

이 질문지는 여러분이 일상생활에서 경험할 수 있는 내용들로 구성되어 있습니다. 각 문장을 자세히 읽어보시고 요즈음 얼마나 자주 그렇게 경험하거나 느끼시는지 자신을 가장 잘 나타낸다고 생각되는 번호에 ✔ 표시하여 주십시오.

Zung 우울증 자가 평가표

내용	아니다 또는 거의 그렇지 않다	때때로 그렇다	자주 그렇다	거의 항상 그렇다
1. 나는 의욕이 없고, 우울하고 슬프다.	☐1	☐2	☐3	☐4
2. 나는 하루 중 아침에 가장 기분이 좋다.	☐4	☐3	☐2	☐1
3. 나는 갑자기 울거나, 울고 싶을 때가 있다.	☐1	☐2	☐3	☐4
4. 나는 잠을 잘 못자거나 아침에 일찍 깬다.	☐1	☐2	☐3	☐4
5. 나는 평상시와 같이 잘 먹는다.	☐4	☐3	☐2	☐1
6. 나는 이성과 이야기하고 함께 있기를 좋아한다.	☐4	☐3	☐2	☐1
7. 나는 체중이 준 것 같다.	☐1	☐2	☐3	☐4
8. 나는 변비가 있다.	☐1	☐2	☐3	☐4
9. 나는 심장이 평상시보다 빨리 뛰거나 두근거린다.	☐1	☐2	☐3	☐4
10. 나는 별 이유없이 몸이 나른하고 피곤하다.	☐1	☐2	☐3	☐4
11. 내 정신은 이전처럼 맑다.	☐4	☐3	☐2	☐1
12. 나는 어떤 일이든지 전처럼 쉽게 처리한다.	☐4	☐3	☐2	☐1

내용	아니다 또는 거의 그렇지 않다	때때로 그렇다	자주 그렇다	거의 항상 그렇다
13. 나는 안절부절해서 가만히 있을 수가 없다.	☐1	☐2	☐3	☐4
14. 나의 장래는 희망적이라고 느낀다.	☐4	☐3	☐2	☐1
15. 나는 평소보다 짜증이 많아졌다.	☐1	☐2	☐3	☐4
16. 나는 매사에 결단력이 있다고 생각한다.	☐4	☐3	☐2	☐1
17. 나는 유익하고 필요한 사람이라고 생각한다.	☐4	☐3	☐2	☐1
18. 나는 내 삶이 충만하고 의의가 있다고 느낀다.	☐4	☐3	☐2	☐1
19. 내가 죽어야 남들이 편할 것 같다.	☐1	☐2	☐3	☐4
20. 나는 전과 같이 즐겁게 일한다.	☐4	☐3	☐2	☐1
합계점수				

본인에 맞도록 20가지 항목을 모두 체크하신 후, 표시한 점수를 모두 합산하여, 그 점수에 1.25를 곱하여 나온 숫자가 우울증 수치입니다.
50점 이상 : 우울증 증세를 보임
60점 이상 : 중증 이상의 우울증 증세를 보임
70점 이상 : 약물을 포함한 즉각적인 치료를 요함

(출처: Zung 자기평가 우울척도)

참고문헌

1. 대한신경정신의학회(2005): 신경정신의학. 제2판, 중앙문화사, 서울
2. 이민수(2005): 마음의 감기 치료법 우울증 119. 가림출판사, 서울
3. 대한신경정신과개원의협회: http://www.mindcare.co.kr

당당하고 성숙한 사랑만들기
중년의 섹스

- ✓ 자신만의 섹스가 중요해요.
- ✓ 갱년기의 신체 변화, 남녀가 다르답니다.
- ✓ 폐경기 이후에도 성에 대한 적극적인 사고가 필요해요.
- ✓ 부부 간에도 서로 존중하며 자주 애정을 표현하세요.

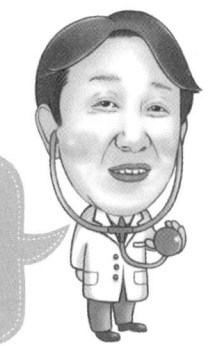

이대목동병원 비뇨기과
심 봉 석 교수

'다 늙어서 섹스는 무슨…'

남성보다는 여성들의 경우 섹스 이야기만 나오면 고개를 돌리는 경우가 많지만 사실 부부의 성생활에 있어 가장 의욕적이고 자유로울 수 있는 시기가 중년이다. 의학적으로 여성들의 섹스에 관한 절정기는 40세 전후이기 때문에 중년이 된 여성들은 스스로 자신의 성적인 욕구를 표현하는 데 있어 당당해야 한다.

중년들이 흔히 하는 고민 중의 하나는 '사랑'이다. 이것은 건강과 삶의 질과도 밀접한 관계가 있다. 개인의 건강과 삶의 질을 나타내는 정도로 성적 만족도가 중요한 척도로 인정되기 때문이다.

세계보건기구(WHO)의 정의에 의하면 성적 만족도란 육체적인 만족도 외에 정신적, 감성적, 사회적 측면의 행복 모두를 의미하며 누구에게나 이러한 성적 만족도를 추구하는 기본권이 있음을 강조하고 있다.

성생활로 표현되는 섹스에 있어서 남성과 여성의 한계는 없으며 연령의 상한선도 없다. 성인영화 등급에서처럼 '19금(19세 이하 금지)'은 있어도 '50+금(50세 이상 금지)'는 없는 것이다. 밥 먹고 물 마시고 숨을 쉬는 것이 남녀 어느 연령에서나 자연스러운 행동이듯이 중년이나 노년의 성 역시 자연스러운 것이다.

중년 이후 나이에 따라 육체적인 변화를 겪듯이 성기능에도 변화가 있는데, 이는 성호르몬의 감소 때문이며 당뇨병이나 고혈압과 같은 만성 성인병도 영향을 미친다. 중년이 되면 성기능이 떨어지고 성적 능력의 개인차가 존재하긴 하지만 성에 대한 정서적인 욕구는 남녀를 불문하고 변화없이 계속된다. 즉 젊은 청춘 시절에만 열정적인 사랑을 꿈꾸는 것이 아니라 사랑에 대한 욕구는 나이에 상관없이 영원히 지속된다. 따라서 섹스에 대한 본능적인 감각에 좌우되는 청년기가 아니라 중년기야말로 인생에 있어서 가장 순수하고 원숙한 사랑을 꽃피울 수 있는 시기가 된다.

잘 안다고 생각해왔지만, 그러나 확실하게 알지 못했던 '중년의 사랑'. 중년들이 반드시 알아야 할 아름다운 섹스와 사랑 이야기를 들려드리고자 한다. 대부분은 의학적 근거를 가진 내용을 얘기하겠지만, 임상경험만을 바탕으로 한 부분도 있으므로 너무 신봉하지는 마시기 바란다. 더구나 남녀 간의 사랑은 절대로 정답이나 공식이란 있을 수 없는 것이다.

나이 드는 동안에 우리 몸은 이렇게 변해요

최근 생활수준의 향상과 의학의 발달로 평균 수명이 연장되어, 2014년 기준 우리나라 평균 수명은 남성 78세, 여성 85세로 사회적으로 고

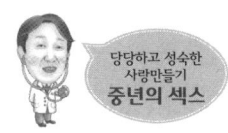

령화되는 경향을 보이고 있다. 반세기 전인 1960년도에는 65세 이상 노인 인구가 전체 인구의 3%도 되지 않았으나 2000년에는 7%를 넘어서 고령화 사회에 진입하였고, 2010년 11%, 2018년에는 14%를 넘어서 초(超) 고령화 사회가 될 것으로 예측되고 있다.

사회적 중심역할을 하는 중위연령(Median Age)은 2013년에는 39.4세이나 2050년에는 53.5세까지 상승할 것으로 예측되는데, 현재 남녀 모두 4~50대가 활발한 사회활동을 하고 있어 중년세대인 이들의 성생활에 대해서 보다 높은 관심이 필요하다.

성적 능력은 성호르몬의 영향을 받는데, 육체적으로 남자의 섹스 능력은 20대에 최고조에 달해서 30대까지 유지되다가 40대부터 감퇴하고, 여자의 섹스 능력은 30대에 최고조에 달해 40대까지 유지하다가 50대에 감퇴한다. 하지만 실제 기능적으로는 남녀 모두 80세 이후까지도 유지되며 성적 관심이나 호기심은 나이에 관계없이 영원히 지속된다.

중년 이후의 성생활은 순수한 성에 대한 욕구와 친밀감의 표현이며 동시에 노화를 지연시키는 중요한 역할을 한다. 또 젊은 시절과는 달리 즉각적이고 충동적이기보다는 오랜 경험에 의해 보다 큰 즐거움을 느낄 수 있는 것이다.

섹스가 주는 즐거움은 단순한 쾌감이 아니라 신체적 접촉을 통해 친밀감을 공유하고 정서적 만족감과 안정을 가져다 준다. 더욱이 중년의 성생활은 순간적인 극치감이 목적이 아니기 때문에 심리적 요인이 보다 폭넓게 작용하게 된다.

"이 나이에 무슨..."
"주책스럽게..."
"애들 보기 창피하게..."

'늙었기 때문에'라는 생각 자체가 성생활을 위축시키며 자기도 모르는 불만이 생겨 우울증이나 신경증을 겪기도 한다. 많은 병원 검사에도 불구하고 이유가 밝혀지지 않는 화병이나 가슴앓이 등이 있다면 한 번

쯤 본인의 성생활에 대해 제대로 생각해 보는 것도 좋다. 성생활의 만족은 중년의 건강한 삶과 행복한 생활에 중요한 역할을 한다.

자신만의 섹스가 중요해요

중년 남자들의 술자리에 절대로 빠지지 않는 화젯거리가 있다.
"니네는 한 달에 몇 번 하니?"
아마도 남만큼은 해야 한다는 의무감에서 하는 이야기일 거다. 비슷한 연령대의 성생활이 어떤지는 중년 남자들이 아니더라도 궁금할 수 있겠지만, 안타깝게도 연령대별로 정확하게 나와 있는 통계자료는 없다. 성에 관한 고서인 소녀경(素女經)이나 옥방비경(玉房秘決)에는 연령대별로 며칠에 한 번 하라고 적혀 있지만 이는 주로 남자에 대한 능력만을 말하는 것이고, 유명한 킨제이 보고서는 개인면담에 의한 수십 년 전의 통계일 뿐이다.

비록 40대에 관한 자료는 아니지만, 다음 통계를 참고로 중년의 초입에 들어선 40대의 성생활 빈도가 어느 정도인지를 유추해 볼 수 있다.

65세 이상 노년층에 관한 성생활 조사에 의하면 5명 중 1명이 성생활을 지속하고 있으며 빈도는 월평균 1.37회이라고 한다. 또 현재 성생활을 하지 않는 경우, 마지막으로 성관계를 가진 평균연령이 남자 63.1세, 여자 57.4세로 전체 평균 61.3세였다. 특히 현재 성생활을 하고 있는 노인들이 그렇지 않은 노인들보다 삶의 만족도가 높아 성생활과 삶의 만족도 사이에 상관관계가 있는 것으로 나타났다.

세계 최초로 발기부전 치료제 비아그라를 개발한 제약사에서 시행한 '성에 대한 태도 및 행동에 관한 글로벌 조사연구' 결과에 따르면 40세 이상 80세 미만의 성인남녀 가운데 남성은 80% 이상, 여성은 60%

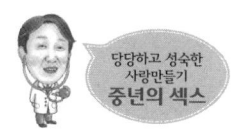

이상이 인생에 있어서 성생활이 중요한 부분을 차지한다고 응답했다. 이 조사연구에는 1,200명의 한국인을 포함한 전 세계 28개국 26,000명의 40세 이상 80세 미만의 성인남녀가 참여하였다.

한국의 경우 응답자의 약 90%가 성생활이 그들의 인생 전반에 있어서 매우 중요하다고 대답하여 조사 대상 국가 중 최고 수치를 보였고, 지난 1년 동안 성관계가 있었던 남성 중 57%와 여성 중 51%가 여전히 일주일에 적어도 1회에서 6회 정도의 정기적인 성관계를 맺는다고 대답하였다. 또한 스스로 건강상태가 좋다고 응답한 사람들이 그렇지 않은 사람들보다 성관계에 있어서 육체적 만족도가 더 높은 것으로 밝혀졌다. 자신의 건강 상태가 '매우 좋다'라고 응답한 사람들 중 70%가 파트너와의 성관계가 매우 또는 대단히 즐겁다고 대답하여 육체적인 만족감뿐 아니라 정서적인 만족감도 건강상태와 높은 상관관계를 보이는 것으로 조사되었다.

갱년기는 여성의 전유물?

일반적으로 '중년'이란 의학적으로 '갱년기의 시작'을 의미한다. 갱년기란 성의 성숙기인 청년기에서 노년기로 넘어가는 시기로 몇 살에서 몇 살까지라고 확실히 구분할 수는 없지만, 보통은 40대 초 중반에서 50대 중반까지의 연령대를 의미한다.

남녀 모두 갱년기가 되면 성호르몬(Sex Hormone)의 감소로 신체적, 정신적 변화를 경험한다. 남성 갱년기에 나타나는 증상도 여성 갱년기의 증상들과 유사하며 이로 인하여 남성들도 갱년기로 인한 신체적, 정신적 증상으로 고통을 받게 된다.

여성 갱년기와 남성 갱년기의 차이점은 생식 능력의 차이로 설명되는데, 남성은 갱년기가 지난 이후에도 생식 능력이 떨어지기는 하지만 완전히 소멸되지는 않는다. 하지만 여성은 폐경기 이후 완전하게 생식능력이 없어진다. 거의 모든 여성이 여성호르몬의 급격한 감소로 인한 생리의 단절 및 그 외 갱년기 증상을 확연하게 앓는다. 그러나 남성에게서는 남성 호르몬인 테스토스테론의 점진적 감소로 갱년기 증상을 확연히 경험할 수 없으며 갱년기 증상도 호르몬의 감소 정도에 따라 개인차가 심하다.

중년 이후 갱년기가 되면 성욕이 감퇴되고 오르가즘에 도달하는 횟수가 줄어든다. 여성의 경우 분비물 감소로 섹스 시 통증을 경험하게 되면서 성관계를 멀리하기도 한다. 남성의 경우 발기력의 강도가 감소되고 발기지속 시간이 줄어들게 되어 당황하기 시작한다.

갱년기의 신체 변화, 남녀가 참 다르네

여성의 경우 배란과 월경이라는 주기적인 생리 현상이 40대에 접어들면서 불규칙해지기 시작하여 대부분 50대에 이르면 폐경이라는 생리적 현상을 겪는다. 폐경이란 난소의 기능이 정지해 생식의 기능이 종결되는 것을 의미하며, 난소에서 분비하는 에스트라디올이라는 여성호르몬이 급격히 감소하게 된다.

여성호르몬의 저하로 여러 가지 불편함이 생기는데, 폐경이 오기 수년 전부터 열성 홍조와 발열이 나타난다. 열성 홍조는 대개 얼굴에서 시작되어 목과 가슴 부위까지 화끈거리는 증상으로 갱년기 여성의 75%가 이를 경험한다. 동시에 식은땀이 나거나 가슴이 두근거리고 불안, 초조, 불면증 등이 나타날 수 있다.

비뇨생식기 계통의 변화로는 요로 점막이 위축돼 성교 시 통증을 느끼고, 소변을 자주 보거나 참기가 힘들며, 소변이 새어 나오는 요실금 증상이 나타난다.

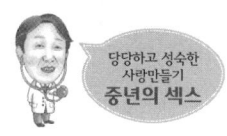

남성도 40대부터 남성호르몬인 테스토스테론 분비가 서서히 감소하여 여성 갱년기와 같이 여러 가지 증상들이 나타난다. 이를 '남성 갱년기(Andropause)'라고 하는데, 과도한 음주, 흡연, 스트레스 등의 환경적 요인과 고혈압, 당뇨병, 간질환 등의 신체적 요인으로 인해 생기기도 한다.

일반적 증상은 신체적으로 자주 피로하며, 불면증이 생기고, 가슴 두근거림과 얼굴이 달아오르며 근력이 저하되고 골다공증이 생긴다. 정신적으로는 집중력 저하, 건망증, 불안, 우울, 자신감 결여 등을 보인다. 비뇨기과적 증상은 발기력 감소와 같은 성기능의 쇠퇴, 성욕 저하와 함께 배뇨장애 등이 나타난다.

중년 남성에서 나타나는 배뇨장애는 보통 40대 후반부터 나타난다. 소변 줄기가 약해지고, 소변을 보려면 오래 기다려야 하고, 때로는 소변을 보는 중에 줄기가 끊어져 배에 힘을 줘야 한다. 밤낮으로 소변을 자주 보는 빈뇨 증상도 흔히 동반되는데, 이런 증상들은 전립선비대증으로 인한 것으로 방광 입구에 위치한 전립선이 나이가 들어감에 따라 점점 커지면서 요도를 압박하고 자극하기 때문에 생기게 된다.

소변으로 인한 불안감으로 성욕이 줄고 섹스를 멀리하기도 하지만, 전립선비대증은 중년 이후의 남성에서는 아주 흔한 질환으로, 소변 줄기의 약화가 곧 정력과 성 능력의 감퇴를 의미하는 것은 아니다. 대부분 전립선비대증은 약물 치료로 쉽게 조절이 되고 심한 경우라도 간단한 수술법으로 치료된다.

중년의 사랑이 더 값진 이유

성은 단순히 성적 욕망이나 표현에 의해 좌우되는 것이 아니다. 미국의 한 조사에 의하면 여성들이 성행위에서 가장 중요하게 생각하는 것은 신체적이거나 자기를 위한 것보다는 감정적이고 상대방을 위한 것이었다고 한다. 여성들이 가장 중요하게 생각하는 것은 친밀감, 상대방의 만족감, 그리고 본인의 오르가즘 순이었다.

여성에 비해 남성들은 본인의 쾌감이 일차목표이고 친밀감은 그 다음이라고 하는데, 중년의 남성들은 섹스를 단순한 쾌감이 아닌 친밀감과 상대방과의 교감을 위한 한 과정으로 이해하는 것이 필요하다.

갱년기를 맞이한 남성들은 성적 기능이 저하되는데, 이러한 사실을 자연스럽게 받아들이지 못하고 크게 당황한다. 또 이를 건강과 자신감에 대한 상실로 착각해 우울증에 빠지면서 성욕 자체를 잃어버리기도 한다. 실제로 많은 중년 남성에 있어서 체력이 감소하고 쇠약해지면 성욕이 함께 감소해버린다. 그러나 사실은 성기능의 감퇴가 곧 성기능의 소실로 이어지는 것은 아니다. 즉 발기력과 강도가 감소된다 하더라도 적절한 신체적, 정신적 건강을 유지한다면 계속 훌륭하게 성생활을 영위할 수 있는 것이다.

중년 이후의 행복한 성생활을 위해서는 꾸준한 건강관리와 체력유지가 필요하다. 갱년기의 성적 능력의 감퇴를 자연스럽게 받아들이고, 적절한 식생활과 규칙적인 운동, 그리고 적극적이고 활기찬 사회생활로 신체적·정서적 안정을 가진다면 부드럽고 원숙한 중년의 사랑을 이루어 나갈 수가 있다. 중년의 성생활은 그 횟수나 강도가 중요한 것이 아니라 상호 존중과 정서적 친밀감을 바탕으로 애정 표현의 한 수단으로 행해져야 한다. 섹스 시에는 남편, 아내 모두 편안한 마음으로 집중해야 하고, 특히 떨어진 남편의 성적 능력을 이해하는 아내의 역할이 무엇보다 중요하다.

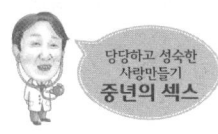

폐경 이후의 섹스가 더 아름답다

폐경기 이후에도 성에 대한 적극적인 사고가 필요한데, 성적으로 활발한 여성이 건강과 아름다움을 유지하고 활기찬 삶을 살 수 있기 때문이다.

여성은 폐경과 더불어 갱년기를 맞게 되고 정신적으로, 육체적으로 많은 변화와 어려움을 겪게 된다. 생리를 더 이상 하지 않게 되면 여성으로서의 역할이 끝난 것으로 생각되고 이제 성생활도 그만이라는 생각을 갖게 되는데 폐경과 섹스는 전혀 관계가 없다. 폐경 이후에도 성행위를 할 수 있으며 질 건조와 같은 폐경기의 신체적 변화도 규칙적인 성생활을 함으로써 도움이 된다.

하지만 성적 욕구를 제대로 해결하지 못하면 성기능이 급속도로 퇴화되고 나아가 수명까지 단축시킨다고 한다. 부부의 성생활을 통해 사랑을 확인하는 것이야말로 삶의 활기를 불어넣는 가장 좋은 방법이고 이러한 활동을 통해 자신의 존재감을 확인하고 삶의 활력을 되찾을 수 있다.

중년기 이후 발생하는 성생활의 장애는 대부분 자연스러운 성적 반응의 변화에 적응하지 못하여 부부 간에 정신적, 육체적 갈등이 생겨난 데서 비롯된다. 하지만 갱년기 신체적 변화로 성생활을 할 수 없는 경우에는 의학적 방법으로 도움을 받을 수 있다. 여성의 경우 호르몬 보충 요법으로 해결할 수 있으며, 남성은 약물요법, 보조기구, 보형물 등을 이용해 해결할 수 있다. 최근에는 남성의 경우에도 갱년기를 해결하기 위한 테스토스테론 보충요법이 시도되어 좋은 효과를 보이고 있다.

또 남성의 경우 음경의 발기강도가 나이가 들어감에 따라 약해지는데, 이를 정력이 약해진 것으로 착각하여 정력제나 보양 음식을 찾다가 효과가 없으면 초조하거나 불안해져서 오히려 의학적인 발기불능이 되기도 한다. 또한 고환에서 생성되는 정자의 수가 적어져서 정액이 옅어지고 사정 시 수축 횟수도 줄어들고 사출력도 감소되어 절정감도 없어지게 된다.

단순한 순간적인 쾌감만을 위한 섹스에서는 이러한 것들이 문제가 될 수 있겠지만, 중년 이후에는 성행위 과정 자체를 즐기고 섹스의 본질을 '교감'으로 이해할 수 있도록 성생활에 대한 개념을 바꿔야 한다. 남성의 발기가 충분치 못하더라도 남성, 여성 모두가 만족할 수 있는 방법은 얼마든지 있기 때문이다.

따라서 단순한 성기의 결합이나 사정에 의한 쾌감이 아니라 성행위를 폭넓게 이해할 필요가 있다. 중년기의 바람직한 성생활을 위해 상호 존경과 애정을 가지고 대화하고 계획하고 노력하는 것이 필요하다. 성에 대한 고정관념을 깨고, 적극적으로 함께 만들고, 함께 즐기고, 함께 노력하여야 한다.

건강한 사랑을 위해… 영원한 우리의 꿈

드라마 속 주인공에게 마음이 설레는 것은 20대만의 특권이 아니라 중년이나 노년도 가질 수 있고 또 가져야 하는 인간의 영원한 권리다.

사람이 청년기를 넘어 성공적인 중년을 맞이하는 데 가장 중요한 요인이 심리적인 안정인데, 이에 있어 무엇보다도 중요한 역할을 하는 것이 바로 행복한 성생활이다.

나이에 상관없이 남자는 여성에게 남자다움을 인정받기를 원하며 여성은 남자로부터 여성임을 확인받고 사랑받고 싶은 욕구가 있기 때문에, 함께 성생활에 관심을 가지고 사랑에 대한 희망을 주려는 노력이 중년기에 더욱 필요한 것이다.

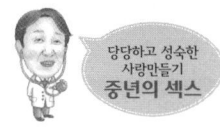

1. 중년의 건강한 성생활 유지법

1. 고혈압, 당뇨병, 심장병 등 만성 성인병을 예방하고 잘 관리한다.
2. 동물성 지방, 패스트푸드를 삼가고, 신선한 야채와 과일을 많이 섭취한다.
3. 규칙적인 운동(하루 40분 정도의 걷기 운동)을 1주에 4회 이상 한다.
4. 자기 전 더운물 목욕 등으로 숙면을 취한다.
5. 배뇨 및 배변을 규칙적으로 한다.
6. 필요하지 않은 영양제나 불확실한 기호식품과 정력제를 복용하지 않는다.
7. 금주 및 금연을 한다.
8. 적극적이고 낙천적인 마음가짐을 가지며, 스트레스를 피한다.

2. 실생활에서 쉽게 하는 골반근육 강화운동(케겔 운동)

케겔 운동이라 알려진 골반근육 강화운동은 40년대 미국의 의사 아놀드 케겔이 요실금을 치료하기 위해 개발한 방법이다.

골반근육은 방광과 자궁, 질 등 골반에 위치한 장기가 밑으로 빠지지 않도록 받쳐주는 역할을 하는데, 소변을 조절하는 요도괄약근이나 항문괄 약근, 질 주위근육 등이 여기에 속한다. 여러 가지 방안이 고안되어 있는데, 항문 조임근을 이용하는 방법이 겉으로 드러나지 않고 일상생활에서 가장 손쉽게 할 수 있다. 단 주의할 점은 배나 허벅지 근육을 사용하지 말고 순전히 항문 조임근만을 이용해야 한다는 것이다.

그런데 이 케겔 운동은 성기능 강화에도 효과가 있다. 여성에서는 질 근육의 수축력을 강화시켜 섹스의 만족도를 증가시키고, 남성은 발기부전을 치료하고 예방하는 데 효과가 있다. 아래의 순서에 따라 하루 20번씩 매일 꾸준히 실천해 보자.

1. 항문을 서서히, 꼭 조인다.
2. 조인 상태를 10초 이상 유지한다.
3. 조였던 항문을 서서히 풀고 10초간 쉰다.
4. 1초 간격으로 항문을 조였다 폈다를 3번 연속으로 반복한다.
5. 10초간 쉬고 1번부터 다시 시작한다.

3. 섹스가 건강에 좋은 10가지 이유

지금까지의 얘기에도 불구하고 아직도 머뭇거리는 분들을 위해 섹스가 건강에도 필요한 이유 몇 가지를 설명한다. 하지만 건강요소 몇 가지에 섹스가 도움이 된다는 것이지, 콜레스테롤을 낮추거나 통증을 치료하기 위한 치료 방법이 섹스라는 뜻은 아니다. 섹스보다 더 효과적인 약물과 방법들이 있지만, 섹스를 하면 좀 더 도움을 받을 수 있다는 것이다.

1. 섹스는 '육체적 운동의 한 형태'로 우리 몸에 활력을 주고 삶의 의욕을 높여준다.
2. 세포의 산소량을 증가시키고 장기와 조직의 기능을 활성화시킨다.
3. 남성호르몬인 테스토스테론을 증가시켜 뼈와 근육을 단단하게 한다.
4. 혈중 콜레스테롤을 낮추고 체중 감량 효과가 있다.
5. 관절통, 두통 등 통증을 줄이는 효과가 있다.
6. 성장 호르몬이나 DHEA의 분비를 증가시켜 노화를 방지한다.
7. 면역 글로불린 A의 분비를 증가시켜 면역력을 높여준다.
8. 스트레스를 해소할 수 있다.
9. 심폐기능을 강화시키고 심장병을 예방한다.

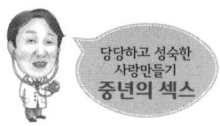

 중년의 성, 오해와 진실

1. 남성의 음경이 클수록 여성에게 만족감을 줄 수 있다? ✘

남성에 따라 음경 크기 차이가 있는 것은 사실이나, 여성의 질은 매우 부드러운 점막조직으로 유연성과 신축성이 뛰어나 음경의 길이나 굵기에 관계없이 기본적으로 같은 만족감을 여성에게 주게 된다. 이론적으로 5 cm 이상이면 정상적인 섹스가 가능하다고 하니 크기나 굵기에는 크게 연연하지 말 것!

2. 여성의 음핵이 클수록 오르가즘을 잘 느낀다? ✘

남성의 음경과 마찬가지로 여성에서 음핵의 크기와 오르가즘과는 아무런 관계가 없다. 과도하게 클 경우 오히려 압박을 심하게 받아 통증을 느끼기도 한다.

3. 반드시 남녀가 동시에 오르가즘에 도달해야 된다? ✘

남성과 여성은 구조 및 기능에 있어서 차이가 있기 때문에 육체적으로는 오르가즘을 동시에 느끼지 못하는 것이 정상이다. 영화에서 보이는 것은 연출에 의한 것이고, 실제 성생활에서 동시에 끝내려고 염두에 둔다면 즐거움이 줄어들 수 있다. 함께 절정에 달하지 못한다 하더라도 심리적으로는 만족스러운 섹스가 될 수 있고 이는 생리학적으로도 자연스러운 현상이다.

4. 성생활은 일정한 횟수를 지켜야 된다? ✘

'의무방어전'이라는 속어도 있지만 실제로 성생활은 1주에 몇 회, 1개월에 몇 회와 같은 어떤 규칙에 의해서 이루어지는 것은 아니다. 육체적 및 정신적 교감이 이루어지는 것이 섹스이므로 서로 리듬을 맞추고 이해하고 사랑하는 마음이 더욱 중요하다.

5. 성교를 멋지게 하려면 특별한 성 테크닉이 있어야 한다? ✘

특별한 성적인 기교보다는 편한 상태에서 서로를 이해하고 집중하는 것이 더 큰 즐거움과 만족감을 준다. 거듭 강조하지만 섹스에는 '정석'이 없다. 섹스는 부부 간의 '교감'이다.

숨기지 말고 병원으로 오세요!
여성비뇨기질환

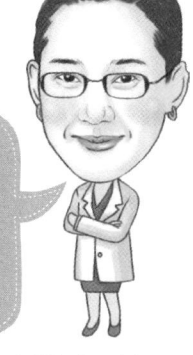

- ✓ 방광을 튼튼하게, 소변을 깨끗하게 잘 배출시킬 수 있는 생활습관을 지켜주세요.
- ✓ 골반근육 강화운동(케겔 운동)을 꾸준히 하여 요실금을 예방하세요.
- ✓ 과민성방광, 간단한 치료로 해결할 수 있어요.
- ✓ 자극적이거나 카페인이 함유된 제품은 피해주세요.

이대목동병원 비뇨기과
윤 하 나 교수

방광염

대학병원의 진료실 앞 풍경은 늘 바쁘고 정신 없다. 좋게 말하면 정신 없이 바쁘고, 나쁘게 말하면 북새통이다. 진료받으러 온 환자들, 보호자들과 문의를 하는 사람들의 목소리, 진료를 마친 환자들에게 앞으로의 절차를 설명하는 간호사들의 목소리가 한데 뒤섞여 시장통을 방불케 한다.

언젠가 청춘으로 돌아갈 거라구!

오늘도 그런 하루가 바쁘게 돌아가고 있던 차에 "나 왔수!"하는 쩌렁

쩌렁한 목소리가 진료실 안까지 들린다. '할머님 또 오셨네. 또 뭔 일 있으셨나 보군' 속으로 생각하며 환자를 불렀다. 양손에 까만 비닐봉지를 무겁게 들고 들어와 진료실 책상 옆에 놓고 앉으시는 백발의 할머니.

"나가 얼마 전에 종업원들이 속을 썩여가지고 신경을 썼더니만 또 소변이 개운치 않은 것이 텁텁하고 이상혀. 또 생기려나 봐. 소변 검사 해볼까? 주사 안 맞아도 되남?"

"근데, 힘들다면서 몸에 좋은 거 좀 드시라니까 이건 뭘 가져오신 건데요?"

"별거 아녀. 선생님 드시라고 빵이랑, 우유. 간호사들 꺼는 따로 줬응께, 이따 드쇼. 잉? 그럼, 나 소변 검사하고 가요."

대답할 틈도 안 주고 할머니는 휘익 나가 버린다. 검사는 이미 그녀의 마음에서 하기로 정해진 거고 주사도 맞아야 하는 거다. 하기사 뭐, 의사인 내가 보기에도 그녀의 증세는 급성 방광염이고 삼일 정도 약 먹고 쉬면 나을 거다. 하지만 당신의 연세나 평상시 돈 아낀답시고 요구르트 한 병 마시는 것조차 아까워한다는 식습관으로 보아, 수액 주사 한 병 맞으시는 편이 물 한 잔 늘려 드시게 하는 것보다 빠를 거라는 판단에 그렇게 하도록 했다.

수수하지만 늘 목까지 단정히 채운 하얀 칼라의 원피스를 입고 진료실로 들어오는 할머니의 모습은 늘 단아하다. 그녀는 몇 해 전부터 일 년에 몇 번씩 찾아오는 방광염 때문에 나를 찾아오고 있다. 처음엔 여러 병원을 전전하다가 잘 낫질 않자 마지막이다 하는 심정으로 왔다가 운대가 잘 맞았는지 내가 처방해준 약이 잘 맞아 치료가 잘 되자 이제는 조금만 이상하다 싶으면 '선생님, 나 도진 것 같아, 소변 검사 해볼까?' 하면서 오신다. 그동안 산부인과건 비뇨기과건 남자 선생들이 많아 창피해서 병원 오기가 싫어 참고 살았었다고 하시면서.

제발 몸에 좋은 음식 좀 많이 드시고 다른 사람 그만 챙기고 당신 몸 좀 챙기라고 해도 좋아지시면 고맙다고, 하다못해 딸기 우유(실은 난

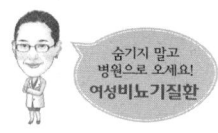

바나나우유를 더 좋아하지만)라도 꼭 사오시는 그 정성이 꼭 남 같지가 않다. 왜 그렇게 자꾸 방광염이 생기냐고 한탄하시기에 잘 안 챙겨 드시고 무리하시니까 그렇다고 설명해 드린 적이 있다. 그러니까 그녀의 기나긴 시집살이 역사와 친정 식구 챙기기 사연과 함께 안 입고 안 먹고 억척같이 돈을 모으고 못 자고 못 먹고 다른 사람 수발 들어주면서 모은 돈으로 이제는 정리 다 하고 줄 돈 다 주고 방광염만 좋아지면 주름살 수술하실 거라고 꿈에 부풀어 계신다.

그러나 어쩔 수 없는 노화와 아직도 밤을 낮 삼아 자식과 주변 사람들 챙기느라 잘 드시지도 쉬지도 못하는 나날은 자꾸 방광염만 벗 삼고 있다.

방광염은 방광에 감기 걸리는 것과 마찬가지이다. 우리 몸의 방어력이 떨어질 때, 즉 면역기능이 제대로 작동하지 못할 때 잘 생기기 때문이다. 방광염이 원인이 되는 가장 흔한 균은 대장균인데 이 대장균은 항문 주위에 늘 살고 있는 균이다. 그러니까 보통 때엔 이 대장균들이 방광에 침투해도 정상적인 몸의 방어 작용 때문에 증식하지 못하지만 어떤 이유로든 이 방어 능력이 떨어지면 대장균이 방광 벽에 들러붙어 증식하면서 염증이 생기는 것이 급성 방광염이다.

며칠간 과로하거나 잠을 못 자거나 몸이 피곤하고 힘들 때, 잘 못 먹을 때, 평소에 물을 거의 안 마시는 경우 등등 대개 이런 상황에서 방광염이 생긴다. 특히 방광염은 성관계가 대표적인 유발 요인이 되는데 그건 여성의 몸의 구조상 어쩔 수 없고, 한번 방광염이 생기면 내 생활 습관이 방광염이 잘 생기는 조건을 만들어 주고 있는 건 아닌지 잘 살펴보는 게 좋다. 특히 성관계할 때마다 방광염이 재발하는 편이라면 앞으로 성관계하는 한 언제든지 재발할 수 있으므로 미리 예방하는 생활습관을 들여야 한다. 불결한 성관계를 피해야 하는 것은 물론이다.

방광염은 40대 이후 급격히 빈도가 증가한다. 나이가 들면서 몸의 저항력도 떨어지고 방광과 요도의 조직이 약화되면서 스스로 가지고 있는 방어벽이 깨져 균에 쉽게 감염되기도 하고, 방광이 불안정해지면서 방광염이 생겼을 때처럼 자극 증상이 생기는 경우도 많기 때문이다. 그러니 평소 방광을 튼튼하게, 소변을 깨끗하게 잘 배출시킬 수 있는 생활습관과 식습관을 지키면 이런 문제를 예방할 수 있다.

1. 방광염을 예방하려면?

1. 성행위 전후로 반드시 소변을 보고 대야에 따뜻한 물을 담아 뒷물을 한다(샤워기나 비데를 이용한 뒷물 방법은 요도를 자극할 수 있으므로 피하고, 뒷물 시 소금이나 식초 등을 사용하면 오히려 해롭다. 질 세정제나 비누를 너무 빈번하게 사용하면 오히려 질을 보호하는 세균이 죽어버려 다른 병원성 세균이나 곰팡이균이 증식할 수 있는 좋은 조건이 되어버린다.).
2. 성행위를 한 날과 그 다음 날에는 물을 평소보다 많이 섭취한다.
3. 평소 충분한 수분 섭취(하루 5~6잔, 1.5리터 정도의 수분, 보통 자기 체중 1 kg당 20 cc로 계산하는데 보통체격의 성인 여성이라면 1.2리터 정도면 충분하지만, 방광염에 잘 걸리는 사람은 좀 더 많이 마셔주면 좋다.)를 하고 비타민 C가 풍부한 과일, 야채 등을 많이 먹는다.
4. 규칙적인 식사와 운동 습관을 유지한다.
5. 질염이 의심될 때는 성관계를 할 때 더욱 조심해야 한다. 질의 염증균이 요도를 타고 올라가 방광염까지 일으킬 수 있기 때문이다.
6. 유산균이 풍부한 발효음식을 자주 먹는 것도 질과 요도를 보호하는 젖산균이 유지되는 데 도움이 된다.

2. 외음부 가려움증을 예방하려면?

40대 이후 중년 여성들을 괴롭히는 또 하나가 바로 밑이 가렵다

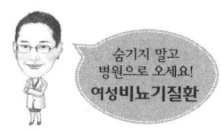

는 것이다. 질 속까지 가려운 경우는 대부분 세균 감염인 경우가 많지만, 속이 아니라 겉의 피부 쪽만 가려운 경우는 감염보다는 피부의 자극 증상인 경우가 더 많다. 특히 갱년기에 접어들면 여성호르몬이 감소하면서 피부의 건조, 정상적인 질 세균이 감소되어 질과 외음부의 피부가 쉽게 건조해지고 자극에 민감해져 음순이나 그 주위 부분이 가려워진다. 그렇다고 자꾸 뜨거운 물로 세척을 하거나 냄새가 나는 것 같다고 비누로 세정을 하면 문제를 더 키울 뿐이다.

1. 외음부를 깨끗하고 건조하게 유지하고 피부 세척은 무향, 무첨가 비누를 사용한다.
2. 잦은 거품 목욕(버블 바스)이나 염색되었거나 향이 첨가된 티슈는 피한다.
3. 면 소재의 속옷을 입는다.
4. 수영이나 운동으로 옷이 젖었을 땐 가능한 한 빨리 마른 속옷으로 갈아 입는다.
5. 여성 청결용 스프레이나 세정제는 남용하지 않는다. 특히 가려움증이 심한 경우엔 오히려 증상을 악화시킨다.
6. 살아 있는 유산균이 풍부한 요구르트를 먹는다.
7. 볼일을 보고 난 후에 아래를 닦을 때는 앞에서 뒤로 닦는다.
8. 비만이라면 살을 빼는 것이 좋고, 당뇨는 반드시 조절해야 한다.
9. 가렵다고 자꾸 긁으면 더 심해진다. 증상이 생기면 바로 전문의의 진찰을 받아보자.
10. 지나치게 땀을 많이 흘리거나 격렬한 운동, 지나치게 뜨거운 곳에 오래 앉아있는 것도 좋지 않다(사우나, 찜질방, 좌욕기는 적절하게 이용하자).
11. 증상이 나아질 때까지는 성관계를 피해야 한다. 필요하다면 성관계 시 수용성의 윤활 젤리를 사용하도록 한다.

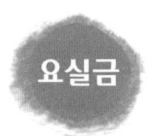
요실금

이제 당당하게 말하세요

비뇨기과도 외과에서 분리되어 나온 외과계의 의학 분야인지라 수술이 꽤 많다. 더구나 나 같은 경우는 전공 분야가 요실금과 관련된 부분이다 보니 여성 환자들의 수술이 2/3 이상을 차지한다. 어떤 경우든 마찬가지겠지만, 수술을 책임지는 집도의는 늘 수술의 결과가 100% 성공일 수는 없지만 그래도 최소한 그 발끝에는 따라가려고 노력한다. 그래서 수술을 하고 한참 지난 환자가 다시 외래를 오게 되면 가슴이 철렁할 때도 있다. 수술의 결과가 좋으면 다시 안 와도 될 텐데 무슨 문제가 생긴 걸까, 하고 말이다. 그녀는 1년 전 내게 요실금으로 교정 수술을 받고 결과에 아주 만족해했던 30대 후반의 여성이었다.

"김아무개 씨!"

수술 이후에 경과 관찰을 위해 정기적으로 방문하는 외래 방문이 이미 다 끝났고, 그 이후에 근 1년간을 병원에 오지 않았던 환자가 무슨 일인지 외래 접수를 했다. 반가움 반, 걱정 반으로 그녀의 이름을 불렀다. 그런데 진료실로 들어오는 사람은 그녀가 아니라 웬 남자와 초등학교 1~2학년쯤 되어 보이는 여자아이 둘이었다.

"어라? 보호자분이 대신 오셨나요? 환자분은요?"

그가 머뭇거리다 대답한다.

"저, 실은 제가 남편 되는 사람인데요, 몇 가지 확인할 게 있어서 왔습니다."

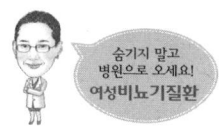

　아무리 남편이라지만 환자와 동반하여 오거나, 진료 정보를 대신 봐도 좋다는 환자의 위임장이나 동의서가 없으면 법적으로는 환자의 진료 정보를 함부로 알려줄 수 없게 되어 있다. 이런 사정을 설명하니 남자는 난처한 표정을 짓다가 아이들을 잠시 밖으로 내보내고 내게 심각한 표정으로 말했다.

　"김아무개 씨는 제 아내였는데, 작년 7월에 선생님께 요실금 수술을 했지요? 그 사람이 수술하고 집을 나갔어요."

　이게 무슨 소리야? 놀란 표정을 짓자, 그가 말했다.

　"그 여자, 수술하기 전에 몇 달 동안 선생님께 치료받으러 다녔잖아요. 제가 몇 번 병원에 데려다 주기도 했었지요. 그런데 알고 보니 그때 다른 남자가 있었어요. 어느 날 저에게도 알리지 않고 며칠 친정에 다녀온다고 병원에 입원해서 요실금 수술을 받았던 거예요. 그리곤 퇴원해서 며칠 있다가 집을 나가버렸어요. 어린 딸들도 버리고요. 그 남자에게 가버린 거에요."

　병원에 와서 평소에 자신에게 무관심하다는 남편을 탓하며 진료 시간에 나와 함께 살짝 흉보고 웃고 가기도 했던 그녀가 떠올랐다. 어떤 말을 믿어야 할까. 이럴 땐 닭이 먼저인지, 달걀이 먼저인지 잘 모르겠다, 정말. 남편이 자신에게 무관심해지면서 자기가 처녀 때와 뭐가 달라졌는지 찾아보다가 이래저래 요실금 수술이 필요해진 것인지 요실금 치료를 받으러 다니면서 밖으로 자주 다니게 되며 바람이 나시게 된 건지.

　하여간에 코 흘리며 칭얼대는 어린 두 딸을 처량하게 양쪽에 데리고서 외래를 찾은 양복 차림의 남편을 보면서 왠지 모를 착잡한 기분이 들었다. 이건 무슨 삼류 영화의 한 장면도 아니고, 재연 드라마의 불륜 주제 소재로나 써 먹힐 법한 상황이 벌어지고 있으니. 방광과 요도를 받쳐주고 있는 근육을 골반저근(Pelvic Floor Muscle)이라고 하는데, 이게 결국엔 질을 둘러싸기 때문에 아이를 많이 낳거나 나이가 들면 이

근육이 느슨해지면서 질이 느슨해지게 된다. 많은 기혼 여성들의 고민 중의 하나가 이 헐렁헐렁해지는 질 때문에 남편이 자신을 멀리하지 않을까 하는 것이다. 그래서 요실금 수술을 할 때 기왕에 수술하는 거 이쁜이 수술도 같이 해달라는 경우가 왕왕 있다. 느슨한 질을 좁혀달라는 거다. 물론 구조적으로 방광이 상당히 처져 있어 느슨해진 근육을 같이 교정해주지 않으면 요실금 수술의 효과가 떨어지는 경우도 있기 때문에 이런 경우에는 당연히 질도 좁혀주는 결과가 된다. 하지만, 굳이 그럴 필요까지 없는데 좁히는 수술을 함께 해달라고 하는 경우엔 수술 후 잠자리를 할 때 어떤 것을 기대하는지에 따라 얘기가 달라진다. 대개는 골반근육 강화운동법을 가르쳐주고 수술하고 나서도 꾸준히 골반근육 강화운동을 유지하라고 조언을 한다. 그저 좁아지기만 한다고 성감이 좋아지는 건 아니기 때문이다.

1. 요실금을 예방할 수 있는 골반근육 강화운동(케겔 운동)

복압성 요실금의 가장 효과적인 치료는 수술로 교정을 하는 것이지만, 사정상 당장 수술이 힘들거나 수술 이외의 방법으로 효과를 어느 정도 얻고 싶을 때, 또는 요실금이 생기지 않도록 예방하기 위해 할 수 있는 방법이 바로 골반근육 강화운동이다. 골반근육 강화운동은 제대로만 한다면 꽤 좋은 효과를 볼 수 있다.

2. 골반근육 강화운동 방법은 다음과 같다

양쪽 다리를 벌린 채로 운동을 하여야 엉덩이나 다리 근육에 힘이 들어가지 않는다. 골반근육 수축운동은 방귀를 참는 생각으로 항문을 위로 당겨 올려서 조여주며, 이때 1에서 10까지 천천히 세고 나서 힘을

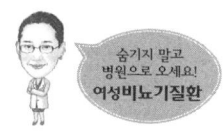

풀어준다. 이 동작이 익숙해지면 질근육도 위로 당겨 올려주는 방법으로 조여준다. 수축할 때 숨을 참지 않는다. 운동을 할 때 엉덩이나 아랫배에 손을 대고 힘이 들어가 있지 않았는가 확인해 본다.

3. 요실금 예방하는 습관

1. 비만은 요실금의 주요 원인으로 비만을 피해야 한다.
2. 규칙적인 운동으로 적정한 체중을 유지하며 골반 근육의 긴장도를 유지하고 골반 근육의 늘어짐을 방지하자.
3. 수분을 충분히 섭취하자.
4. 화장실에 가는 횟수는 보통 3~4시간 간격으로 하루 4~6회 정도가 적당하다.
5. 화장실을 자주 가는 사람은 배뇨 횟수와 간격을 스스로 기록한 다음 점차 간격을 늘리는 방광 훈련을 해보면 좋다.
6. 골반근육 강화운동을 평소에 젊었을 때부터 틈틈이 꾸준히 유지하자.
7. 방광을 자극하는 음식을 피하자.
8. 여성호르몬이 부족할 경우 요실금이 악화된다.
9. 변비가 심하거나 만성 기침이 있는 경우 이를 치료하는 것이 평소 요실금 증상을 완화시킬 수 있다.

방광을 자극할 수 있는 음식		
• 알코올 • 탄산음료 • 카페인이 함유된 음료 • 신 주스나 과일류	• 꿀, 사탕 • 커피, 차 • 우유/유제품	• 인공감미료 • 콘 시럽 • 매운 음식

※ 방광에 자극이 되는 음식은 개인차가 있으므로 전문가의 상담을 받는 것이 좋다.

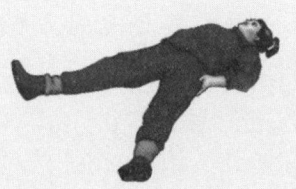

1. 양쪽 다리를 어깨넓이만큼 벌린 채로 똑바로 바닥에 누워서 아랫배와 엉덩이의 근육은 편안하게 이완시킨 상태로 5초간 골반근육을 수축한다.

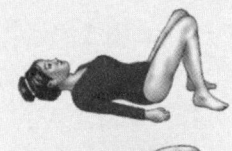

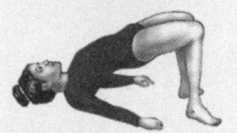

2. 똑바로 바닥에 누워 무릎을 구부린 상태에서 숨을 들이 마시며 엉덩이를 서서히 들면서 골반근육수축을 5초간 한다. 이어서 어깨, 등, 엉덩이 순서로 바닥에 내리면서 힘을 뺀다.

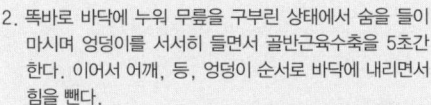

3. 양 무릎과 손바닥을 바닥에 댄 후 숨을 들이마시면서 등을 동그랗게 하고 5초간 골반근육을 수축한다. 이어서 숨을 내쉬면서 원상태로 돌아간다.

4. 엉덩이를 깔고 앉은 상태에서 양 발끝이 외측으로 향한 상태에서 골반근육을 5초 동안 수축하면서 양 발끝을 내측으로 향하게 한다.

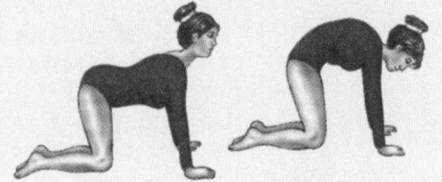

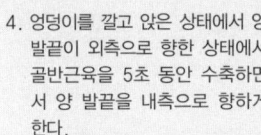

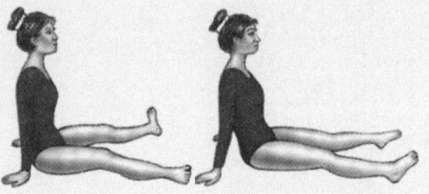

5. 다리를 가부좌하고 앉은 자세에서 골반항문, 질을 서서히 조여준다.

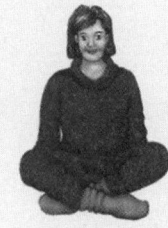

6. 선채로 양 발꿈치를 붙이고 의자나 탁자를 이용해서 몸의 균형을 잡는다. 이 상태에서 양발 뒤꿈치를 들면서 운동을 한다.

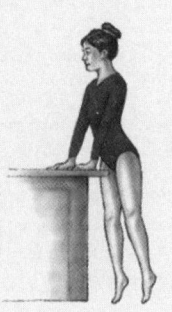

그림 1. 골반근육 강화운동

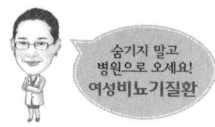

물은 물이되 그 물이 아니란 말이여

"김** 님!"

다음 환자를 부르니 진료실로 들어오는 중년 부인의 뒤로 남자 보호자가 따라 들어온다. 상당히 마초적이라고나 할까. 짙은 눈썹에 건장한 체구의 그 남성은 남편인 듯해 보인다.

"어떤 문제로 오셨어요?"

일상적인 질문. 그러나 대답은 일상적이지 않다. 늘 그렇듯.

"제가 6개월 전에 다른 병원에서 요실금 수술을 했거든요. 거기 진료의뢰서 드린 거에 쓰여있죠? 그런데 아 글쎄, 수술하고 나서 한참이 지났는데도 잠자리가 안 되는 거예요. 수술 전에는 오르가즘도 잘 느끼고, 물도 흠뻑 젖을 정도로 잘 나왔거든요. 수술한 병원의 선생님은 수술과는 별 상관이 없는 거라고 하시는데, 저는 차이가 있거든요."

남편이 끼어든다.

"제가 보기에도 확실히 수술 전하고 틀려요. 이 사람이랑 저랑은 섹스 문제에 있어만큼은 궁합이 정말 잘 맞아서 물도 흠뻑 잘 젖고, 오르가즘도 잘 느끼곤 했거든요. 그런데 지금은 될듯 될듯 하다가 잘 안되니까 스트레스가 보통이 아니에요. 수술하지 말았어야 하나..."

글쎄, 들어보니 수술한 의사나 수술받은 환자나 갑갑한 상황이다. 보통 요실금이 심한 여성들은 섹스할 때에도 이를 경험하는 경우가 많다. 소변을 보는 게 아니라 남편과의 잠자리에서 배에 힘이 들어가면 소변을 지리는 거다. 운동할 때, 계단을 내려갈 때, 재채기할 때, 또 어떤 경우엔 소변이 급하게 마려우면 새 버리고, 심지어는 섹스를 할 때에도 소변이 샌다면 얼마나 난감하겠는가. 굉장히 수치스럽고 창피할 것이다. 그래서 요실금이 있는 여성이 그렇지 않은 여성보다 우울증도 더 심하고, 스트레스도 더 많이 받으며 사회생활뿐 아니라 성생활도 더 소극적이라는 연구보고가 적지 않다.

그런데 간혹 잠자리할 때 나오는 애액과 소변이 섞이거나 심한 요실금으로 소변이 새는 것인데도 성적으로 흥분되어 나오는 애액이 많이 나오는 줄 알고 수술 후 분비액이 줄어들었다고 불평하는 경우가 드물게 있다. 새던 소변이 새지 않으니까 흥건하던 게 말라버렸다고 느끼는 것이다. 물론 수술과정 중 어떤 이유인지 모르지만 애액이 분비되게 하는 메커니즘에 손상을 받아 잘 안 나오는 경우가 전혀 없다고 할 수는 없다. 하지만, 의학적으로 아무리 검사를 해보아도 다 정상인데, 환자 스스로 느끼는 분비물이 줄어들었다고 하면 요실금이 없어져서 그렇다는 것 말고는 아직 속 시원하게 설명할 방법이 없는 것이다.

실제로 앞서 언급했던 문제의 부부는 질의 혈류 검사나 신경검사 등을 비롯한 각종 검사에서 원인을 설명할 수 있는 이상을 발견할 수 없어서 답답했다.

어찌 되었건 질에서 애액 분비가 잘 안 된다든지 흥분이 잘 안 되거나 오르가즘을 잘 못 느끼는 경우에 일반적으로 하는 치료는 복합적이다. 우선 약해진 골반근육을 탄력 있게 강화시켜 질과 음핵 쪽의 혈액 순환을 개선시키고 신경 회복을 돕기 위해 골반근육 강화운동과 전기자극치료, 음핵 흡인기 치료 등을 꾸준히 반복하게 하면서 필요에 따라 여성호르몬과 남성호르몬 보충 치료를 하기도 한다.

최근 몇 년 사이 건강에 대한 개념이 바뀌고, 다양한 약과 치료법이 개발되면서 여성의 성기능 장애 문제도 요실금 못지않게 중요한 이슈가 되고 있다.

건강한 몸에 건전한 정신이 깃든다고 하지만, 우리 허리 아랫동네에서는 조금 달라 정신이 건강해야 몸도 건강을 유지한다. 그래서 이런 성생활 문제를 치료할 때 반드시 심리적 안정과 스트레스 해소의 중요성을 강조한다.

마음을 즐겁게 살아야 낮도 즐겁고 밤도 즐거운 법이니.

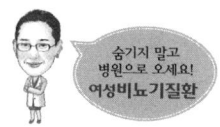

다음 사항 중 하나 이상 해당되는 부분이 있다면 어느 정도 이상의 요실금이 있는 것이다. 적절한 치료와 관리를 위해 비뇨기과 전문의의 상담을 받는 것이 좋다.

 요실금 체크리스트

1. 기침이나 재채기를 하면 자기도 모르게 소변이 새서 옷을 적신 적이 있습니까?
   - ① 없다
   - ② 한 달에 한 번
   - ③ 일주일에 한 번
   - ④ 매일

2. 소변이 새는 양이 얼마나 됩니까?
   - ① 티스푼 정도
   - ② 속옷에 묻을 정도
   - ③ 속옷을 적실 정도
   - ④ 흘러내릴 정도

3. 소변이 마려우면 참지 못하고 그대로 속옷을 적시지 않습니까?
   - ① 없다
   - ② 한 달에 한 번
   - ③ 일주일에 한 번
   - ④ 매일

4. 소변을 볼 때 아랫배에 통증이 있거나 항상 하복부가 무지룩하고 소변을 누어도 시원하지 않습니까?
   - ① 없다
   - ② 한 달에 한 번
   - ③ 일주일에 한 번
   - ④ 매일

5. 찬물에 손을 담그거나 물 흐르는 소리를 들을 때 또는 추운 겨울에 소변을 속옷에 적신 적이 있습니까?
   - ① 없다
   - ② 한 달에 한 번
   - ③ 일주일에 한 번
   - ④ 매일

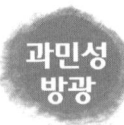

내가 너무 예민한 거야,
아님 당신이 둔한 거야?

"어휴, 아가씨는 어떻게 그 긴 시간 동안 화장실 한 번 안 가고 잠만 자고 있어요?"

몇 년 전 학회 출장 차 외국에 갔을 때 비행기 옆 자리에 앉았던 중년 부인이 서울에 도착할 즈음 놀랍다는 듯이 내게 던졌던 말이다. 며칠간 이른 아침부터 이어졌던 바쁜 학회 일정에 지치기도 했고, 뭐든 교통수단에 올라타 창가 자리만 확보되면 머리를 기대고 자는 버릇이 있는 탓에 서울까지 오는 몇 시간 동안 나는 기내식도 마다하고 잠만 자고 있었다. 반면 내 옆자리의 아주머니는 통로자리에 앉아 화장실을 들락날락하셨나 보다.

"나는 어디 여행만 가면 화장실 가기가 무서워. 물만 마시면 우선 화장실을 가야 한다니까. 그나마 화장실이 가까운 비행기 탔으니 망정이지, 고속버스 탔으면 물도 못 마시는 거야 도착할 때까지. 아가씨처럼 잠 좀 푹 자봤으면 좋겠네. 자다가 소변보려고 깨는 게 한두 번이 아니거든. 아랫배는 얼마나 불쾌하고 묵직한지 아주 돌덩이를 하나 안고 있는 거 같아, 그냥."

그로부터 수년이 지나 방광의 문제를 좀 더 전문적으로 다루게 된 지금의 나는 그 아주머니와 같은 환자들을 매일 수도 없이 만나고 있다. 이는 바로 다름 아닌 과민성 방광이라고 하는 고질병이다. 과민성 방광은 의외로 많다. 그 발병 빈도로만 따지면 당뇨나 관절염보다도 많다고 할 정도니까. 대부분 2시간 이내로 소변이 자주 마렵고 설거지를 하다

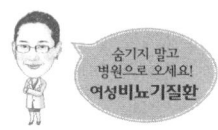

가, 빨래를 하다가(찬물이 손에 닿거나 물 흐르는 소리를 듣는다는 등), 또는 과일, 주스, 물 등을 마시면 바로 소변 마려움을 느끼거나 하던 일을 중지하고 화장실로 달려가지 않으면 속옷에 이미 지려버리는 등의 요실금 증상을 경험한다. 이렇게 소변이 급한 것을 요절박이라고 하고, 급해서 지려버리는 것을 절박성 요실금이라고 하는데 이 두 가지 증상은 과민성 방광의 가장 대표적인 증상이다. 과민성 방광이 생기는 이유는 아직 명확히 밝혀지지 않았지만, 학자들은 소변을 저장하는 방광 근육의 안정성이 떨어지면서 이런 문제가 생기는 것으로 설명하고 있다. 보통 정상적인 방광을 가진 사람이라면 하루에 5~6회, 3~4시간 간격으로 소변을 본다. 잘 때는 한 번도 안 보는 게 보통이다. 이렇게 따지면 우리가 무리하지 않고 소변을 참을 수 있는 최대량은 약 500 cc 정도 된다. 그런데 과민성 방광이 되면 물리적으로 방광이 쪼그라드는 것이 아니라, 보다 더 적은 양에서 방광에 소변이 양껏 다 찼다는 신호를 감지하여 소변을 보려고 하기 때문에 두 시간도 참기 힘든 경우가 많다.

다행인 것은 이런 과민성 방광의 치료는 꾸준히 약물 치료를 잘하면 좋아질 수 있다는 것이다. 또 약에 반응을 잘 안 하거나 부작용으로 약을 쓸 수 없는 경우 방광을 조절하는 신경 중 하나인 천수 신경에 실같이 가느다란 신경 자극 조절기를 삽입하여 신경 전도를 조절함으로써, 방광의 신호를 제어하는 천수 신경 조절법과 같은 간단한 수술 치료도 좋은 효과를 볼 수 있다.

불과 십여 년 전만 해도 나이 들면 화장실 자주 가고 소변을 잘 못참아 지리는 것은 당연한 노화 현상의 하나라고 포기하고 살았던 것이 이제는 하루 한 번 알약 하나, 또는 몸 안에 전극 하나 심어 놓고 간단하게 조절하며 치료할 수 있는 시대가 도래한 것이다. 앞으로 십 년 후엔 또 어떤 획기적인 치료로 골치 아픈 방광 질환을 치료할 수 있게 될지 가끔 공상의 나래를 펼쳐 보곤 한다.

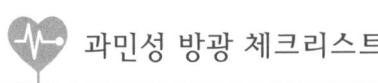
과민성 방광 체크리스트

과민성 방광의 주된 증상은 소변을 하루 8회 이상 자주 보고 소변 참기가 힘든 것이다. 때로 소변이 급해 지리기도 한다. 다음 체크리스트의 총점이 8점 이상인 경우에는 과민성 방광이라 할 수 있으며, 비뇨기과 전문의를 찾아가 보는 것이 좋겠다.

증상	전혀 받지 않음	약간 받음	어느 정도 받음	꽤 받음	많이 받음	아주 많이 받음
낮에 자주 소변을 보는 것	0	1	2	3	4	5
소변을 보고 싶은 불편한 충동	0	1	2	3	4	5
아무 예고 없이 갑작스럽게 소변을 보고 싶은 충동	0	1	2	3	4	5
본의 아니게 약간의 소변을 지리는 것	0	1	2	3	4	5
밤에 소변을 보는 것	0	1	2	3	4	5
밤에 소변을 보기 위해 자다가 깨어나는 것	0	1	2	3	4	5
억제할 수 없이 소변을 보고 싶은 충동	0	1	2	3	4	5
소변을 보고 싶은 강한 욕구가 생기면서 소변을 지리는 것	0	1	2	3	4	5

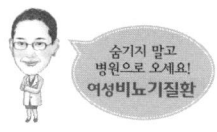

시작은 미미하였으나 끝은 창대하다—
만성방광통증후군/사이질성방광염

"선생님, 또 다시 소변이 찌릿하고 아랫배가 아파요. 무지륵한게 아주 신경이 쓰여 죽겠네. 참기도 힘들어서 밤낮으로 화장실을 가니 피곤해서 살 수가 있어야죠..."

조 아무개 여사는 수년 전부터 방광염이 자꾸 반복되어 동네 병원에서 잠깐 잠깐 치료를 하기도 하고, 아예 정기적으로 다니면서 예방치료, 항생제 억제 치료 등 받아보지 않은 치료가 없는 환자이다. 어디 여행이라도 가려고 하면 우선 방광염 약이 없으면 불안해서 견딜 수 없는 정도로 1년 내내 방광염의 공포와 함께 하고 있었다.

"요즘에는 소변이 그냥 무지근한 게 아니라 요도랑 아랫배 방광 쪽이 뻐근하게 아파요. 얼마 전에 동네 병원에서 소변검사했는데 소변은 깨끗하다고 하는데, 저는 계속 아프네요. 마렵다기보다는 방광이 계속 아파서 너무 힘들어요. 어떤 때는 죽고 싶을 때도 있을 정도로..."

혹시나 놓친 감염이 없나 해서 다시 한 소변 검사와 요 배양 검사는 정상이었다. 특별히 방광에 통증을 일으킬 만한 의심되는 다른 원인이 없었는데, 집에서 적어오라고 한 배뇨일기가 심상치 않다. 하루에 소변을 무려 15번 이상 보는데, 한 번 보는 양이 50~70 cc 정도밖에 안 된다. 소변 볼 때 주로 급한 느낌보다는 통증이 생기니까 빨리 없애려고 화장실을 자주 가는 편이라고 했다.

임상적으로 소변에 염증 소견이 없고, 골반부나 방광에 특별히 통증의 원인이 될 만한 이상이 발견되지 않는 3주 이상의 방광 통증을 만성방광통증후군이라고 한다. 통증은 소변이 찰 때, 소변 볼 때, 보고 나서 등 언제든지 생길 수 있고, 통증의 범위나 위치도 다양해서 심하게 말해 배꼽 아래 어디든 생길 수 있다. 요도에서 치골부 쪽으로 뻗치는 통증, 아랫배가 무지근한 통증, 아랫배 속에 돌멩이 하나 들어 있는 것 같은 뭐라 표현할 수 없는 불쾌감… 문제는 이런 통증의 원인을 일반적인 검사나 신체 검사로는 어디서도 찾아낼 수 없다는 것이다. 특별한 이상 소견은 방광 내시경에서만 볼 수 있는데, 방광 안의 혈관이 굉장히 충혈되어 있고, 궤양의 흔적도 보이는 경우도 있다. 심한 경우 검사를 위해 방광에 식염수를 채우면 혈관이 점점 터져 몽글몽글 피가 맺히는 모양도 볼 수 있고, 더 심하면 방광 점막이 좌악 찢어진다. 이런 변화가 평소에 소변이 차면 계속 반복되었을 것이니 얼마나 아팠을까.

이런 소견을 보이는 방광은 사이질성방광염(Interstitial Cystitis)이라고 하는데, 만성방광통증후군의 가장 나쁜 형태라고 볼 수 있다. 이게 정말 사람을 미치게 하는게, 사이질성방광염은 진행되면 마치 간경화처럼 방광 조직이 딱딱해지면서 탄력이 없이 굳어지게 되는데, 풍선처럼 줄어들었다 늘어났다 해야 소변을 채우고 비울 수 있는 방광에게 이런 변화는 치명적이다. 통증도 심하고 소변을 2~30분마다 보게 되니 살 수가 없다. 특히 3~40대 여성에 많은데, 문제는 만성방광통증후군/사이질성방광염은 서서히 진행을 하면서 통증이 상당히 뚜렷해질 때 환자들이 병원을 찾게 되고, 원인을 아직 명백히 찾아내지 못했기 때문에 속 시원한 치료법은 없다는 것이다. 꾸준히 초기부터 관리하고 열심히 치료하는 것이 최선이다. 보통은 항염작용을 하는 약물, 진통제, 항생제, 방광근이완제를 비롯하여 증상에 따라 적절한 약물을 쓰면서 헐고 있는 방광 점막을 회복시키기 위해 방광점막층 회복제를 먹거나 방광 내에 주입하는 치료를 한다. 이런 치료들은 조기부터 꾸준히 치료하면 좋아지는 효과를 볼 수 있다. 약물 치료에도 효과가 없거나 급격히 방광의 상태가 나빠지는 경우에는, 원래의 방광을 일부 절제하고 장으로 방광의 일부를 만들어 방광의 용적을 키워주는 방광확장수술을 한다. 50~100 cc도 아파서 못 참으니 아예 문제가 있는 부분을 잘라내고 장을 이용하여 나머지를 늘려주어 정상 방광용적인 4~500 cc의 소변을

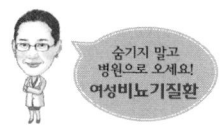

통증없이 참고 볼 수 있도록 하는 것이다.

'아니, 방광암만 방광을 떼고 장으로 방광을 만들어 주는 줄 알았더니 암도 아닌데 이런 수술까지 해야 하나?'하는 분도 있을 것이다. 이 병은 그만큼 힘든 병이다. 그런데 그 시작은 무엇이었을까? 대부분 사소한 잦은 방광염 증상을 무시하고 제대로 치료받지 않거나 그저 항생제만 그때 그때 먹으면서 수년간을 버텨오던 사람들이 결국 나중에 만성방광통증후군/사이질성방광염을 진단받는 경우가 많다.

만성방광통증후군/사이질성방광염은 시작은 미미한데 병의 경과와 끝은 너무나 괴롭다. 일단 일 년에 두 차례 이상 방광염이 자주 생기고, 방광염은 아니라는데 자꾸 아랫배가 아프고 소변이 개운하지 않다던지, 요도나 하복부에 소변을 보기 전에 통증을 느낀다면 전문의의 상담을 받아보는 것이 좋다. 살면서 소 잃고 외양간 고치면 안될 일이 많겠지만, 방광은 특히 더하다. 내 몸의 노폐물을 거르고 나온 소변이 아무 문제없이 잘 들어 있다가 하루 6번 시원하게 소변을 내보내 주는 것이 얼마나 행복한 일인지, 방광의 건강을 잃고 나서 후회하는 일이 없어야 하겠다.

 이럴 땐 만성방광통증후군/사이질성방광염 의심

- 소변이 마려운 느낌보다는 통증이나 불쾌한 느낌 때문에 화장실을 가야한다(소변 보고 나면 이런 증상이 좀 나아진다).
- 소변을 보고 나면 요도가 뻐근하게 아프다.
- 아랫배 불두덩 위의 부위가 묵직하게 불편하거나 아프다.
- 자다가 방광 쪽이 아파서 깨서 소변을 자주 본다.
- 잠자리를 하고 나면 통증이 더 심해진다(혹은 잠자리할 때 방광이나 요도쪽으로 느껴지는 통증이 있다).
- 위의 증상으로 동네 병원에서 소변 검사 후 염증은 없다고 하는데 계속 안 좋다.
- 소변량이 적을 때 통증이 더 심하다.

건강한 여성들의 즐거운 중년 맞기
폐경과 골다공증

✓ 40세부터 폐경을 준비하세요.
✓ 호르몬 치료는 전문가와 상의하여 안전하고 효과적으로 결정하세요.
✓ 골밀도의 감소는 폐경 전후에 가속화되니 미리 골밀도를 점검하세요.
✓ 꾸준히 운동하고 단백질, 칼슘, 비타민 D를 섭취하여 골다공증을 예방하세요.

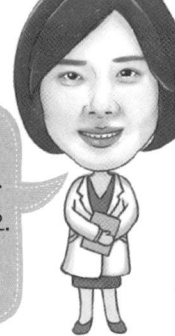

이대여성암병원 부인종양센터
정경아 교수

김성령, 김희애, 장미희… 나이를 잘 가늠할 수 없이 아름다운 모습으로 오랜 시간 브라운관을 환하게 만든 여배우들은 우리 아줌마들의 영원한 로망이다. 제아무리 아름다운 여성도 세월이 흐르면 얼굴이 처지고 군살이 잡히고. 결국 폐경(閉經)이 되어 노화가 절정으로 치닫는다. 잘 먹고 잘 살게 되면서 초경은 현저하게 앞당겨졌지만, 폐경 연령은 여전히 똑같이 50세 전후이다. 이러한 숙명 같은 현상을 거스를 수는 없지만, 더 건강하고 덜 늙고 더 오랫동안 아름다울 수는 있을 것이다. 40대를 멋지게 보내야 의학적으로 우아한 폐경을 맞을 수 있다.

폐경은 여성의 월경이 이제 영원히 없어진다는 뜻이고, 이는 여성임을 의미하는 난소의 기능이 다 끝나버렸다는 중대 사안에 해당된다. 폐경이 되는 나이가 50세 즈음이므로 환갑잔치를 하면서 오래 살았다고 축하하던 시절에는 폐경 후 삶이 문젯거리도 아니었다. 하지만, 여성의 평균 수명이 이미 80세를 넘긴 지금은 폐경 후에 여성 아닌 여성으로

30년이 넘는 긴 시간을 건강히 살아야 하는 어려운 숙제가 생긴 것이다.

잠시 역사 속으로 시간을 거슬러 올라가 보면, 1812년 처음으로 프랑스 의사가 폐경이라는 용어를 사용했다. 이후 100년이 더 지난 1920년에 여성호르몬인 에스트로겐과 프로게스테론의 구조를 알아냈고 1942년에 드디어 미국 식약청에서는 프레마린이라는 에스트로겐 복합체를 폐경 증상의 치료에 사용하도록 허가했다. 폐경이 된 여성이 여성호르몬을 복용하여 폐경으로 인한 증상을 해결하면서 프레마린은 모두가 인정하는 만병통치약처럼 엄청나게 팔려나갔다.

승승장구하며 급성장하던 호르몬 치료약제 회사인 와이어스-에이스트사에서는 호르몬 치료를 심장질환의 예방약으로 미국 식약청에 허가 신청을 할 정도였으며 호르몬 치료의 효과를 입증하기를 기대하며 여성 건강에 대한 주도적 연구(Women's Health Study, WHI)에 무상으로 약을 제공하기까지 하였다. 하지만, 1991년 미국 국립 보건원의 관리 하에 계획하여 40여 개의 의료기관에서 1993년~1998년에 걸쳐 모집된 50~79세 사이의 폐경 여성 161,809명이 참여한 이 대규모의 연구는 에스트로겐과 프로게스틴의 병합 요법 연구를 시작한 지 5년여 만인 2002년에 기대와 달리 심장질환, 유방암, 뇌졸중, 정맥혈전증의 위험성이 증가하여 골절 감소와 대장암 위험 감소의 이점보다 상회하였으므로 연구가 중단되었고, 이 결과가 발표된 이후 폐경 호르몬 치료는 혼란에 빠져 버렸으며 처방이 급격하게 감소한 것도 사실이다.

과연 폐경 여성에게 호르몬 치료는 약일까? 독일까?

나에게도 벌써 폐경이 왔을까? 진단 방법은?

여자 나이가 마흔이 넘으면 여성호르몬에 자신이 없어지는 것은 당

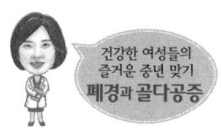

연하다. "제가 혹시 조기 폐경은 아닐까요?"라고 검사를 원하는 경우도 적지 않다. 대부분의 폐경은 노화현상의 하나로 초래되는 자연 폐경이지만 난소에 혹이 생겨서 수술한 이후에 발생하는 수술적 폐경이 올 수도 있고 젊은 여성이 암으로 투병 중에 항암치료를 위한 화학요법, 방사선치료에 의한 난소 기능의 의인적 제거로 폐경이 될 수도 있다. 실제 예기치 못한 조기 폐경이 오는 경우도 있으며 정확한 원인 규명이 어려울 때도 많다.

폐경은 월경주기가 불규칙하게 변동되고 신체적으로는 안면홍조, 발한, 불면증, 전신통, 불안감, 초조, 근심, 우울, 기억력 감퇴, 비뇨생식기계 위축, 성교통, 성욕 감퇴, 피부 변화가 전형적인 증상이다. 조기 폐경이 의심되거나 자궁 절제술을 받은 여성의 정확한 폐경 진단을 위해서는 혈액을 채취하여 난포 자극 호르몬(Follicle Stimulating Hormone, FSH)이 30~40 mIU/ml 이상으로 측정되면 폐경이다.

최근에는 항뮬러관 호르몬(Anti-Müllerian Hormone, AMH)을 측정하여 잔여 난소 기능(Ovarian Reserve)을 평가할 수 있다. 항뮬러관 호르몬은 난포 자극 호르몬과 달리 월경주기, 경구 피임제 복용 여부, 임신의 영향을 거의 받지 않는 유용한 검사로 폐경이 가까워질수록 그 수치가 감소하여 폐경 이후에는 거의 검출되지 않는 수준까지 떨어진다. 즉 노화에 따른 난자 및 난포 수의 감소를 반영한다.

월경이 완전히 끝나고 1년이 지나야 폐경이라고 진단하며 그 이전에 월경주기의 규칙성이 사라지는 시기부터 폐경이 될 때까지를 폐경이행기라고 한다. 이 기간이 2~8년 정도이며 난소의 노화는 평균 37~38세부터 시작되므로 40세부터 폐경을 준비하는 것은 이르지 않을 것이다.

호르몬 치료 전에 받는 검사는 무엇인가요?

　폐경이 된 여성은 80% 이상에서 안면홍조, 야간 발한, 수면장애, 질 위축과 같은 에스트로겐 부족으로 인한 증상을 경험하게 되며 이 중 절반의 폐경 여성은 이러한 폐경 증상으로 인해 고통을 받고, 20~30%는 그 증상이 매우 심하다. 따라서 이들은 호르몬 치료를 시작해야 할지를 고민하게 되며 적절한 검사를 통해 호르몬 치료의 장단점을 평가하여 효과적이고 안전한 호르몬 투여를 결정하는 것은 매우 중요하고 어려운 문제다.

　우선 폐경클리닉을 방문해 검진을 받으면 심혈관질환이나 암, 골다공증 등을 조기에 발견하고 폐경 주변기의 여성이 폐경으로 자연스럽게 넘어갈 수 있도록 의사의 도움을 받을 수 있다. 전반적인 병력 청취와 신체 진찰을 받도록 하고 키, 체중, 허리둘레, 혈압을 측정해야 한다. 병력 청취 시에는 호르몬 치료의 적응증과 금기증에 기준하여 개별적으로 자세한 평가를 받아야 한다. 폐경 증상, 월경력도 확인해야 하고 골다공증, 정맥혈전색전증, 편두통, 유방암, 심혈관질환, 뇌졸중에 대한 과거력, 가족력까지 알아보아야 한다.

　기본 검사로 일반 혈액 검사, 소변 검사, 흉부 X-선 촬영, 심전도 검사 등을 시행하고 의심이 되는 질환이 있으면 필요한 정밀 검사를 추가한다. 갑상선 자극 호르몬 검사, 성매개 감염 여부에 관한 선별검사가 필요할 수 있으며 유방과 골반진찰은 해마다 시행한다. 특히 유방 촬영술은 40세부터는 매년 촬영해야 한다. 특정 만성질환에 관한 검사들을 계획하고 필요한 예방 접종을 제공하고 영양, 신체 활동, 손상 예방, 직업, 성생활, 결혼, 부모로서의 문제, 배뇨 기능, 담배, 술 및 약물 등에 관하여 상담한다.

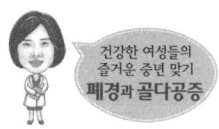

자궁경부 세포 검사는 매년 정기적으로 시행할 것을 권고하고 있으며, 대장암과 직장암의 증가 추세로 인해 분변 잠혈검사는 50세 이후부터 매년 시행하며 대장내시경검사는 5~10년마다 권장한다.

표 1. 호르몬 치료 전 받아야 할 검사

기본 검사: 호르몬요법 시작 전 1년 이내의 검진이 필요
• 병력청취: 증상, 월경력, 과거력, 가족력 • 신체검진: 키, 체중, 혈압, 골반진찰 • 혈액 및 검체 검사: 공복혈당, 지질, 간기능, 일반혈액검사, 뇨검사, 자궁경부 세포 검사 • 유방촬영술 • 골밀도 검사
선택 검사: 개개인의 위험 요인에 따른 개별화 검사
• 골반 초음파 및 유방 초음파 검사 • 갑상선 기능 검사 • 자궁내막 생검 • 생애 주기에 따른 기본 검사(위대장내시경, 시력, 청력 등)
추적 검사: 임상 증상에 따라 기본 검사와 선택 검사를 필요에 따라 1~2년 간격으로 시행

폐경 호르몬 치료, 좋을까? 나쁠까?

폐경 여성의 건강에 대한 대규모의 코호트 연구로 간호사 건강 연구(Nurses' Health Study, NHS)가 있다. 여러 임상의, 역학자, 통계학자들의 팀을 구성하여 1976년에 시작된 이 연구는 30세에서 55세 사이의 127,000명의 기혼 여성 간호사들을 대상으로 한 조사에 의해 경구피임제, 흡연, 주요 질환들에 대한 위험성, 운동, 식이에 이르기까지 다양한 방면에서 265개가 넘는 논문이 발표되었다. 2차 NHS는 1차 연구에서는 밝혀지지 않았던 생식과 건강에 관한 다른 문제를 알아보기 위해 1989년에 좀 더 젊은 여성들 116,000명으로 시작하였고, 이들 역시 2년에 한 번씩 상세한 설문지를 작성하였다. NHS 연구에서 얻은 중요한 결과 중 폐경 여성의 호르몬 치료에 해당하는 내용은 폐경 여성에서 에스트로겐 치료는 심장질환, 대장·직장암의 위험을 감소시키나 유방암을 진행시키는 위험성이 증가한다는 것이었다.

반면 WHI 연구에서는 에스트로겐과 프로게스틴을 병합 투여한 첫 1~2년에 심장질환의 위험성이 증가하는 것으로 나타났으므로 폐경 호르몬 치료가 심장질환의 위험을 증가시키지 않고 감소시키는 것으로 결론 지은 NHS와는 차이가 있다. 이러한 상반된 결과에 대한 원인은 환자의 연령과 건강 상태가 다르기 때문이었을 것으로 보인다. 따라서 나이가 많고 폐경이 된 지 오래된 여성, 특히 심장질환을 앓았거나 위험성이 있는 경우에는 폐경 호르몬 치료를 하지 않는 것이 안전하고, 폐경이 된 지 얼마 안 되는 젊은 폐경 여성이 심장질환의 위험이 높지 않을 때는 폐경 호르몬 치료로 인한 심장질환의 위험이 증가하지 않고 이점이 더 클 것이다.

심장질환을 제외하면 대표적인 연구들의 결과는 큰 차이가 없는 경향을 보여 5년 이상 장기간의 에스트로겐과 프로게스틴 병합 투여가 유방암의 위험은 증가시키고 대장암은 감소시키며 자궁 절제술을 받은 여성에서의 에스트로겐 단독 투여는 WHI 연구에서는 7년까지 NHS에서는 15년까지 유방암의 위험을 증가시키지 않았다.

하지만, 폐경 호르몬 치료의 유방암에 대한 위험은 다소 과장되게 받아들여져 있는 것이 사실이다. 실제 WHI 연구에서 폐경 후 에스트로겐-프로게스틴 제제로 인한 유방암의 추가적인 위험은 1만 명당 약 8건에 불과하여 폐경 호르몬 치료를 받는 1만 명의 여성 중에서는 41명, 호르몬 약을 복용하지 않은 여성 1만 명 중에서 33명이 유방암에 걸렸다는 결과의 차이였다. 따라서 유방암 환자가 폐경 호르몬 치료를 해서는 안 되겠지만 마치 호르몬 치료가 무조건 유방암을 발생시킬 것이라는 우려는 옳지 않다.

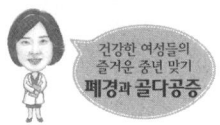

폐경 호르몬 치료는 어떻게 하나요?

　폐경 호르몬 치료는 전신적으로 작용하는 먹는 약, 붙이는 약, 바르는 약이 있으며 국소적으로 질에 삽입하는 질정과 질 크림으로 구분된다. 경구 투여가 일반적이지만 먹는 약은 위장관을 거쳐 간문맥으로 흡수가 되기 때문에 간에 대한 영향이 있으므로 소화불량이 있거나 간이 나쁜 여성은 비경구 투여가 좋다.

1. 적응증

- 에스트로겐 결핍에 의한 증상 및 신체적 변화
- 폐경과 관련된 혈관 운동 증상
- 폐경과 관련된 비뇨생식기 위축 증상
- 폐경 이행기와 폐경 후 골감소증 및 골다공증의 예방과 치료
- 조기 난소부전(조기 폐경)

2. 금기증

- 진단되지 않은 질 출혈
- 에스트로겐 의존성 악성 종양(유방암, 자궁내막암 등)
- 활동성 혈전색전증
- 활동성 간질환 또는 담낭질환을 앓고 있는 경우

3. 사용방법

- 에스트로겐으로부터 자궁내막 보호를 위해 매달 12일 이상 프로

게스토겐을 투여
- 자궁이 없는 여성 : 특별히 필요한 경우를 제외한 대부분은 프로게스토겐을 사용하지 않는다.

4. 치료기간

- 폐경 여성이나 폐경 이행기에 시작할 때 가장 이롭다.
- 폐경 후 10년 이내, 60세 이하에서 위험도가 낮다.
- 이점과 위험을 주기적으로 평가
- 조기폐경 여성은 적어도 평균 폐경연령(50세)까지 사용
- 권장용량 : 최소의 유효용량

5. 증상별 처방

1) 질 위축증

- 국소적인 저용량 에스트로겐 요법 권장
- 단기간의 국소적 저용량 에스트로겐 요법은 프로게스토겐 병합투여 불필요
- 에스트로겐 투여는 질 상피세포의 회복으로 정상 질내 세균총을 유지시켜 질염의 빈도를 낮추고 재발성 요로감염, 빈뇨 등의 폐경기 비뇨기 증상을 호전시킨다.

2) 골다공증

- 60세 이하 폐경 여성의 골다공증 예방 및 치료제
- 60세 이후의 폐경 여성에서 골절 예방만을 위한 목적으로 권장되지 않는다.

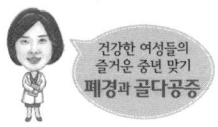

6. 호르몬 치료가 다른 질병에 미치는 영향

1) 대장직장암

- 에스트로겐-프로게스토겐 병합요법은 대장직장암을 감소시킨다.

2) 알츠하이머병

- 인지기능 감소와 치매의 예방 및 치료 목적만을 위해서 처방하는 것을 권고하지는 않는다.
- 폐경 초기 여성에서 사용 시 인지 기능 감소를 예방하는 효과를 기대할 수 있다.

3) 심혈관질환

- 일차적 또는 이차적 심혈관질환 예방을 위해서 권장되지 않는다.
- 호르몬 치료 시작 시기와 프로게스토겐 사용 여부 또는 종류에 따라 다를 수 있다.

4) 혈전색전증

- 과거력이 있거나 현재 정맥 혈전증이 있는 여성에서는 금기
- 에스트로겐 단독 요법을 50세~59세 여성에서 사용한 경우에는 유의한 증가가 없다.

5) 담낭질환

- 경구 호르몬 요법은 담낭질환의 위험을 증가시키며, 사용기간, 용량에 비례
- 담낭질환이 있는 여성은 비경구적 호르몬 요법 사용

6) 유방암

- 에스트로겐 단독 요법: 유방암의 발생위험이 15년까지 증가하지 않고 오히려 감소하는 경향
- 에스트로겐-프로게스토겐 병합 투여: 7년까지 유방암 위험도가 증가하지 않는다.
- 국내 유방암 발생빈도 및 양상이 서구의 통계와 차이가 많으므로 국내에 그대로 적용하기에는 무리가 있다.

7) 난소암

- 관련성에 대한 뚜렷한 증거는 없는 상태
- 상피성 난소암 환자에서 에스트로겐 요법은 무병 생존 기간이나 생존율에 영향을 주지 않는다.

8) 우울증

- 폐경 호르몬 요법은 제한적이지만 기분 장애와 행동에 긍정적인 영향을 미칠 수 있다.
- 우울증을 치료할 목적으로 사용할 만한 임상적 근거는 부족하다.

폐경을 극복하는 다른 방법이 있나요?

식이요법으로는 고탄수화물의 섭취를 피하고, 생선, 야채의 섭취를 늘린다. 현미, 보리, 밀, 옥수수, 팥, 콩류, 등푸른생선을 권장하고 짠 젓갈류, 탄 음식, 훈제음식, 고칼로리 음식은 피하도록 한다. 질병예방을 위해서 과일과 야채를 주로 먹으면 허혈성 심질환, 뇌졸중을 감소시키며 브로콜리, 양배추, 케일, 시금치, 밀감이 좋다. 시금치는 엽산, 비

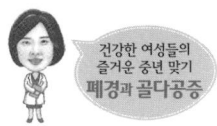

타민, 철분이 풍부하며 엽산은 심장질환, 뇌졸중, 알츠하이머병과 연관되어 혈중에서 증가된 호모시스테인, 아미노산을 감소시키는 효과가 있다. 과일과 야채를 많이 섭취하면 암, 특히 소화기, 호흡기 암을 감소시키고 저육류식이 효과가 있으며 풍부한 비타민, 미네랄에 비해 열량이 낮아 비만을 방지하고 식이섬유가 포만감을 준다. 딸기, 블루베리, 시금치, 케일이 항산화 작용이 높아서 암, 심혈관질환 예방에 중요하며 저염식이 고혈압을 감소시킨다.

식물성 에스트로겐은 콩과류 식물에서 추출한 자연성분의 에스트로겐 제제로 식물의 비스테로이드 성분으로서 에스트로겐 수용체에 대하여 경쟁적으로 결합하여 효과를 보이는 물질이다. 이소플라본이 대표적인 식물성 에스트로겐이며 그 외 대체 요법으로 승마 추출물, 달맞이꽃 종자유 등이 있다. 최근에는 백수오가 선풍적인 인기를 끌었다. 호르몬 치료에 대한 지나친 우려로 인하여 건강식품을 비롯한 여러 가지 보완 대체 요법에 따라붙는 '식물성' 또는 '자연주의'라는 수식어는 마치 안전성과 효과를 동시에 보장해 줄 것만 같은 과장된 기대를 불러일으키는데 무조건 맹신하는 것은 금물이다. 대두 추출물도 여성 건강에 긍정적인 영향을 미칠 것이라는 이론적 배경과 기대하에 지속적인 연구가 진행되었으나, 동물 실험과 임상 시험의 차이, 대규모 연구의 부족, 연구의 표준화가 어려운 한계점 등으로 인해 명확한 결론을 짓기는 무리가 있다. 이소플라본, 승마, 백수오, 홍삼, 석류 등의 효과뿐 아니라 부작용 측면에서 안전성을 입증하기 위한 장기간의 연구가 더 많이 시행되어야 한다. 자신의 여성다움을 되찾고 싶은 기대로 비효율적인 막대한 비용 투자를 부담하기보다는 꼼꼼하게 잘 알아보고 전문가와 상의하여 자신에게 가장 적절한 효과적이며 안전한 폐경 치료 방법을 결정해야 할 것이다.

건강보조식품은 폐경 여성이 선호하는 치료이나 위약 대조군 연구 결과가 일관되지 않고 부족하여 결론을 짓기 어렵다. 충분한 영양을 섭취하는 건강한 성인에서 종합비타민의 복용이 만성질환이나 암을 예방하고 사망률을 줄이지 못하였다. 일정량의 어유(Fish Oil) 섭취 혹은 오메가3 보충은 심혈관질환의 위험을 낮출 수 있다. 글루코사민의 복용이 무릎의 골관절염을 호전시키고 증상을 호전시킨다는 의견에는 논란이 있으나 이득이 있을 가능성이 있으므로 환자와 상의 후 다른 약의 복용이 어려울 경우에 3개월 정도 복용한 후 복용지속 여부를 결정할 수 있다. 알로에는 전통적으로 항염증작용으로 인해 상처 회복이나 염증성 장 질환에 효과가 있는 것으로 알려졌으나 이를 입증하기 위한 양질의 연구가 더 필요하다.

생리를 잘하는 여성이 건강하다는 말이 억측이 아닌 만큼 생리불순, 생리통, 생리가 아닌 출혈이 있는지 살펴보아 부인과 질환의 발생을 놓치지 않아야 한다. 돌아가며 가족들 정기 건강검진을 받게 하느라 언제나 자신의 건강 챙기기는 뒷전으로 미루어 두다가 병을 키우지 말고, 나이에 맞게 필요한 검사들을 잘 선택하여 맞춤식 여성 정기 건강검진을 받아야 한다. 폐경 호르몬 치료가 필요하다면 근거 없는 걱정으로 약을 피하려고만 하지 말고 가장 안전하고 효과적인 호르몬 치료 방법을 전문가와 상의하여 결정해야 한다. 균형 잡힌 식사와 규칙적인 적절한 운동은 기본이며 대체 요법, 식물성 호르몬, 다양한 건강보조식품에 이르기까지 충분히 잘 따져 보고 주치의와 상의해서 선택해야 할 것이다.

골다공증, 할머니 되기 전에 미리 준비하기

꼬부랑 할머니라는 말은 익숙한데 꼬부랑 할아버지란 말은 들어본 적이 없는 것 같다. 왜일까? 골다공증 환자 5명 중 4명이 여성일 정도

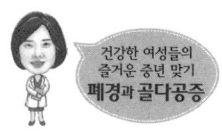

로 남성보다 여성에게 많은 질환이기 때문이다. 골다공증은 건강에 대한 주된 관심사이며 연령의 증가에 따라 골밀도는 감소하고 골절의 위험은 증가하게 된다. 70세 여성의 뼈 무게는 골다공증으로 인해서 40대 여성의 뼈 무게에 비해 2/3 정도이며 폐경 이후의 기간 동안 결국 골다공증 환자가 되는 여성이 절반에 이른다.

골다공증은 뼈의 강도가 약해져서 쉽게 골절이 발생할 수 있는 상태로 골조직이 감소하여 뼈의 구조가 변형되어 골절의 위험을 증가시키는 골격 질환이다. 세계보건기구(WHO)에서는 골다공증의 정도를 수치화한 티-스코어(T-Score)로 한다. 골밀도가 젊고 건강한 성인의 평균보다 2.5 표준 편차 미만인 경우에 골다공증으로 진단한다.

폐경 후에 오는 골다공증은 어떻게 다르죠?

골다공증은 폐경에 의한 경우와 노인성 또는 이차적 원인에 의한 골다공증으로 분류하여 그 임상적 특징의 차이가 있으나 제2형의 경우에도 에스트로겐 결핍의 영향일 수 있다는 주장도 있다. 폐경에 의한 골다공증과 노인성 골다공증을 비교해 보면 〈표 2〉와 같다.

여성의 폐경은 그 이전 폐경 주변기에서부터 신호가 시작되는 과정을 거치는데, 이러한 과정이 10~12년 전부터 시작되어 점차 난소에서 난포의 에스트라디올 생성이 감소된다. 에스트로겐이 결핍되면 뼈에서 친염증성 사이토카인 생산이 증가하는데, 이들은 파골전 세포 형성에 관여하여 골흡수를 증가시킨다. 에스트로겐은 골형성과도 밀접한 관계가 있어 골조직에 대한 직접 효과가 있으며 칼슘 대사에 영향을 준다. 비타민 D 대사에 대한 영향을 통해 칼슘의 장관 흡수를 증가시키고 요

표 2. 폐경에 의한 골다공증(제1형)과 노인성 골다공증(제2형)의 비교

특징	제1형	제2형
원인	폐경	노화
연령	51~75	70
골소실의 유형	주로 지주골 소실	지주골 및 피질골
골소실의 속도	빠름	느림
골절의 빈발부위	척추 및 요골 원위부	척추 및 골반부
부갑상선 기능	저하	증가
칼슘 흡수	저하	증가
25-수산화비타민 D	2차적 저하	1차적 저하

배설을 감소시키며 부갑상선 호르몬 분비를 저하시킨다. 에스트로겐 결핍은 일차적으로 소주골이 많이 포함된 골 부위, 즉 척추골에서 골량의 감소를 유발하므로 특히 척추의 골소실을 가속화한다. 모든 폐경 여성에서 골소실이 있지만 그 정도는 다양한데, 이는 개인에 따른 에스트로겐 수용체 작용의 차이 때문인 것으로 생각되며 이외에 성호르몬 결합글로불린 농도와 국소적으로 안드로겐에 의한 에스트로겐 생성의 차이도 고려할 수 있다. 따라서 여성호르몬인 에스트로겐은 골흡수를 막고 재형성 과정에 관여하여 폐경 후에는 에스트로겐 보충요법으로 골감소를 예방할 수 있다.

30세 이후부터 골밀도는 천천히 연간 약 0.7% 정도 감소한다. 뼈의 표면인 피질골의 소실보다 뼈의 내면인 지주골의 소실이 더 크다. 폐경 후 1년 동안 전체 골량의 소실이 1~1.5%, 지주골에서는 5%까지 골소실이 발생하며, 이러한 골소실은 5년까지 가속화되다가 점차 노화와 연관된 골소실로 이어진다. 폐경 후 20년 동안 폐경으로 인한 골소실은 지주골의 50%, 피질골의 30%에서 일어난다. 즉 폐경 후 15년 동안에

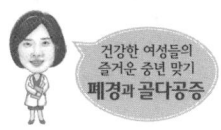

75%가 넘는 골소실이 발생하는데, 이는 노화보다 에스트로겐 결핍 때문이다. 특히 척추의 골밀도는 폐경 전의 골소실률이 연간 0.13%인데 비해, 폐경되기 1.5년 전부터 폐경 후 1.5년에는 연간 2.5%까지 감소하게 되기 때문에 척추 골절이 쉽게 발생할 수 있다.

척추 골다공증으로 인한 증상은 허리가 아프고 키가 작아지며 등이 굽는 변형으로 나타난다. 백인 여성에서 남성보다 5배나 더 흔하다. 65세가 넘은 여성은 약 50%가 척추의 압박 골절을 가지고 있으며, 이로 인한 급성, 재발성 혹은 만성 요통을 호소하기도 하나 이 중 3분의 2는 임상적으로 인식하지 못하고 지나간다. 한 개의 척추가 압박골절이 되면 키가 1 cm가량 작아지기 때문에 백인 폐경 여성이 치료받지 못하면 6.4 cm까지도 작아지게 된다. 골절은 12번째 흉추와 처음 3개의 요추에서 가장 흔하게 발생한다. 척추 골절이 발생한 경우, 1년 이내에 20%가 재골절될만큼 연속적으로 일어날 위험성이 높고 이들은 또한 비척추 골절의 위험도 증가하기 때문에 과거에 척추 골절을 경험한 적이 있는 폐경 여성은 보다 적극적으로 골다공증을 예방해야 한다. 구강의 치조골도 골다공증과 연관되어 약해지고 에스트로겐의 영향을 받으며 척추 골밀도와 치아의 수가 상관성이 있다. 물론 흡연도 치아 소실과 관련이 있다.

골절의 부위는 요골 원위부 골절이 50세 전부터 증가하다가 60세에 정점에 이르는 반면, 골반 골절은 70세 이후부터 5년마다 2배로 점차 증가한다. 역학 연구 결과, 백인 여성이 35세에서 60세가 되면 전완의 원위부 골절이 10배나 증가하며 75세까지는 손목 골절(콜레스 골절)이 가장 흔하고 이후에 골반 골절은 점점 많아진다. 골반 골절의 80%가 골다공증과 관련이 있다. 전반적으로 50세 백인 여성이 남은 여생 동안 골다공증으로 인해 골절이 될 위험도는 척추 골절이 32%, 골반 골절이 16%, 손목 골절이 15%에 이른다.

뼈 건강 체크하기

골밀도 검사는 골다공증의 진단과 치료 전 골 상태 평가에 중요하며 특히 골다공증의 위험이 큰 폐경 여성에서는 더욱 도움이 될 수 있는 검사이다. 저체중, 비외상성 골절의 과거력 또는 가족력, 외과적인 수술로 인한 폐경 또는 40세 이전의 자연 폐경은 골다공증의 고위험요소에 해당되며, 비정상적으로 1년 이상 무월경을 보이는 폐경 전 여성과 골다공증을 유발할 수 있는 질환이 있거나 약물을 복용 중인 경우에는 특히 골밀도 검사가 필요하다. 골밀도 검사의 실시 간격은 1년 이상으로 하되, 정상 골밀도로 확인된 경우에는 2년으로 한다. 중심골인 요추와 대퇴골의 골밀도 검사 결과로 치료 효과를 판정한다.

치료 전 상태 및 단기간의 치료 효과 판정을 위해 골대사 표지자 검사(디옥시피리디놀린, 오스테오칼신, 골특이성 알카리성 포스파타제)를 이용하기도 한다.

골다공증, 어떻게 예방하나요?

체질량 지수(체중 kg/키 m²)가 19 미만이면 뼈가 약할 가능성이 높으므로 지나치게 마른 체형을 선호하는 요즈음의 세태는 문제가 될 수 있으며 뼈 건강에 필수적인 비타민 D는 음식으로는 섭취가 힘들고 햇빛을 받아야 합성이 된다. 폐경 여성에서 뼈 건강을 위해 비타민 D의 보충이 매일 800~1000 IU가 필요하다. 칼슘은 하루에 1,000~1,200 mg이 필요하고 흡연과 음주는 뼈에 해롭다. 일반적으로 뼈에 좋다고 즐겨 먹는 곰탕, 도가니탕의 문제점은 대개 소금간을 많이 하기 때문에 염분이 칼슘 흡수를 저해하고 인의 함량도 높아서 역시 칼슘 섭취가 저해된다.

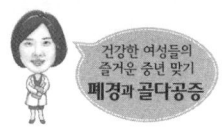

적당한 운동은 매우 중요하며 체중 부하 운동으로 걷기, 조깅, 계단 오르기, 댄스, 테니스가 좋고 근력강화운동으로 헬스가 있다.

여성호르몬은 뼈를 지켜주는 중요한 역할을 한다. 젊은 여성에서도 생리가 없어지면 급속도로 뼈가 약해지고 45세 이전에 폐경이 온 여성은 골다공증의 위험이 높아진다. 50~79세 여성을 대상으로 5.2년간 여성호르몬을 복용한 연구 결과, 골밀도가 증가되고 골절이 감소하였다. 비스포스포네이트는 매일, 매주, 매월 복용하거나 3개월 또는 매년 주사하는 다양 한 제제가 개발되어 있으며 랄록시펜은 척추 골절을 감소시킬 뿐 아니라 유방암 예방 효과도 있다.

효과적인 치료도 중요하지만, 골다공증은 소리 없이 찾아와서 골절 후에는 매우 심각한 합병증이 나타날 수 있으므로 예방이 최선인 질환이다. 그러나 골다공증 치료의 문제점으로 비교적 고가의 약제로 골밀도 수치 T-값이 −2.5 이하인 골다공증으로 진단이 되어야만 비스포스포네이트 등의 치료 약제가 보험 인정이 되므로 골감소증에서 미리 예방을 하기에는 제한이 있다. 또한 골다공증 치료제와 여성호르몬 치료를 같이 받게 되면 둘 중 하나는 보험 인정을 받지 못하여 경제적 부담이 발생한다.

골다공증의 치료법은?

일반적 치료	골흡수 억제제	골형성촉진제
• 칼슘과 비타민 D 섭취 • 운동 • 금주, 금연 • 낙상 방지	• 골흡수 억제제 • 여성호르몬 • 비스포스포네이트 • 랄록시펜 • 랑클 억제제(데노수맙)	• 부갑상선 호르몬

충분한 칼로리와 단백질, 칼슘, 비타민 D가 함유된 식사와 함께 신선한 야채와 과일을 섭취하면 골다공증의 예방뿐 아니라 치료에 도움이 된다. 대한골대사학회의 식이 지침은 다음과 같다.

1. 칼슘이 풍부한 식품을 매일 2회 이상 섭취한다. 저지방 우유, 요구르트 등이 좋고 어류, 해조류, 들깨, 달래, 무청 등을 많이 섭취한다.
2. 단백질 음식, 다양한 야채를 먹는 균형 있는 식사를 하여 단백질, 칼슘, 비타민 D, K, 마그네슘, 구리, 망간 등을 충분히 섭취한다.
3. 싱겁게 먹고 과다한 양의 단백질이나 지나친 섬유소 섭취를 피한다.
4. 비타민 D, 오메가3 지방산이 풍부한 생선을 일주일에 2회 이상 섭취 한다.
5. 콩, 두부의 섭취를 충분히 한다. 콩 제품은 익힌 것이 단백질 흡수에 좋다.
6. 비타민 C, K 등과 칼륨, 마그네슘 등의 무기질 섭취를 위해 신선한 야채와 과일을 충분히 먹는다.
7. 체중 미달일 때는 총 열량 및 칼슘, 단백질 섭취를 증대시킨다.
8. 무리한 체중 감량은 삼가고 감량을 해야 할 때는 칼슘 보충을 해 주어야 한다.
9. 탄산음료나 커피의 섭취를 줄인다. 카페인 음료가 필요할 때는 녹차, 홍차 등을 마신다.
10. 흡연은 피하고 술은 1~2잔만 마신다.

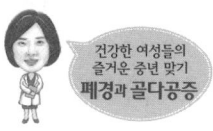

폐경 여성을 위한 운동 방법, 따로 있어요

폐경 여성은 적게 먹고 많이 움직이는 가장 어려운 방법을 꾸준하게 지속하며 좋은 컨디션을 유지해야 한다.

요가는 당 내성과 인슐린 민감도, 지질 단면도, 인체 특성 및 혈압 등을 향상시킨다. 또한 제한적이기는 하나 건강한 사람의 응고 지표를 향상시키고 건강한 성인과 심각한 만성질환을 가진 사람 모두에서 산화 스트레스를 감소시킨다. 아울러 최근 연구들에서 요가가 심혈관계 질환의 치료와 위험군에서의 심혈관계 질환 예방에 유용하다고 보고하고 있다.

실제 운동을 할 때 고려하여야 할 점은 각 사람마다 생리적인 기능과 같은 강도의 운동에 대한 반응이 서로 다르므로 운동 프로그램은 개개인의 건강 상태와 요구도에 따라 각자에 맞게 구성되어야 한다. 모든 정규 운동을 하기 전과 후에 준비 및 마무리 운동으로서 부드러운 신장 운동(스트레칭)을 시행해서 운동으로 인한 근골격계 손상과 심장질환을 예방할 수 있고 운동 후 근골격계 통증을 예방할 수 있다.

유산소 운동으로 골밀도에 긍정적 영향을 주는 체중 부하 운동인 걷기, 조깅이 추천되며 자전거 타기나 수영은 근골격 질환이 있거나 균형 감각을 유지하기 힘든 경우에 선호된다. 요가나 태극권은 우울증이나 정서장애가 감소하고 삶에 대한 만족도가 증가하는 등의 긍정적인 효과를 보인다.

근력강화 운동인 저항 운동 프로그램 역시 경도의 강도에서 시작하여 점차 강도를 증가시켜야 하며 초기의 저항 운동은 좋은 자세를 유지할 수 있고 모든 관절 가동 범위를 통해 안전하게 들어 올릴 수 있을 정도의 저중량 기구로부터 시작되어야 한다. 힘을 쏟고 있는 동안 호흡을 멈춰서는 안 되며 중량 기구의 무게는 근력의 증가에 따라 서서히 올려야 한다. 저항 운동은 주당 2~3일의 빈도로 시행했을 때 근력이 유의하게 향상되며 주당 4~5일의 빈도에서는 더 많은 근력강화가 이뤄지지만, 운동에 대한 적응이나 참여도는 감소할 수 있어서 유의한 근력 향상과 참여도 증가를 위해 주당 2~3일 할 것을 권장한다. 저항 운동이 혈압에 미치는 영향을 살펴본 메타 분석에서 웨이트 트레이닝과 같은 동적 저항 운동 및 운동 강도를 점차적으로 증가시킨 점진적 저항 운동은 성인에서 안정 시 수축기 및 이완기 혈압을 모두 감소시킴을 알 수 있었다.

골밀도의 감소는 폐경 전후에 가속화되기 때문에 폐경이 되기 전에 골밀도를 최대로 만드는 것이 매우 중요하다. 정기적으로 운동하는 여성들은 보다 튼튼한 뼈를 유지하므로 1주일에 3~5번 정도 조깅이나 산책 등 몸무게를 싣는 운동을 하고 칼슘과 비타민 D를 섭취하여 건강한 뼈를 유지해야 한다.

건강하고 즐겁게 중년 맞기

'Power of mind over body'라는 말이 있다. 마음이 먼저 몸을 지켜야 하는 것은 만고의 진리인데 나이 마흔이 넘고 폐경을 바라보는 여성은 점차 마음이 약해지기 마련이다. 본인이나 가족이 가지게 될지 모르는 만성질환, 결혼 생활의 굴레들, 이혼이나 사별 또는 자식들과의 관계 변화, 늙어가는 부모님에 대한 걱정, 삶에 대한 책임감, 업무의 스트레스, 은퇴 후의 생활에 대한 경제적 압박, 앞으로의 생이 오래 남지 않았다는 정신적인 스트레스가 우울감의 유발 인자가 된다. 폐경 여성의 약 25~50%에서 폐경과 관련된 심리적 증상인 신경과민, 집중력 저하, 기억력 감퇴, 공격성, 긴장, 불면, 우울, 짜증, 의욕상실, 우유부단함, 자신감 상실 등이 나타나며 우울한 기분이 가장 흔하게 나타나는 증상이다. 폐경이 되어 여성호르몬이 부족해지면 감정과 연관된 뇌의 부위

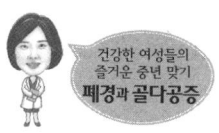

에 영향을 미치므로 심리적 증상이 유발되고 폐경 증상인 반복적 야간 발한에 의한 수면 장애로 피로, 짜증 등의 심리적 증상이 초래된다. 여성성에 대한 상실감, 사회적 분위기도 폐경 여성의 우울감의 원인이 될 수 있다.

대한폐경학회에서 조사한 결과, 우리나라 자연 폐경 여성 중 폐경 증상을 경험하는 여성이 89% 정도였고 가장 흔한 증상은 안면홍조로 61%였으며, 이 중 1/3은 심한 신체적 고통에 시달리고 있었다. 폐경기 증후군으로 인해 고통받는 경우에는 폐경 증상을 효과적으로 호전시킬 수 있는 호르몬 치료를 할 수 있다. 폐경 증상 완화에 도움을 줄 수 있는 생활양식 변화에는 적정 체중 유지, 중심체온 낮게 유지하기, 규칙적인 운동, 스트레스 조절 등이 있다. 폐경의 과정을 이해하고 폐경 증상을 완화시킬 수 있는 건강한 생활양식과 필요한 식품 섭취, 적절한 호르몬 치료 여부를 선택하여 심리적, 신체적 증상을 모두 극복해야 한다.

대두, 편두, 완두콩 등의 콩과 식물에는 식물성 에스트로겐이 풍부하여 폐경 여성에게 약한 에스트로겐 효과를 나타낸다. 건강을 위해서는 과식과 편식을 하지 않고 콩류, 우유류, 생선류, 채소류, 과일을 많이 섭취하며 지방질은 양과 질을 생각해서 섭취하여야 하고 소금, 설탕, 알코올, 카페인 섭취는 줄여야 한다. 흡연을 피하고 꾸준한 체중 관리가 필요하다.

폐경 여성에게 유용한 운동은 유산소 운동, 근력강화 운동, 유연성과 평형성 운동이며, 운동의 강도는 자신의 최대 운동능력의 60~70% 수준이 적당하고 운동 시간은 30~40분 정도로 시작하여 60분 정도로 늘려가며 일주일에 3~5회 정도의 빈도로 6개월 이상은 지속해야 뼈까지 건강해져서 골다공증을 예방할 수 있다.

젊음을 만끽하던 순간들은 지나고 이제 폐경과 노년의 삶에 대한 준비를 시작해야 한다. 더 건강하고 더 아름답게 남은 인생을 누릴 수 있도록 기본적인 정기 건강검진을 계획하고 개인의 병력이나 위험 인자를 고려한 추가 검사를 시행하되 최소의 비용으로 최대의 효과를 얻을 수 있도록 맞춤식 검사 전략을 짜야 한다. 폐경 호르몬 치료와 골다공증 예방 및 치료에 대한 긍정적이고 올바른 이해로 자신에게 가장 효과적이고 안전한 치료 방법을 선택할 수 있도록 전문가와 상의하며 지속적인 건강관리를 해 나가야 건강하고 즐거운 중년의 삶을 풍요롭게 누릴 수 있을 것이다.

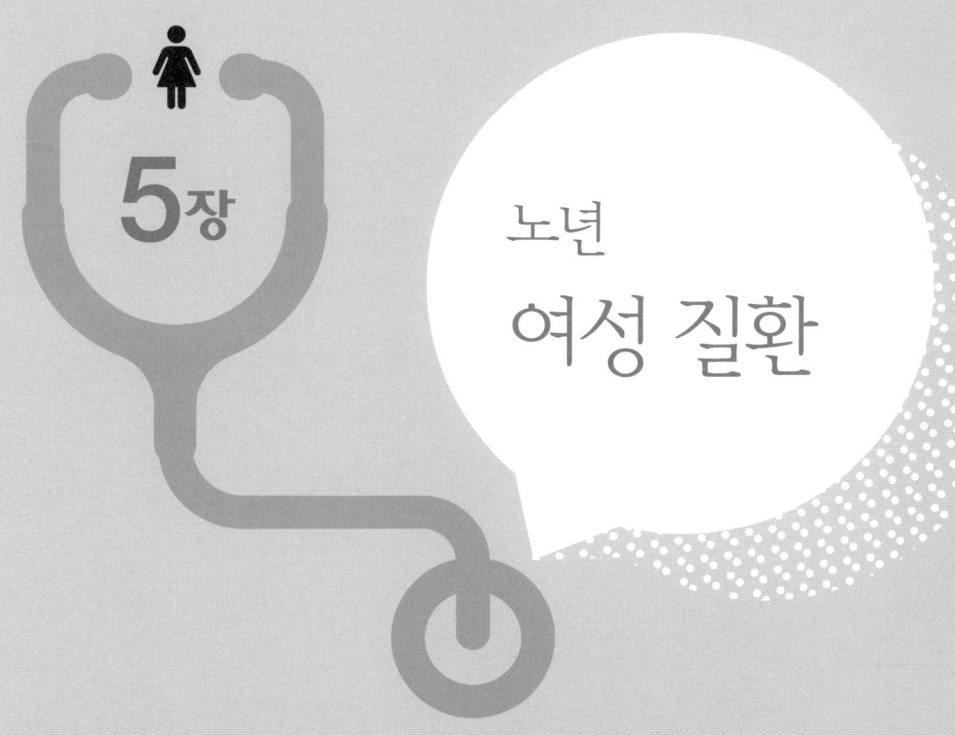

5장 노년 여성 질환

노년의 건강은 노후의 삶의 질을 좌우합니다. 수명 100세 시대를 맞아 노년기에 겪을 수 있는 노안과 백내장, 관절염, 치매, 임플란트, 수면건강 등 노년의 전반적인 건강 문제를 다루고 있습니다. 여성들이 건강하고 아름다운 삶을 가꿔갈 수 있도록 각 전문 의료진이 건강하고 활기찬 노후를 위한 건강 정보를 알려 드립니다.

여성의 수면장애

- 수면은 건강에 필수, 숙면을 못하면 병이 생겨요.
- 수면장애는 대부분 여성에게 더 흔해요.
- 수면장애는 나이가 들수록 많아져요.
- 수면장애는 정확한 진단이 가장 중요해요.
- 수면장애 치료로 소중한 건강을 지키세요.

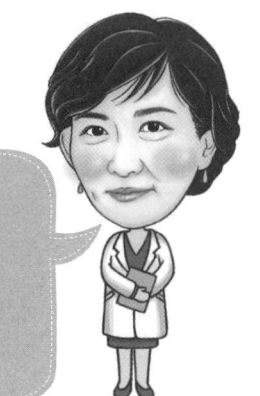

이대목동병원 수면센터
이 향 운 교수

여성에 더 흔한 다양한 수면장애

올해 58세가 된 나뭇자 씨는 딸을 출가시키고 아들도 대학을 졸업하여 취직을 하였으며, 작년에 퇴직한 남편과 함께 큰 어려움 없이 살고 있다. 그러나 남들이 보면 완벽한 나씨는 큰 고민이 있다. 바로 오래전부터 밤잠을 이루지 못하고 새벽에 일찍 깨는 것이다. 새벽에 깨고 보면 남편은 등을 돌리고 코를 골고 자고 있고, 회사 신참인 아들은 매일 늦게 귀가하여 대화를 나누기는커녕 얼굴 보기도 어렵다.

"갱년기가 오면서부터 더 잠을 못 이뤘던 것 같아. 특히, 나는 10년 전 자궁근종수술을 하면서 잠시 우울증도 왔었고, 그러다보니 생각이 많아지고 잠자리에 누워서도 새벽까지 뒤척이곤 했어."

얼마전 우연히 친구를 만나 이런저런 얘기를 나누다 불쑥 이렇게 말했더니 친구가 수면클리닉 진료를 강력히 권하였다. 수면클리닉을 방문하여 자세한 병력과 검사를 시행한 끝에 정신생리학적 불면증으로 진단받았다. 잠을 잘 못자는 것도 치료가 필요한지, 또 치료가 가능한지, 지금부터 여성에 더 흔한 또 나이가 들면서 증가되는 수면장애에 대해 알아보자.

나이가 들수록 수면장애가 증가한다?

노화로 인해 일어나는 신체변화는 우리 몸 안의 생체시계에 영향을 끼쳐 잠자는 시간이 짧아지고 기상 시간도 빨라지게 된다. 나이가 들수록 닭 우는 소리를 들을 정도로 아침잠이 없어지게 되어 불면증을 호소하는 경우가 흔하다. 노화에 의한 수면의 구조적 변화를 살펴보면 깊은 잠은 줄어들고 꿈 수면이 나타나는 시간이 빨라지게 되어 상대적으로 얕은 수면과 꿈 수면이 많아지게 된다. 이로 인해 잠귀가 밝아지고 밤새 꿈만 꾼다거나 심지어는 밤새 한숨도 자지 못했다고 호소하기도 한다. 노인성 불면증은 여러 가지 퇴행성 질환으로 인한 전신통증, 특히 밤에 악화가 되는 질환(울혈성 심부전, 위식도역류성 질환, 천식 등), 많은 약의 복용 등으로 인한 수면장애 때문에 발생하기도 한다. 또한 낮 동안 활동량이 줄어들면서 햇볕을 충분히 쬐지 못해 수면을 유도하는 멜라토닌의 촉진과 분비가 잘 되지 않고, 할 일이 없다고 낮잠을 길게 자거나 너무 일찍 잠자리에 드는 생활습관의 변화도 원인이 될 수 있다. 이렇게 노인이 되면서 겪는 신체적, 사회적 변화뿐 아니라, 수면무호흡증, 불면증, 하지불안증후군, 렘수면행동장애 등 다양한 수면장애의 발생 빈도도 현저하게 증가하게 된다.

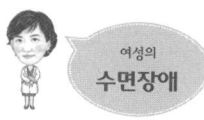

수면장애는 여성에게 더 흔하다?

사실 여성은 임신이나 출산과 육아, 폐경과 함께 찾아오는 갱년기 등 생체주기에 따른 영향 때문에 불면증이 더 많고, 임신 중에는 하지불안증후군이 발생하거나 악화되는 경우도 흔해 전 연령에서 전반적으로 수면장애가 더 흔하다. 특히 폐경기가 되면 불면증이 생기거나 다른 갱년기 증상과 함께 우울한 마음으로 인해 기존의 불면증이 악화되기도 하여 이중으로 고통을 호소하는 경우가 많다. 이는 폐경기 동안의 성호르몬 변화가 가장 큰 원인으로, 여성호르몬인 에스트로겐의 농도는 감소되고 오히려 테스토스테론이 증가되어, 50% 이상에서 밤에 잘 잠들지 못하거나 자주 깨거나 새벽에 일찍 일어나는 등의 여러 가지 형태의 불면증이 동반된다. 또한, 폐경기 전 연령에서는 남성에 많던 코골이나 수면무호흡증과 같은 수면장애도 폐경기 이후에는 남성과 비슷한 정도로 많아지게 되므로, 수면장애 자체도 급격히 증가된다.

수면의 기능과 규칙적이고 건강한 수면의 중요성

수면의 가장 중요한 기능은 낮 동안 축적된 피로를 회복하는 회복 기능이라고 할 수 있는데, 따라서 건강한 수면을 하지 못하면 신체와 근육은 물론, 정신적인 휴식과 뇌의 기능 회복도 제대로 이루어지지 않게 된다. 또한 깊은 잠을 자는 동안 면역증강 물질이 분비되어 면역기능을 강화시키고, 낮 동안 학습된 정보를 단기기억에서 장기기억으로 저장시키는 기억력 강화와, 꿈을 통해 불쾌하고 우울하고 불안한 감정들은 버리고 정화하여 상쾌한 기분으로 창조적 사고기능을 활발하게 하는 역할까지도 담당하게 되므로, 오랜 기간 숙면을 취하지 못하면 병에 잘 걸리고 기억력 등 뇌기능이 떨어지며, 우울하고 신경질이 늘게 되어 스트레스와 긴장감이 증가되면서 고혈압이나 뇌혈관질환과 같은 합병증의 위험이 증가한다. 따라서, 건강한 삶을 원한다면 영양제나 보약을 챙기는 것보다 먼저 편안하고 충분한 숙면을 취하는 것이 훨씬 중요하다. 뭔가 수면에 문제가 있어 밤잠뿐 아니라 낮에 일상활동에 지장을 받고 있다고 느끼는 경우에는 가볍게 넘기지 말고, 수면전문의를 방문하여 진료를 통해 정확한 진단과 적절한 치료를 받아야 한다.

수면장애 치료의 필요성과 다른 전신질환이나 정신질환과의 관계

　수면장애가 만성적으로 지속되는 경우 흔히 두통이나 소화 장애, 심혈관계 증상, 각종 피부 트러블이 발생하는 등 다양한 신체증상을 유발하고, 면역력 저하로 심신의 불균형 상태를 초래하므로 각종 신체 질환이 쉽게 발생할 수 있다. 불면증이나 다른 만성 수면장애의 경우 우울증이나 불안증상을 보이기 쉽다. 수면장애가 심해지면 교감신경이 항진되어 자주 깨고, 혈압이 올라가며 심장박동이 불규칙해져서 부정맥, 심부전, 심근경색증, 뇌졸중, 치매 등 중증 심혈관계 질환이나 만성뇌질환의 위험이 증가된다. 흔한 수면장애인 수면무호흡증의 경우 치료하지 않고 오래 두거나 심한 경우에는 심장박동이 일시적으로 멈추는 경우도 있는데, 이는 간혹 잠자리에 들었다가 갑자기 사망하는 수면 중 돌연사의 원인이 되기도 한다.

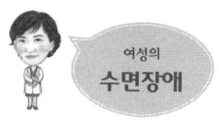

밤에 자주 깨거나 꿈을 많이 꾸는 것도 수면장애인가?

실제로 꿈을 자주 꾼다고 느끼는 사람들은 실제로 꿈수면이 늘어나는 경우보다는, 대개의 경우 꿈수면 이후에 계속 잠을 자게 되어 꿈의 내용을 기억하지 못하는 데 반해, 수면 중 자주 깨는 각성 상태가 반복되어 꿈의 내용을 기억하게 되는 경우가 훨씬 더 많다. 특히, 수면무호흡증이나 주기적 다리떨림증과 같은 다른 수면장애가 있어 자꾸 깨게 되면, 깊은 단계의 수면에 들어가는 것을 방해하므로 숙면을 취하지 못하게 되어 정확한 원인을 찾아 치료하는 것이 매우 중요하다.

수면장애의 증상 및 종류

수면장애의 증상은 크게 밤에 제대로 자지 못하는 불면증, 낮에 심하게 졸리는 주간 졸림증 그리고 수면 중에 발생하는 이상행동증으로 볼 수 있다. 어떤 원인이든지 밤에 잠들기 어렵게 하거나 자주 깨게 하면 불면증이라고 할 수 있다. 또한, 수면시간이 부족하거나 제대로 자지 못하는 경우, 그리고 기면증과 같은 수면장애는 낮에 심하게 졸린 증상을 초래할 수 있다. 수면 중 이상행동증으로는 이갈이, 몽유병, 악몽 등이 있으며, 노인에서는 렘수면행동장애 등 다양한 수면장애가 원인이 될 수 있다. 수면장애를 방치하여 오랫동안 깊은 잠을 충분히 자지 못해 잠이 부족한 것이 장기적으로 지속되면, 피곤하고 머리가 무겁고 띵하며 주간졸림증과 집중력 및 기억력 등 뇌기능이 저하되고, 우울감과 불안감을 느끼며 감정 기복이 심해지게 된다.

폐경기 이후 여성에게서 많이 나타나는 불면증

불면증은 잠들기가 어렵고, 잠든 후 쉽게 깨거나 새벽에 잠에서 깨면 더 이상 수면을 유지하기 어려운 증상 등을 말한다. 크게 특별한 수면질환이 없이 발생하는 일차성 불면증과, 정상적인 수면을 방해하는 다양한 내과적, 정신과적 질환 및 수면질환에 의한 이차성 불면증으로 구분할 수 있다. 이차적으로 불면증을 초래하는 흔한 질환으로는 우울증, 수면무호흡증 및 하지불안증후군 등을 들 수 있다.

불면증 자가진단법

불면증의 경우 증상의 심각도를 평가하는 간단한 수면 설문지가 있다.

 불면증 자가진단법

불면증의 경우 아래의 질문에 답해 주세요.

0: 없다, 1: 약간 정도, 2: 중간 정도, 3: 심하다, 4: 매우 심하다

1. 당신의 불면증에 관한 문제들의 현재(최근 2주간) 심한 정도를 표시해 주세요.
   a. 잠들기 어렵다.
   없음(　) 약간(　) 중간(　) 심함(　) 매우 심함(　)

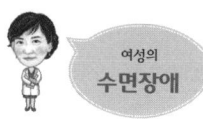

b. 잠을 유지하기 어렵다.
　　없음(　　) 약간(　　) 중간(　　) 심함(　　) 매우 심함(　　)
c. 쉽게 깬다.
　　없음(　　) 약간(　　) 중간(　　) 심함(　　) 매우 심함(　　)

2. 현재 수면 양상에 관하여 얼마나 만족하고 있습니까?
　　매우 만족(　　)　　　　약간 만족(　　)　　　　그저 그렇다(　　)
　　약간 불만족(　　)　　　매우 불만족(　　)

3. 당신의 수면장애가 어느 정도나 당신의 낮 활동을 방해한다고 생각합니까?
　　(예. 낮에 피곤함, 직장이나 가사에 일하는 능력, 집중력, 기억력, 기분 등).
　　전혀 방해되지 않는다(　　)　　　약간(　　)　　　다소(　　)
　　상당히(　　)　　　　　　　　　매우 많이(　　)

4. 다른 사람들은 당신이 불면증에 얼마나 방해를 받는다고 생각합니까?
　　전혀 방해되지 않는다(　　)　　　약간(　　)　　　다소(　　)
　　상당히(　　)　　　　　　　　　매우 많이(　　)

5. 당신은 현재 불면증에 관하여 얼마나 걱정하고 있습니까?
　　전혀 그렇지 않다(　　)　　　　　약간(　　)　　　다소(　　)
　　상당히(　　)　　　　　　　　　매우 많이(　　)

♥ 결과 해석

0~7:　　유의할만한 불면증이 없습니다.
8~14:　 약간의 불면증 경향이 있습니다.
15~21: 중등도의 불면증이 있습니다.
22~28: 심한 불면증이 있습니다.

수면무호흡증이란?

폐경기 전 연령에서는 남성에 많던 코골이나 수면무호흡증과 같은 수면장애도 폐경기 이후에는 여성에서 급격히 빈도가 증가되어 남성과 여성에서 비슷한 정도가 된다.

'수면무호흡증'은 흔히 코골이와 함께 동반되는 경우가 많은데, 수면다원검사상 10초 이상 숨을 멈추는 증상이 한 시간에 5회 이상 발생할 때 진단이 가능하다. 수면 중 무호흡이 발생하면 혈중 산소포화도가 저하되고 이로 인해 각성이 일어나게 되므로 깊은 잠 단계에 들지 못해 낮에 졸리고 피곤한 증상이 발생하며, 오래 방치하면 심근경색증이나 뇌졸중 등의 심혈관계 합병증이 발생할 수 있는데, 운동을 게을리 해서 체중이 증가되면 증상이 악화되며 수면제나 음주에 의해서도 나빠질 수 있다.

이차성 불면증의 원인이 되는 하지불안증후군이란?

하지불안증후군의 증상은 자려고 누워서 가만히 있을 때 다리가 저리고 쑤시거나 벌레가 스멀스멀 기어가는 듯한 불편한 감각을 느끼게 되어 가만히 있지 못할 정도로 불안함을 초래하고 이로 인해 다리를 자꾸 움직이게 된다면 매일 밤 편안히 잠들기가 어렵게 된다. 대개 '자려고 누우면 다리가 저리거나 다리에 벌레가 스멀스멀 기어다니는 듯한 느낌 때문에 편히 잘 수가 없다!'고 호소하며, 심하면 밤에 깊이 잠들지 못하고 밤새 다리를 두드리고 때리거나 심지어는 돌아다니기도 한다. 하지불안증후군은 실제로 인구의 100명 중 5명 정도가 경험하는 흔한 질환으로, 어느 연령에서도 발생 가능하지만 중년 이후에 특히 많고,

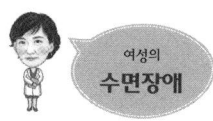

여성이 남성보다 2배 정도 발병률이 높을 뿐 아니라 임신 시에 발생하거나 악화되기도 한다. 중추신경계의 도파민과 철분의 기능장애로 발생하지만 이차적인 원인도 매우 다양해서, 철분 결핍성 빈혈, 하지 혈류장애, 말초신경염, 신장 장애, 음주, 비타민이나 미네랄 결핍, 특정한 약물을 끊거나 시작했을 때, 카페인, 담배, 피로, 고온, 추위에 장시간 노출 등 매우 다양하다. 증상이 심하지 않다면 잠자기 전 스트레칭이나 족욕 등으로 호전되기도 하지만, 매일 불면증을 초래할 정도라면 도파민이나 철분제제 같은 약물 치료제의 도움을 받는 것이 좋다.

렘수면행동장애란?

렘수면행동장애는 잠자는 중에 갑자기 소리를 지르거나 손짓 또는 발길질을 하게 되어, 단순한 잠꼬대나 몽유병으로 생각하기도 하지만, 어린 나이에 나타나고 별다른 치료 없이도 좋아지는 몽유병과는 달리, 수면 중 꿈속 행동들을 자면서 그대로 표출하게 되어 행동의 정도가 심하게 반복적으로 나타나게 된다. 밤에 자는 동안 수면의 단계는 크게 렘수면과 비렘수면으로 나뉘는데, 일반적으로 렘수면 상태가 되면 호흡을 제외한 나머지 근육들은 마비가 되어 꿈을 꾸더라도 행동으로 나타나지 않게 되는데, 렘수면행동장애가 되면 근육이 마비되지 않아 꿈속 행동들을 자면서 그대로 행동한다. 꿈속에서 싸움을 하거나 절벽에서 떨어지는 등의 행동을 실제 하기 때문에 주변 사람들을 다치게 할 수 있어 무척 위험하다. 중요한 것은 이 렘수면행동장애가 파킨슨씨병과 같은 퇴행성 뇌질환과 함께 나타나거나 퇴행성 뇌질환의 다른 증상보다 몇 년 앞서 나타나는 경우도 있다는 점이다. 따라서 배우자나 가족이 잠자는 중에 수면 중 이상 행동을 자주 보인다면 반드시 감별이 필요하며, 특히 이미 파킨슨씨병으로 치료를 받고 있다면 더욱 의심해 보아야 한다. 수면다원검사로 확진이 되면 약물 치료로 호전이 가능하다.

수면장애의 진단

　수면장애는 주관적으로 느끼는 증상이 매우 중요하기 때문에 불면증이나 주간졸리움증, 수면 중 여러 가지 증상을 설문지의 체크리스트 형식으로 상세히 확인한다. 필요에 따라서 주중과 주말의 수면시간이나 낮잠 시간을 1~2주간 기록하는 수면일기를 작성하여 수면주기를 평가하기도 한다. 그렇게 하더라도 밤새 상세히 수면의 모든 것을 평가하기는 어려우므로, 야간 수면다원검사를 통하여 밤새 수면 중 다양한 생리적 지표를 계속 기록하여 수면장애를 정확하게 진단할 수 있도록 하는 검사를 시행하게 된다. 머리에 붙인 뇌파전극에 의하여 수면의 양과 질을 검사하여 수면의 각 단계별로 자는 시간을 분석하여 얼마나 잘 자는지를 알아보고, 수면 중 호흡량, 수면 중 호흡을 위한 가슴과 배의 운동을 측정하여 수면무호흡증의 형태와 수면무호흡 또는 저호흡의 횟수와 정도를 파악하며, 수면 중 코골이 정도와 혈중 산소량 및 심전도로 수면 중 심장의 활동을 지속적으로 모니터하게 된다. 또한 다리근육의 근전도 전극을 통하여 수면 중 다리 움직임 및 이상행동을 관찰하고 몸의 위치를 감지하는 센서로 잠을 잘 때 어떻게 누워 있는지 몸 위치별로 잠잔 시간을 산출하는 것이 필요하며, 수면무호흡증의 치료를 위한 지속적 상기도양압술(Continuous Positive Airway Pressure, CPAP)을 시행할 때 치료에 가장 알맞는 압력을 찾게 된다. 이와 같은 검사를 하룻밤 내내 시행하고, 그 후 정확한 판독과 분석을 하여 다음 번 외래 방문 시 결과를 알려주면서 치료 방법을 정하게 된다. 수면다원검사 결과는 수

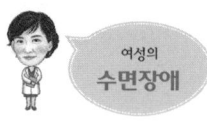

면의 질과 잠자는 동안 발생하는 모든 신체의 문제를 알려주어 수면장애의 정확한 진단과 치료가 가능하도록 도움을 준다.

수면장애의 치료는 어떻게 하는지?

수면장애의 치료에 있어서 가장 중요한 것은 무엇보다 수면장애를 정확하게 진단하는 것이다. 예를 들면 밤에 자꾸 깨는 불면증이나 꿈을 많이 꾼다고 호소하는 경우에도 실제로는 수면무호흡증 때문에 깊이 잠들지 못하고 쉽게 각성 상태가 되기 때문에 그렇게 느끼는 경우도 있다. 수면무호흡증의 경우 수면다원검사를 통하여 수면무호흡증의 유무 및 그 정도, 그리고 심혈관계 합병증의 유무를 평가하는 것이 필수적이다. 그 심각도에 따라 체중감량이나 금주, 수면제나 기타 수면무호흡증을 악화시키는 약에 주의하고, 옆으로 누워서 자는 습관을 기르는 등의 보존적 치료를 할 수도 있다. 현재 수면무호흡증의 가장 보편적이고 효과적인 치료법은 지속적 기도 양압기를 사용하는 것인데, 기도에 일정한 양압을 가해 지속적으로 기도를 통해 공기를 불어 넣어 수면 중 좁혀진 기도를 효과적으로 넓혀 줌으로써 무호흡을 치료하는 것이다. 이 방법을 사용할 경우 적절한 압력을 처방하기 위한 수면다원검사가 한번 더 필요하다. 그 밖에 틀니같이 생긴 구강내 장치를 사용하거나 이비인후과 의사와 상의하여 연구개, 목젖, 편도 등을 수술하여 기도를 넓혀줄 수도 있는데, 일부 환자에게는 치료 효과가 좋다. 불면증의 경우에는 수면무호흡증이나 수면주기장애, 하지불안증후군, 주기적하지운동증 등 다른 원인으로 인해 불면증을 초래하는 경우는 아닌지 원인을 정확히 찾아내는 것이 중요하다. 다른 원인이 없는 일차성 불면증의 경우에도 단순히 수면제를 복용하는 것보다는 우선 수면 습관을 바로 잡고 필요에 따라 명상 등 이완요법, 바이오 피드백, 인지행동치료 등을 우선하거나 병행하여 치료하는 것이 좋다. 특히, 낮에는 잘 지내다가도 잠잘 시간이 가까워질수록 잠에 대한 지나친 걱정으로 긴장과 각성이 높아져 잠자리와 각성이 조건화되는 정신생리학적 불면증의 경우, 수면 조절의 실패와 불면, 긴장, 불안과 함께 조건화된 여러 자극과 연상물들이 자동적으로 각성 상태를 유발해 학습화된 불면증으로 만성화되어 잠자리에 들려고 하면 자율신경계가 흥분하여 불면이 심해지는 악순환이 반복된다. 잘못된 수면 습관은 이를 더 악화시킬 수 있어, 이런 경우 수면환경과 수면습관을 개선해 주는 수면위생의 실천과 함께 수면에 대한 이해도를 높여 주고 자신의 잘못된 수면습관이나 믿음을 교정하면서 수면제를 줄여서 끊어주는 '인지행동치료'와 이완요법을 병행하면 만성 불면증의 치료에 매우 효과적이다.

하지불안증이나 렘수면행동장애의 경우 특수한 약물 치료가 필요할 수 있고, 수면주기장애의 경우 광치료를 시행하는 등 전문적 치료가 필요하므로 반드시 수면전문의를 방문하여 정확한 진단을 받은 후에 치료 방법을 결정해야 한다.

잠 잘 들고, 숙면을 취하는 데 좋은 음식

숙면에 좋은 음식은 대표적으로 우유, 상추, 양파, 바나나, 연어 등이 있다. 우유에는 수면을 유도하는 멜라토닌의 원료인 트립토판 함량이 많아 미지근하게 데워 마시면 숙면에 도움을 준다. 또 락투세린, 락투신 성분이 들어있는 상추는 몸과 마음을 이완시키고 진통효과도 있어 불면증을 해소하는 데에 도움이 된다. 양파는 유화알린 성분이 있어 신경 안정과 혈액순환을 유도하며, 바나나와 같이 수분함량이 많지 않은 과일은 복합 탄수화물로 적당량 먹으면 숙면에 도움을 준다. 연어는 멜라토닌의 형성을 돕는 비타민 B6가 포함된 음식으로 잠이 잘 들도록 도와준다.

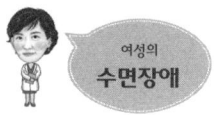

규칙적이고 건강한 잠, 숙면을 위한 방법

규칙적이고 충분한 수면을 유지하기 위해 일상생활 속에서 실천할 수 있는 행동수칙을 수면위생이라 하는데 다음과 같다.

1. 잠자리에 드는 시간과 아침에 일어나는 시간을 규칙적으로 일정하게 유지하라.
2. 잠자리에 불빛을 없애 어둡게 하고, 소음을 없애고 조용하게 하며, 너무 덥거나 춥지 않게 침실 온도를 안락하게 하라.
3. 낮잠은 피하고 자더라도 15분 이내로 제한하며, 특히 휴일에도 늦잠이나 30분 이상 길게 낮잠을 자지 않는다.
4. 낮에(특히 햇빛이 밝은 시간) 30~40분 동안 땀이 날 정도의 운동을 하는 것은 수면에 도움이 된다. 운동은 최소한 취침 6시간 이전에 하도록 하고, 늦은 밤 잠자리에 들기 전 2시간 이내에 격렬한 운동은 도리어 수면에 방해가 된다.
5. 잠자리에 들기 전 약간 따뜻한 물에 목욕을 하거나 따뜻한 우유를 마셔라.
6. 잠자기 전 과다한 음식이나 수분의 섭취를 피하라.
7. 잠자리에 누워서 책을 보거나 TV나 컴퓨터를 보는 것을 피하라. 특히 잠자리에서 업무와 관련된 일을 하는 것은 절대 금기!
8. 과도한 스트레스와 긴장을 피하고 조용한 음악을 들으며 기도나 명상을 하고 이완하는 것을 배우면 수면에 도움이 된다.
9. 잠자리에 들기 전 술, 담배, 커피를 하거나 수면제를 일상적으로 사용하는 것을 피하라.
10. 잠자리에 들어 20분 이내 잠이 오지 않는다면, 잠자리에서 일어나 이완하면서 독서나 음악감상과 같은 정적인 활동을 하고 있다가 피곤한 느낌이 들 때 다시 잠자리에 들라. 잠들지 않고

절대 잠자리에 오래 누워있지 말고 항상 잠이 오기 직전에 잠자리에 들고 잠이 안 오면 자리에 누워있지 마라. 이는 오히려 과도한 긴장을 유발하여 더욱 잠들기 어렵게 만든다.

 수면에 관한 오해와 진실

Q. 나이가 들면 잠이 줄어든다.

정답: O

노화로 인해 우리 뇌에 있는 생체시계의 기능도 저하되어 잠자는 시간이 짧아지고 기상 시간도 빨라질 뿐 아니라, 깊은 잠은 줄어들고 꿈 수면이 나타나는 시간이 빨라지게 되며, 상대적으로 얕은 수면과 꿈 수면이 많아지게 되어 잠귀가 밝아지고 밤새 꿈만 꾼다거나 심지어는 밤새 한숨도 자지 못했다고 호소하기도 한다. 또한 낮 동안 활동량이 줄어들면서 낮에 햇볕을 충분히 쬐지 못해 수면을 유도하는 멜라토닌의 촉진과 분비가 잘 되지 않고, 낮잠을 길게 자거나 너무 일찍 잠자리에 드는 생활 패턴도 원인이 될 수 있다.

Q. 수면제를 복용하면 장기적으로 불면증의 치료에 도움이 된다.

정답: ✗

수면제는 일시적인 불면증에는 도움이 될 수 있으나 장기적으로 복용하는 경우 내성이나 부작용이 생기거나 수면무호흡증과 하지불안증후군이 동반되어 있는 경우에는 종종 증상을 악화시켜 득보다 실이 더 많을 수 있다.

Q. 수면시간을 줄이는 것이 다이어트에 효과적이다.

정답: ✗

잠을 자는 동안 성장 호르몬을 비롯하여 대사와 관련된 다양한 호르몬들이 분비된다. 성장 호르몬의 분비는 어린 아이의 경우 성장에 관여하지만 어른에게는 낮에 쌓인 지방을 분해하는 데 이용된다. 또한 수면이 부족하면

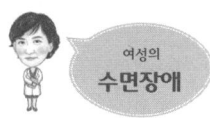

식욕 억제 호르몬인 렙틴의 분비가 감소하고 식욕 촉진 호르몬인 그렐린이 지속적으로 분비되어 계속 먹을 것을 찾게 되어 과체중이나 비만의 원인이 된다.

Q. 코골이 치료의 첫걸음은 체중감량이다.

정답: O

비만은 코골이의 가장 중요한 원인인데, 체중감량을 통해 기도 주변의 지방 조직을 줄이고, 운동을 병행하여 호흡 근육을 강화시키게 되면 코골이나 수면무호흡증의 치료에 첫걸음이 된다.

Q. 누구나 하루 8시간을 꼭 자야 하는데, 못자면 낮잠으로 보충해야 한다.

정답: ✘

안타깝게도 잠은 저축이 되지 않는다. 낮에 1시간 이상 길게 자게 되면 오히려 생체시계가 흐트러져서 밤에 쉽게 잠들지 못하여 오히려 아침에 일어나기 어렵게 되므로, 낮잠은 10~15분 정도가 적당하고 정 피곤할 때에는 조금 일찍 잠자리에 들되 일어나는 시간은 일정하게 하는 것이 좋다.

Q. 잠이 잘 안 온다고 술을 먹는 게 도움이 되는지?

정답: ✘

술이 수면을 유도하는 것으로 생각하고 잠이 잘 오지 않는다고 거의 매일 술을 마시는 사람들이 있는데, 처음에는 잠이 잘 드는 듯 하지만 수면의 후반기에서 잠을 자주 깨게 되어 숙면을 방해하고 호흡 근육을 느슨하게 해서 코골이나 수면무호흡증을 악화시킬 수 있으므로, 결과적으로는 숙면에 방해가 될 뿐만 아니라 수면무호흡증으로 인한 합병증을 악화시킬 수 있다.

Q. 수면장애는 약물 치료가 우선이다.

정답: ✘

수면장애의 종류와 심각도에 따라 치료가 다르다.
일차성 불면증의 경우 일시적으로 수면제 등 약물 치료를 병행하기도 하나, 만성 불면증의 경우 밤에 졸리다가도 잠자리에 들면 오늘 또 잠을 잘 자지 못하면 어떻게 하나? 하는 걱정이 앞서 저절로 긴장과 각성 상태가 증가되어 결국 잠을 잘 들지 못하는 정신생리학적 불면증이 된다. 이 경우, 잠에 대한 이해를 바탕으로 수면주기와 시간을 구체적으로 조절함으로써 잠자리에서의 긴장감을 없애는 인지행동치료가 많은 도움이 되고, 수면일주기에 문제가 있어 수면시간이 너무 빠르거나 늦는 경우에는 광치료를 통해 일정한 시간에 잠들고 일어날 수 있도록 도움을 줄 수 있다. 광 치료는 일정한 주파수 대역의 빛을 내주는 장치를 자연광 대신 특정 시간에 쬐어줌으로써, 몸의 생체 리듬을 정상화하여 수면일주기장애 등의 수면장애를 치료하는 방법을 말한다.

수면무호흡증도 기도폐색성 수면무호흡증의 경우 기도와 구강내 구조 및 코, 목의 동반 질환 여부를 체크하여 이비인후과적 진료를 통해 수술적 치료가 필요한지, 또는 치과 진료를 통해 구강내 장치를 사용하여 치료할 수 있다. 혹시 고혈압이나 심장병 같은 기존 질환이 있는 경우라면 지속적 기도양압술이 가장 이상적인 치료이다. 따라서 정확한 진단을 통해 각 개인에게 가장 적합하고 효과적인 치료를 시행하는 것이 중요하다.

무릎 관절이 편안해야 노년이 행복하다
무릎 관절염

- 무릎 관절은 4개의 뼈와 3개의 관절로 이루어져 있어요.
- 무릎 관절, 40대부터 꾸준한 관리가 필요해요.
- 무릎 관절염, 초기에는 관절경과 절골술로 치료해요.
- 무릎 인공 관절, 이제 개인 맞춤형 인공 관절로 치료하세요.
- 무릎 관절에 도움이 되는 운동, 누구나 쉽게 따라 해보세요.
- 소중한 내 무릎 관절, 아끼는 방법을 알아봐요.

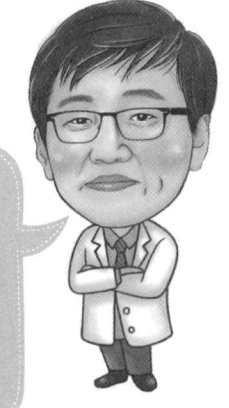

이대목동병원 정형외과
유 재 두 교수

주부 김정숙(47세) 씨는 3달 전부터 가만히 앉아 있거나 서 있을 때, 앉았다 일어날 때, 계단을 오르고 내릴 때 무릎 주변이 아프기 시작했다. 젊을 때 반듯했던 다리도 지금 보니 휘어져 있었다. 평소에 무릎에 부담을 준 일도 없었으며 주말에 등산 이외에 다른 운동도 하지 않았다. 괜히 큰 병은 아닌지 걱정이 앞서 지인들에게 문의한 결과 정형외과 진료를 권유받았다. 병원을 찾아 방사선 검사를 통해 '퇴행성 무릎 관절염, O자형 무릎' 진단을 받고 무릎 절골술을 받았다.

"40세 초반부터 가끔씩 무릎이 아팠지만 크게 불편감이 없어 대수롭지 않게 여겼어요. 'O'자형 다리도 나이가 들어서 그런가 보다 하고 지냈어요. 몇 년 지나서 병원에 왔다면 인공 관절 수술을 해야 할 수도 있었다는 말을 듣고 이제는 친구들과 동네 아주머니에게 무릎이 아프면 꼭 전문의 진료를 받으라고 조언하고 있어요."

우리나라 여성 평균 수명은 지난 50년간 20세 정도 증가하여 2013년 평균 84.5세에 이르고 있다. 수명의 증가와 더불어 경제적 요건, 사회적 수준 또한 상승되어 노령 인구의 활동량과 건강에 대한 관심 또한 증가하고 있다. 무릎 관절염은 우리나라 노인에서 가장 흔히 발생하는 관절 질환으로, 초기에는 간헐적인 통증이 주된 초기 증상이고 일반적으로 서서히 진행하기 때문에 일찍 병원을 찾는 경우가 드물다. 하지만 무릎 관절염을 조기에 치료하지 않고 방치하는 경우에 일상생활에 커다란 장애를 초래하는 질환이기도 하다. 지금부터 무릎 관절과 무릎 관절염에 대해 자세히 알아보자.

무릎 관절의 이모저모

무릎 관절은 우리 몸에서 체중의 대부분의 하중이 전달되는 가장 큰 관절 중 하나이며 관절염이 가장 흔히 올 수 있는 관절이다. 다른 관절이 대부분 2개의 뼈로 구성되어 있는 반면에 무릎 관절은 대퇴골, 경골, 비골, 슬개골 4개의 뼈로 구성되어 있으며 대퇴골과 경골이 이루는 경대퇴 관절(Tibiofemoral Joint), 슬개대퇴 관절(Patellofemoral Joint)과 상부 경비 관절(Superior Tibiofibular Joint) 3개의 관절로 구성된 복합적인 관절이다.

대퇴골은 경골과 관절을 이루는 2개의 대퇴과(Femoral Condyle)로 구성되어 있으며 내과(Medial Femoral Condyle), 외과(Lateral Femoral Condyle)로 나뉜다. 두 대퇴과 사이의 슬개-대퇴 구(Patello-Femoral Groove)는 슬개골과 관절을 이루어 슬개골이 주행하는 경로를 이룬다. 관절면의 길이는 내과(Medial Femoral Condyle)가 길지만 관절면의 넓이는 외과(Lateral Femoral Condyle)가 넓다.

경골은 중심부인 경골 과간 융기부(Intercondylar Eminence)에 의하여 내과(Medial Tibial Condyle)와 외과(Lateral Tibial Condyle)로 구분된다.

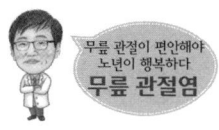

슬개골(Patella)은 인체에서 가장 큰 종자골(Sesamoid Bone)이며 대퇴골과 만나 슬개-대퇴 관절을 형성한다. 슬개골의 관절면은 큰 외측 소관절면(Lateral Facet)과 작은 내측 소관절면(Medial Facet)으로 나뉜다. 슬개골은 위, 아래 이동이 약 7 cm 정도 되며, 대퇴 사두근(Quadriceps)과 슬개건(Patella Tendon)을 연결하여 무릎 관절의 신전 기능(Extensor Mechanism)에 축 역할을 하고 무릎 관절의 전면을 보호한다.

무릎 관절의 내/외부는 전방 십자인대, 후방 십자인대, 내측 측부 인대, 외측 측부 인대 등 여러 인대들과 내외측 반월상 연골로 구성되어 관절의 안정성을 확보하고 그 기능을 하고 있다.

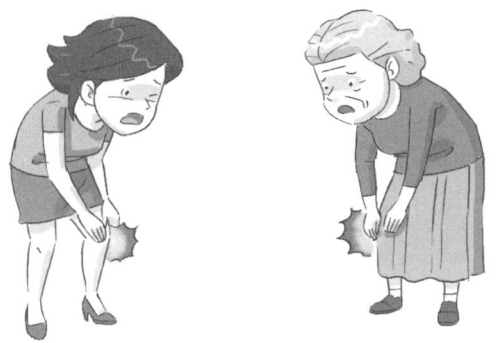

무릎 관절, 40대부터 꾸준한 관리가 필요해요.

무릎 관절염은 우리나라에서 매우 흔한 만성질환이다. 무릎 관절염은 뼈를 둘러싸고 있는 물렁뼈(연골)가 손상되고 닳아 없어지면서 생기는 것으로, 물렁뼈는 이전의 물렁뼈로 재생이 되지 않는 것으로 모든 물렁뼈가 없어지면 관절의 통증이 심해지고 관절에 변형이 오게 된다. 관절염은 관절의 변형과 통증으로 노인 인구에서 장애가 발생하는 가장 흔한 원인이도 하다.

보고에 따르면 한국의 65세 이상의 노인 인구에서 무릎 관절염은 10명 중 4명이 질환을 갖고 있으며, 여성이 남성보다 3배 더 높은 유병률을 보였으며 여성 성별이 가장 강력한 위험 인자이다.

다른 보고에서는 평균 50세의 관절염 환자 중 남자는 10명 중 5명, 여자는 10명 중 6명이 무릎 관절염을 갖고 있다고 하였다. 또 무릎 관절염의 특징적인 변화를 보이는 여성이 45세 이하에서는 2%인데 비해서, 45~64세에 해당되는 인구의 30%로 증가하고 65세 이상에서는 68%라는 보고도 있다.

비만한 사람은 정상 체중을 갖는 사람보다 관절염 발생률이 높으며 진행 속도도 빠르다는 것은 잘 알려진 사실이다. 특히 20~40대에 비만인 환자에서 5 kg 체중감량을 할 경우 관절염 발생 비율이 절반으로 줄어든다고 한다.

이제까지 관절염을 발생시키는 원인에 대해서는 밝혀진 바가 극히 미비하지만 고령의 나이, 성별(여성), 비만은 관절염을 발생시키는 데 큰 영향을 주고 있으며 또한 직업적 특성, 외상의 병력, 환경적 요인, 유전적 요인이 모두 작용해서 발생한다고 할 수 있다. 50세 이전에는 드물지만 외상을 입는 경우에 있어서는 조기에 관절염이 발생한다.

관절염 초기에는 계단을 오르내릴 때 한쪽만 시큰거리고 아프지만, 진행하면 평지를 걸을 때도 통증이 느껴지게 되고 한쪽이 아파서 반대쪽에 힘을 실어서 걷게 되므로 반대쪽도 관절염 증상이 나타나게 된다. 더 진행하여 통증이 심해지면 활동이 줄어들고 걷지 않아 가만히 있을 때에도 무릎이 아프게 되어 결국 무릎의 안쪽 관절이 좁아지면서 다리가 안짱으로 휘게 된다. 또한 통증이 심해지면 활동량이 줄어들게 되어 관절 주변의 근력도 떨어지게 되고, 이는 걷는 모양을 부자연스럽게 변화시키고 무릎 관절뿐만 아니라 허리나 고관절 등의 주변 관절의 추가적인 증상 및 변형을 또한 가져오게 된다.

무릎 관절염은 X-ray 촬영으로 대부분을 진단할 수 있으며 0~4단

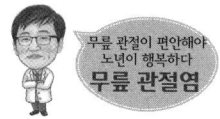

계로 경중을 나눌 수 있다.

표 1. 무릎 관절염의 단계별 경중

단계	세부 사항
O	정상
I	무릎 내측 연골이 닳아짐
II	무릎 내측 연골과 뼈 손상으로 뼈 사이의 간격이 좁아짐
III	비정상적인 뼈가 자라나 관절의 변형이 관찰됨
IV	관절이 파괴되고 뼈가 서로 맞닿음

초기 국소적인 통증이나 경미한 퇴행성 변화가 있는 환자들에게는 자기공명영상(MRI)을 이용하여 물렁뼈의 변화나 뼈의 부종을 통해 관절염을 진단할 수 있다. 관절염의 가장 큰 특징은 물렁뼈의 파괴이며 뼈 조각 형성, 물렁뼈 아래 골 경화 및 미세 골절, 경중의 활막 염증 등과 같은 병리학적 소견을 보인다.

과거에서 현재까지 관절염 환자들은 서서히 발생하기 때문에 병원의 방문 시기가 늦으며 '나이가 들면서 생기는 것으로 어쩔 수 없다'라는 인식이 강해 치료 시기를 놓치는 것이 사실이다.

무릎 관절염, 초기에는 관절경과 절골술로 치료해요.

치료는 통증과 강직을 없애고, 관절의 운동 능력을 향상시키는 것을 일차적 목표로 한다. 나아가 추가적인 관절 손상을 억제하고 발생하는 장애를 최소화시켜 삶의 질을 향상시키는 것까지이다.

치료 방법으로는 크게 비약물적 치료, 약물 치료, 수술적 치료의 3

가지가 있다. 대부분의 경우에 환자의 상태와 위험요소를 고려하여 이 방법들을 병용한다.

초기 경증의 증상이 발생하면 스스로 본인의 건강에 관심을 갖고 질병을 이해하며 치료 목표, 생활습관 개선의 중요성을 인지하여야 한다. 체중 조절 및 운동, 물리치료, 관절 보호대, 목발과 지팡이 사용이 증상 개선에 도움이 된다.

약물 치료로는 소염 진통제를 단기간 사용하여 통증을 경감시킬 수 있다. 일반적인 소염 진통제는 속쓰림, 오심, 상부위장관 출혈 등의 부작용을 발생시킬 수 있으나 최근에 개발된 Cox-2 inhibitor는 이러한 부작용이 적은 약제로 알려져 있다. 통증이 심하고 소염 진통제 사용이 금기인 환자는 마약성 진통제를 단기간 사용함으로써 일상생활에 도움을 줄 수 있다.

글루코사민의 복용은 최근 연구에 따르면 통증 감소, 기능 회복 등 모든 면에 효과가 없다고 알려져 있다.

히루안 관절 내 주사는 무릎 관절통을 개선하는 데 효과가 있으며 추가적인 부신피질호르몬을 관절에 주사하면 활막염을 억제하여 관절통을 개선시킬 수 있다. 하지만 스테로이드의 사용은 1년에 2~3회로 횟수를 제한하여야 골 괴사, 전신 반응 등의 부작용을 피할 수 있다.

수술적 치료 중에 관절염 초기에서 중기에는 관절경을 이용하는 수술과 절골술이 대중화되어 있다. 관절경을 이용한 관절 세척술 및 변연절제술은 증상을 가진 기간이 짧고 초기 퇴행성 골관절염 환자에게 적용될 수 있다. 관절경을 이용한 다발 천공술은 국소적인 물렁뼈 전층에 손상이 발생한 경우에 노출된 물렁뼈 아래와 해면골에 구멍을 뚫어 본래의 물렁뼈의 재생이 아닌 다른 종류의 물렁뼈 생성을 촉진하는 방법으로 관절염 초기에 젊은 환자에게 사용할 수 있다. 관절경을 이용한 미세 천공술은 골수 내 간엽세포의 분화에 의해 손상된 관절의 물렁뼈를 재생시키는 수술로 경도의 관절 간격 협소와 중등도의 퇴행성 변화

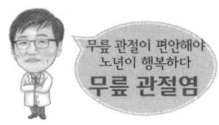

가 있는 환자 군에게 사용할 수 있다.

절골술은 하지의 휜 다리를 바로 잡음으로써 무릎 관절에 부하되는 체중을 비교적 건강한 관절면에 옮겨 무릎 관절 전체로 분산시키는 수술방법으로 여러 보고에서 좋은 결과를 보고하고 있으며 5년 추시 후 90% 환자에서 좋은 결과를 보여주고 있다.

절골술은 젊은 나이의 환자에서 내측 구획에 국한된 관절염 환자에게 적극적으로 이용할 수 있다. 자신의 관절을 보존하여 비교적 제한 없이 활동을 할 수 있는 좋은 치료 방법이다. 절골술 후에 통증 감소 효과가 크며 수술 후 육안이나 조직 검사를 시행해 보면 정상과 유사한 물렁뼈가 재생되고 감소되어 있던 관절 간격의 회복도 관찰된다. 인공 관절 수술에 비해 수술 시간도 짧으며 수술 중 출혈이나 감염의 위험도 적다. 하지만 절골술은 적절한 환자 선택과 정확한 수술 술기가 필요한 만큼 전문가와의 상의가 필수적이다.

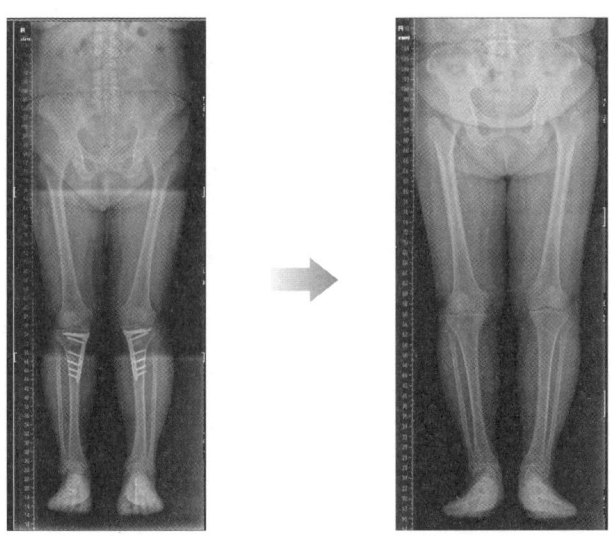

그림 1. 절골술 전후 X-ray 사진

무릎 인공 관절, 이제 개인 맞춤형 인공 관절로 치료하세요.

 관절염 진행이 현저히 진행되고 동통의 정도가 심할 때 보존적 치료나 관절경 수술 등으로 호전이 없는 환자에게 관절의 운동과 안정성을 확보하고 통증을 줄이기 위해 무릎 속에 안전한 세라믹 인공물을 넣는 인공 관절 치환 수술을 시행할 수 있다.
 이전에는 인공 관절의 수명에 대해 10~15년으로 알려져 있으나 최근에는 세라믹 등의 첨단 소재를 사용하고 수술 후 지속적인 관리를 통해 20년 이상 사용이 가능하다.

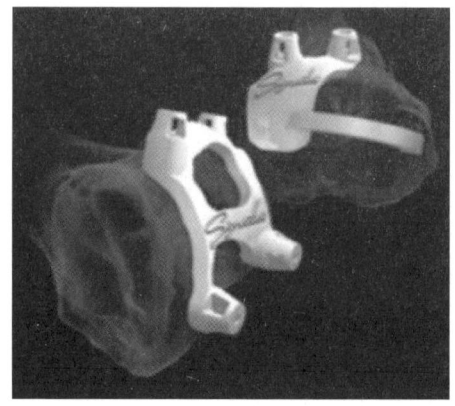

그림 2. 맞춤형 인공 관절

 최근에는 기술의 발전으로 환자 맞춤형 인공 관절이 대두되고 있다. 환자 맞춤형 인공 관절은 모든 사람이 대퇴골, 경골의 크기와 모양이 다르기 때문에 수술 전 자기공명영상(MRI) 검사를 통해 수술 전에 뼈의 크기와 모양을 재고 수술 들어가기 전에 미리 인공 관절 기구의 크기를 결정하는 방법으로, 단순 방사선 사진으로만 이를 결정하고 수술 중에 결정하는 일반적인 인공 관절 수술에 비해 장점이 많다. 환자 맞춤형

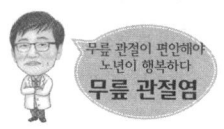

인공 관절은 각 개인에 맞게 기구를 결정하고 수술에 임하기 때문에 환자는 좀 더 섬세하고 정확한 수술을 받을 수 있으며, 수술 과정이 좀 더 단순하기 때문에 수술 시간이 줄어들고 수술의 합병증 또한 적다고 알려져 있다.

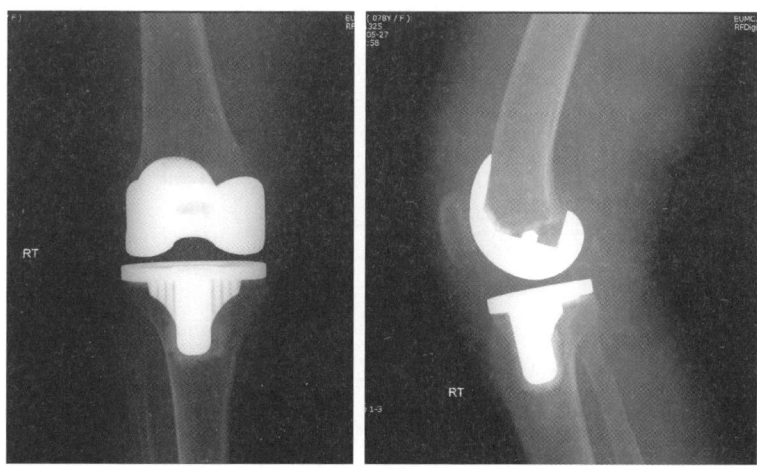

그림 3. 환자 맞춤형 인공 관절 수술

무릎 관절에 도움이 되는 운동, 누구나 쉽게 따라 해보세요.

대퇴 사두근 근력강화 운동이 통증과 활동 능력을 개선시키는 데 도움이 된다.

1. 의자에 앉아서 다리 들고 버티기
   - 의자에 앉아 무릎 아래 다리를 앞으로 들고 일자로 펴서 허벅지에 힘을 10초 동안 계속 주고 버티다가 5초 쉬고 또 반복한다.

- 10~15회 반복하며 아침, 점심, 저녁으로 시행한다.
2. 반대편 다리를 이용하여 운동하기
    - 의자에 앉아서 환부측 발목 위에 정상 다리의 발목을 올리고 아래로 내리고 올리는 운동을 반복한다.
    - 10~15회 반복하여 시행한다.

소중한 내 무릎 관절, 아끼는 방법을 알아봐요.

1. 평지나 가파른 길을 뛰거나 등산을 하는 것은 피하고 자전거타기, 수영을 한다.

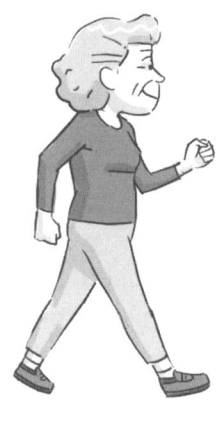
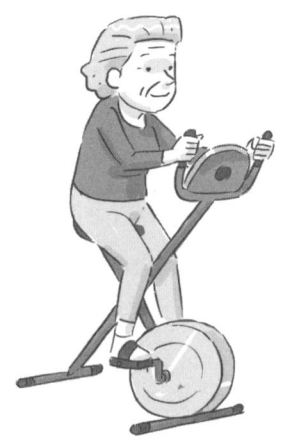

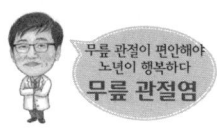

2. 바닥에 앉을 때 무릎을 꿇거나 쪼그려 앉지 않는다.
3. 계단은 피하고 엘리베이터를 이용한다.
4. 일을 할 때는 가능한 한 서서 일을 하는 것보다는 앉아서 일하되 장시간은 피한다.
5. 푹신하고 낮은 쇼파보다는 되도록 높고 딱딱한 의자에 앉는다.
6. 의자에서 일어날 때는 엉덩이를 우선 의자 끝으로 위치한 뒤 의자 팔걸이나 책상 등을 이용하여 일어난다.
7. 하루에 20분 정도는 평지를 가볍게 걷는 느낌으로 걷는다.
8. 아스팔트나 시멘트 바닥보다는 흙이나 잔디밭을 걷는다.
9. 구체적인 계획을 세워(예시: 한 달에 1 kg 감량) 체중을 줄인다.
10. 경미한 증상이 있더라도 병원을 방문하여 전문가의 의견을 듣는다.

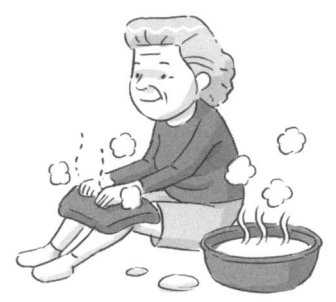

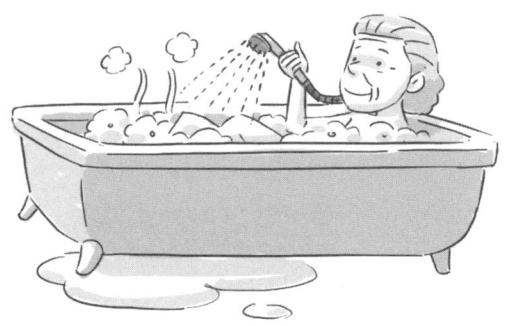

여성의
치주질환과 임플란트

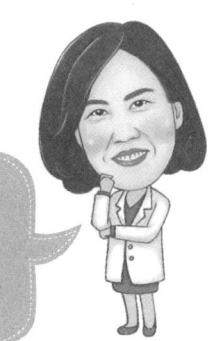

- ✓ 치주질환의 원인은 치태!
- ✓ 임신 시 치주질환이 심해질 수 있어요.
- ✓ 조기진단과 치료로 치주질환의 진행을 예방할 수 있어요.
- ✓ 골다공증이 있는 경우 임플란트는 주치의와 상의하세요.

이대목동병원 치과
방은경 교수

45세 주부 심정희(가명) 씨는 최근 잇몸에서 피가 나고 붓는 증상이 반복되어 동네 치과를 찾았다가 치아를 여러 개 뽑고 임플란트를 해야 한다는 말을 들었다. 잇몸 상태가 좋지 않아 임플란트 수술이 어렵다면서 대학병원으로 가보라는 청천벽력 같은 말을 듣고, 걱정이 되어 병원을 찾았다. 방사선 사진을 촬영하고 잇몸 검사를 받은 후 만성 치주염으로 진단받았고, 어금니 8개를 발치하고 임플란트 치료를 하기로 결정했다.

"양치할 때 피가 좀 나고, 피곤하거나 컨디션이 좋지 않을 때는 잇몸이 가끔 부었지만 별다른 증상이나 불편감이 없었는데 치아를 8개나 뽑고 임플란트 해야 한다니 믿어지지가 않아요. 충치도 별로 없고 치아는 좋다고 자부했었는데…. 잇몸이 좋지 않아 임플란트하기가 어렵다는데, 치주염이 완치될 수 있는지 임플란트는 할 수 있는지 궁금해요"

40대 이상의 사람 중에 대부분은 잇몸에서 피가 난다든지, 잇몸이 부어서 불편했던 경험이 한두 번은 있을 것이다. 처음에는 잇몸이 저절로 가라앉기를 기다려 보는 경우가 많다. 그러다 시간이 좀 지나면 대부분 붓기가 가라앉는다. 아픈 증상을 항상 동반하지는 않기 때문에, 붓기가 심할 때나 아플 때에만 약을 찾고, 또 증상이 사라지기를 기다려 본다. 어느 정도 증상이 없어질 때면 우리는 잇몸에 대해 금세 잊어버리게 된다. 시간이 좀 지난 후에 과로하거나 스트레스가 심할 때, 컨디션이 좋지 않을 때 또 다시 잇몸이 붓고 피가 나며 이 과정을 몇 차례 반복한 후에도 통증이 없는 경우가 많다.

피가 나고 잇몸이 붓는 증상이 수차례 반복되고 칫솔질이 소홀해지면 결국에는 잇몸에 고름이 잡히고 통증이 생기며 결국 치아가 흔들리게 된다. 이렇게 잇몸이 붓고 피가 나며 치아가 흔들리는 질환을 치주질환이라고 하는데, 치주질환은 성인이 이를 뽑게 되는 가장 큰 원인이다. 2013년 건강보험심사평가원의 자료에 따르면 우리나라 국민 중 치주질환으로 병원을 찾은 환자는 전체 질병 중 급성기관지염에 이어 두 번째로 많은 것으로 나타났다. 그러니까, 감기 다음으로 병원을 많

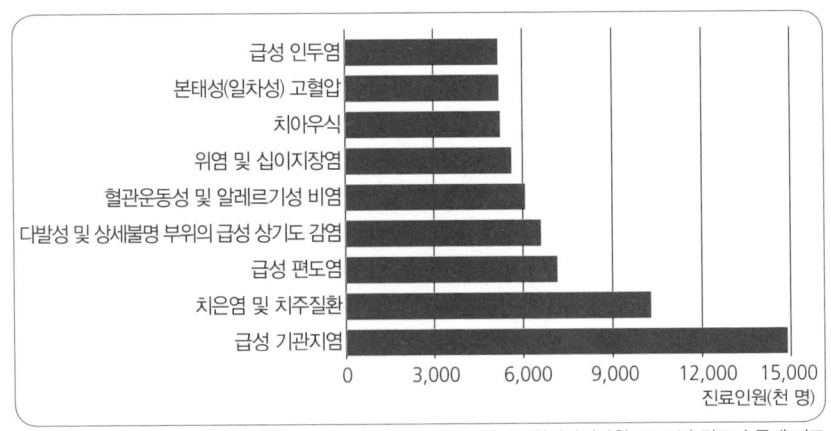

출처: 건강보험심사평가원 2013년 진료비 통계 지표

그림 1. 다빈도 상병 순위별 현황

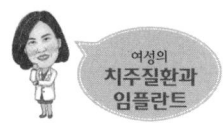

이 찾는 이유가 치주질환이라는 이야기다. 게다가 증감률을 살펴보면 전년도 대비 34.5%가 증가하여 가장 큰 증가세를 보인다. 자, 지금부터 감기 다음으로 많다는 치주질환에 대해 알아보자.

치주질환 들여다 보기

치주질환은 치아를 둘러싼 조직(치아 주위 조직)에 생기는 질환이다. 치아 주위 조직은 잇몸(치은), 잇몸뼈(치조골), 치아를 둘러싼 인대 등으로 이루어져 있다.

건강한 잇몸의 색깔은 일반적으로 연분홍색이다. 하지만 사람마다 조금씩 차이가 있다. 피부가 밝은 사람에게서는 더 밝게, 피부가 어두운 사람에게서는 더 어둡게 나타난다. 인종에 따른 차이도 있어서 백인이 흑인보다 더 밝은 잇몸색을 갖는다. 또한 피부에서처럼 멜라닌 색소가 침착될 수 있고 따라서 잇몸에 점이 있는 것처럼 보이거나 잇몸이 변색된 것처럼 보일 수도 있다. 잇몸 안쪽은 뼈로 구성되어 있고 이것을 잇몸뼈라고 부른다. 잇몸뼈는 치아 주위를 둘러싸는 뼈를 말한다. 치아와 치조골은 인대에 의해 연결되어 있는데 이것을 치주인대라고 부른다. 치주인대는 치아 주위를 감싸는 쿠션이라고 생각하면 된다. 얼음이나 사탕 같은 딱딱한 음식을 씹었을 때 이 치주인대가 충격을 완화시켜 주는 기능을 한다. 이 인대는 내부에 많은 감각신경섬유가 있어 씹는 힘을 느낄 수 있게 하고, 또한 치아나 치조골에 영양을 공급하는 역할도 한다.

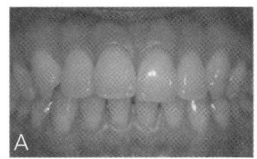 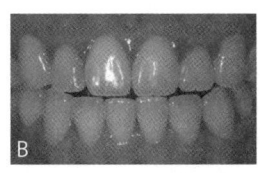 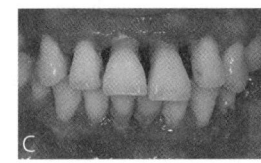

그림 2. 건강한 치은(A), 치은염(B), 치주염(C)

이런 치아 주위 조직은 치아를 지지하는 데 매우 중요한 역할을 한다. 따라서 치아 주위 조직에 질환이 생기면 치아를 지지하는 힘이 떨어지고 치아가 흔들릴 수 밖에 없다. 치주질환은 질환의 정도에 따라 크게 치은염과 치주염으로 구분하는데, 질환이 잇몸에만 국한된 경우에는 치은염, 잇몸뼈까지 진행된 경우에는 치주염으로 부른다.

이런 증상이 느껴지면 치주질환입니다

치주질환은 아프지 않은 경우가 많다. 그러나 통증이 없다고 해서 잇몸이 건강하다고 생각해서는 안 된다. 사람들은 아파야 병원을 찾고, 아프지 않으면 병이 아니라고 생각하고 신경을 잘 쓰지 않는다. 하지만 통증이 전혀 없었던 경우에도 심한 치주질환을 보이는 환자가 많다. 치주질환은 항상 아픈 증상을 동반하지는 않는다. 통증이 없더라도 혹시 다음과 같은 증상을 느낀다면 치과에 내원하여 치주질환이 생긴 것은 아닌지 검사가 필요하다.

- 잇몸이 분홍색에서 붉은색으로 변하고 부어오른다.
- 충치가 없는데도 차가운 것, 뜨거운 것을 먹을 때 민감해진다.
- 식사 후에 특정 부위가 통증이나 압박감이 있다.
- 잇몸이 근질근질해서 자꾸 쑤시고 싶다.
- 치아 사이에 음식이 낀 것 같은 느낌이 든다.
- 양치할 때 피가 나고 냄새가 나는 것 같다.

이러한 증상을 느꼈는데도 통증이 심하지 않아서 방치하게 되는 경우 치주질환이 계속 진행될 수 있다. 잇몸 염증이 치아를 둘러싼 뼈인 치조골까지 진행될 경우에 치조골이 녹아내리고, 이로 인해 치아는 흔들리게 되거나 스스로 빠질 수도 있다.

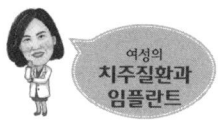

치주질환은 왜 생기나요?

　성인의 30%에서 나타나는 치주질환은 누구에게나 올 수 있다. 치주질환은 나이와 관련이 있는(Age-Associated) 질환이긴 하지만, 나이를 먹는다고 해서 꼭 생기는(Age-Related) 질환은 아니다. 다시 말하자면 젊은 청년에게서도 얼마든지 나타날 수 있고, 노인에게서 나타나지 않을 수도 있다. 치주질환을 증가시키는 원인은 환자의 나이가 아니라, 치태가 쌓여 잇몸이나 잇몸뼈가 공격당한 시간에 의한 것이라고 생각하면 된다.

　치주질환의 가장 큰 원인은 치태(프라그)이다. 쉽게 세균덩어리라 생각하면 된다. 입 안은 습기가 항상 존재하기 때문에 세균이 잘 자라는 환경이다. 침과 음식물이 치아에 달라붙은 뒤에 입 안에 있던 세균들이 응집되어 치태를 이루게 된다. 치태 약 1 mg에는 1억 개 이상의 세균이 존재한다. 치태는 물로 입을 헹구는 것만으로는 제거되지 않고 칫솔질을 통해서만 제거할 수 있다. 만약 칫솔질에 의해 치태가 제대로 제거되지 않고 남아있으면 침의 작용에 의해 점차 석회화되어 딱딱해 지는데 이것이 치석이다. 치석은 치아 표면에 단단히 붙어 있기 때문에 칫솔질로는 제거할 수 없고 기구를 사용해서 제거해야 하는데 이 과정이 우리가 알고 있는 스케일링(치석제거술)이다. 치석이 생기면 칫솔질로는 제거가 안 되기 때문에 치태가 치석으로 굳어지기 전에 올바른 칫솔질로 치태를 제거해야 한다. 잘 맞지 않는 오래된 보철물의 틈이나 치아 배열이 고르지 않은 부위는 특히 치태가 쌓이기 쉬운 환경이 되므로 칫솔질을 더욱 꼼꼼히 해야 한다. 치석은 눈으로 관찰할 수 있다. 크림 같은 흰색, 짙은 노란색이나 갈색으로 보이고, 특히 아래 앞니 안쪽이나 위 어금니 볼쪽에 잘 생기는데, 이 부위에서 침샘의 입구가 입 안으로 열리기 때문이다.

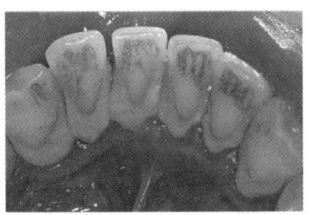

그림 3. 아래 앞니 안쪽에 치석이 침착된 모습

임신 시 치주질환이 심해질 수 있어요

　임신 중에는 호르몬의 변화로 인해 미세한 염증의 원인에도 잇몸이 크게 반응할 수 있다. 임신 시 증가하는 난포 호르몬(Estrogen)과 황체 호르몬(Progesterone)이 혈관의 투과성을 증가시켜서 잇몸을 붓게 하고 치태에 대한 염증반응을 증가시키는 것이다. '임신성 치은염'은 모든 임산부의 약 30%에서 100%까지 나타날 수 있으며 증상은 다양하게 나타난다. 다른 치은염과 비슷하게 잇몸이 빨갛게 부어오르고 빛나고 매끄러워지는데, 특히 치아 사이의 잇몸(치간치은)에 더 뚜렷하게 나타난다. 붓기가 심해지면 일시적으로 치아가 흔들릴 수도 있다. 더 심해지면 잇몸이 커지면서 자라는 것처럼 보이는데 이것을 임신성 화농성 육아종(Pyogenic Granuloma) 혹은 임신성 종양(Pregnancy Tumor)이라고 한다. 임신성 종양이라고 부르지만 실제로는 종양이 아니라 임신 중에 약한 자극에도 쉽게 출혈이 생기는 과장된 염증 반응으로 생각하면 된다. 임신성 종양은 이전에 잇몸병이 있었던 자리에서 잘 생기며 칫솔질이 잘 되지 않고 치태나 치석이 있는 부위에서 나타난다. 이 질환은 임산부의 0.5~5%에서 나타난다고 보고되었는데, 윗니의 잇몸에서 더 잘 생기고, 임신 초기 3개월 전후로 잘 생기며 보통 출산 후에 자랐던 잇몸은 줄어든다. 임신성 치은염을 예방하는 가장 좋은 방법은 올바른 칫솔질로 치태를 조절하는 것이다. 염증이 가라앉지 않고 잇몸에서 계속 피가 난다면 임신

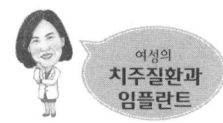

중에도 스케일링이 필요하다. 임신 2기가 치과 치료를 하기에 가장 안전한 시기이므로 치과 치료는 이 시기에 받도록 하자. 치석 제거 이후에도 계속 출혈이나 고름이 나는 임신성 종양의 경우에는 출산 전이라도 절제가 필요하기도 한다.

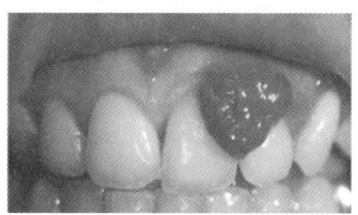

그림 4. 임신성 종양

최근에는 치주질환과 임신 합병증과의 관계를 밝히려는 연구가 많이 발표되었다. 많은 연구에서 심한 치주질환을 가진 산모일수록 조산(37주 전에 아이를 출산)하는 비율이 훨씬 높은 것으로 나타났다. 또한, 저체중아를 출산하는 비율이 중등도나 심한 치주질환을 가진 산모가 치주질환이 없거나 가벼운 치주질환을 가진 산모에 비해 매우 크게 나타난다고 보고되었다.

임신과 출산을 경험했던 여성이라면, 임신 기간에 잇몸이 약해진 느낌을 받았다거나 잇몸이 붓고 피가 나는 경험을 했던 사람이 많을 것이다. 물론 임신 기간 동안 호르몬의 변화로 잇몸, 특히 치아 사이 잇몸의 증식이 나타날 수 있고 잇몸 출혈과 통증도 증가할 수 있다. 하지만 이런 증상은 임신 자체에 의한 것이 아니라 치태나 치석 같은 국소적 염증 인자에 의해 생기는 것이다. 임신 자체가 원인이 아니라 치태나 치석이 원인이 되어 생긴다. 그러므로 임신 전에 미리 원인을 제거하는 치료를 받는 것을 권장한다. 또한, 산모의 건강뿐만 아니라 태아에도 영향을 미칠 수 있다. 산모가 심한 치주질환을 가진 경우에 조산할 확률이나 저체중아를 출산할 확률이 높다는 연구결과가 많다. 따라서 임신을 계획 중인 여성이라면 임신 전 치주 검사를 받아 치은염, 치주염이 있는지 확인하고, 필요한 경우 치주 치료를 받는 것이 추천된다.

조기에 진단, 치료하면
치주질환의 진행을 멈출 수 있어요

　남녀노소 누구에게나 생길 수 있는 질환이면서 성인 치아 상실의 제일 큰 원인인 치주질환이지만, 조기에 진단하여 치료받으면 진행을 멈추거나 지연시킬 수 있다.

　치주질환의 초기 병소인 붓고 피가 나는 잇몸(치은염)을 치료하기 위해서는 스케일링이 필요하다. 스케일링은 치아 표면에서 치태, 치석, 음식물 찌꺼기, 카페인이나 니코틴 같은 치아의 착색 물질을 제거하는 술식이다. 스케일링은 잇몸병을 치료하기 위한 가장 기본적인 치료법이다. 스케일링 후에 세균성 치태나 치석이 제거되면 잇몸 염증이 사라지는 것은 물론, 착색이 제거되어 치아가 깨끗하게 보이기 때문에 미용상으로도 효과적이다. 또한, 구취(입냄새)의 감소에도 효과적인데 치아 표면에 붙은 치태나 치석은 잇몸병을 일으킬 뿐만 아니라 구취가 나는 원인이기도 하기 때문이다. 치석이 떨어져 나온 치아 뿌리(치근)면을 매끈하고 단단하며 깨끗한 면으로 만들어주는 치근활택술 또한 치은염의 치료에 효과적인 술식이다. 스케일링과 치근활택술의 주 목적은 치은염증을 일으키는 원인인 치태, 치석, 세균의 독성 물질을 완전히 제거하여 치은 건강을 회복하는 것이다.

　만약 치은염이 조기에 치료되지 않고 방치되면 잇몸은 원래의 위치보다 부풀어 오르게 되고 염증은 점점 잇몸 깊숙이 진행된다. 그 결과 치아를 둘러싼 잇몸뼈는 녹아내리고 치아와 잇몸 사이가 벌어져 주머니 같은 공간이 생기게 되는데, 이 공간을 치주낭이라고 한다. 잇몸이

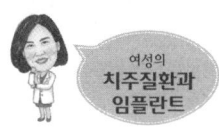

벌어진 것 같은 느낌이 드는 치주낭은 치은염에서 치주염으로 진행되는 가장 중요한 임상적 특징이다. 치주낭 내에는 치태, 세균, 음식물 찌꺼기, 침 등이 들어 있으며 낭 내의 내용물들은 제거하기가 어려워 치료가 더 복잡해지고, 치료되지 않을 경우에 치주염의 진행은 점점 빨라질 수 있다. 따라서 치주낭이 생길 정도로 치주염이 진행되면 치태나 치석 같은 원인 인자를 제거하는 것뿐만 아니라, 치주수술 등을 통해 치주낭을 제거하는 과정이 꼭 필요하다. 결국 치주질환이 많이 진행되어 치료를 시작하는 경우 치료의 과정이 복잡해지고 치료에 드는 비용이나 시간 또한 증가할 수 밖에 없다. 그러므로 치주질환은 조기에 발견하여 유지, 관리하는 것이 시간과 노력을 줄일 수 있다. 많은 경우에 증상이 없었다는 이유로 조기에 발견하지 못하고 치료가 불가능할 정도로 치주질환이 심하게 진행되어 결국 손 한 번 써보지 못하고 이를 뽑아야 한다. 따라서 주기적인 치과 검진을 통해 치주질환을 조기에 발견하는 것이 중요하며 치태나 치석이 생기지 않도록 철저한 구강위생 관리가 매우 중요하다.

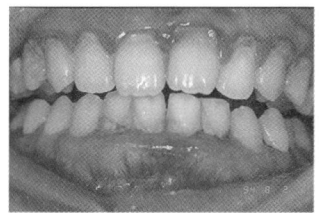 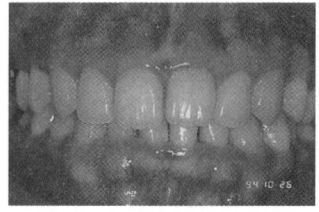

그림 5. 치석과 치태가 침착된 상태(좌)와 치주 치료 후 건강한 잇몸 상태(우)

치주질환은 이렇게 예방하세요!

치은염은 치석을 제거하고 양치질을 잘 하게 되면 건강한 잇몸으로 되돌아 갈 수 있다. 그러나 치조골 파괴를 동반하는 치주염은 치료

후에도 완치가 되지 않는다. 심하게 진행된 치주염은 치료한다고 하더라도 원래의 건강한 치조골로는 회복되지는 않는다. 또한, 치료 후 유지관리가 소홀해지면 언제든 재발할 가능성이 높다. 치조골은 한번 녹기 시작하면 다시 재생되는 것이 매우 어렵기 때문에 치조골까지 질환이 진행되기 전에 치료를 시작해야 한다. 그러나 무엇보다도 중요한 것은 질환이 생기기 전에 철저한 칫솔질로 치주질환의 원인이 되는 치태를 제거하는 것이다. 많은 사람들의 경우 치은염이나 치주질환은 통증이 없거나 참을 수 있을 정도의 불편감만 있는 경우가 많아 지나쳐버리기 쉽지만, 이를 뽑게 되는 가장 흔한 질환이기 때문에 치주질환에 대한 올바른 이해가 필요하며 통증=질환이라는 인식을 버리고 심하지 않은 증상이 있을 때라도 치주질환이 진행되는 것을 막기 위해 치료를 시작해야 한다는 것을 기억해야 한다.

치주질환을 예방하기 위해 가장 중요한 것은 원인인 치태와 치석을 제거하는 구강 위생 관리이다. 입 안은 언제나 세균이 상주하고 있고 습기로 인해 세균이 잘 자라는 환경이기 때문에 음식을 먹고 난 후나 자기 전에 이를 닦지 않으면 몇 분 이내에 치아 주위나 잇몸, 혀에 치태가 만들어지게 된다. 그러나 칫솔질을 열심히 잘 하더라도 칫솔이 닿지 않고 치태가 남아 있는 부분이 있고 이것은 시간이 지나면서 침의 작용으로 치석으로 변하게 된다. 그러므로 올바른 칫솔질 법을 익혀 치태가 생기지 않도록 하고, 건강한 잇몸을 가진 사람이라도 6개월에서 1년마다 치과에서 스케일링을 받아 치주질환을 예방하도록 하자.

골다공증이 있어 뼈가 약한데 임플란트를 할 수 있을까요?

골다공증은 병명만 보면 뼈에 빈 공간이 생기는 병으로 이해할 수

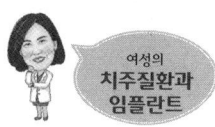

있지만, 실제는 뼈의 양이 줄어줄고 뼈의 구조가 변해 뼈가 약해져서 골절이 일어날 가능성이 높은 상태를 말한다. 이 질환은 여성에서 잘 발생하며, 특히 폐경 이후의 중년 여성에서 주로 발생한다. 임플란트 치료가 필요한 골다공증 환자들이 가장 궁금해하고 걱정하는 점이 뼈가 약한데 임플란트를 할 수 있을까에 관한 것이다. 임플란트는 잇몸뼈에 인공치아를 심는 시술이라고 하던데, 골다공증이라면 잇몸뼈가 약해서 임플란트가 성공적일까 의심스러워하는 환자들이 많다. 결론부터 말하자면, 골다공증이 있어도 임플란트 치료는 충분히 가능하다. 실제로 여러 연구에서 골다공증 환자의 임플란트와 정상인의 임플란트 결과에는 큰 차이가 없다고 밝혔다. 골다공증을 일으킬 만한 다른 전신질환이 존재하지 않을 경우에는 골다공증 단독으로는 임플란트가 실패하는 위험 요소는 아니라는 것이다.

다시 말하면 다른 전신질환이 없고 폐경이나 노화가 원인이 되어 생기는 1차성 골다공증 환자의 임플란트 치료는 성공적이고 수년 동안 잘 유지될 수 있다. 정상인과 거의 비슷한 임플란트 성공률을 보인다.

하지만 다른 골다공증을 유도하는 환경이 있는 경우에 상황은 달라진다. 2차성 골다공증, 즉 식이 문제(음식 결핍, 칼슘 결핍), 선천성 상태(저인산효소증, 골형성부전증), 약물(알코올 남용, Glucocorticoids), 내분비 이상(쿠싱증후군), 특정 전신질환(당뇨, 류마티스 관절염) 등에 의해 골다공증이 발병하거나 이 질환들과 관련이 있는 경우, 골다공증은 종종 임플란트 실패를 유발하기도 한다. 따라서 골다공증이 있는 환자는 치과에 내원하여 환자가 가진 골다공증이 임플란트 실패를 일으킬 수 있을 것인지 임플란트 실패 위험성 평가를 받은 후에 치료를 결정하는 것이 좋다.

최근 골다공증 환자에서 비스포스포네이트 관련 악골괴사라는 병이 발생하는 경우들이 알려졌다. 이것은 골다공증 약물 중 비스포스포네이트라는 약으로 장기간 치료를 받은 환자에게서 치아 근처의 턱뼈, 얼굴뼈에 괴사가 일어나는 질환을 말하는데, 2003년에 미국 마이애미 대학의 막스 교수가 처음 문헌에 보고하였고 비스포스포네이트 관련 악골괴사의 영문명의 이니셜만 따와서 BRONJ라고 부른다. BRONJ, 즉 악골괴사라는 것은 턱뼈가 썩어가는 것이라고 생각하면 된다.

우리 몸은 스스로 회복하는 능력이 있기 때문에 상처가 생기면 새살이 돋으며 원래대로 치유되는 성질이 있다. 충치나 치주질환으로 이를 뽑게 되는 경우에도 마찬가지다. 이를 뽑고 난 이후에는 이를 뺀 자리가 처음에는 구멍이 뻥 뚫려 있지만 1~2달 후에는 잇몸 살이 차오르고 이가 있던 자리는 새 뼈로 채워지게 된다.

그러나 비스포스포네이트로 치료를 받은 일부 환자는 이처럼 정상적인 치유 과정이 일어나지 않고 살이 차오르지 않아 잇몸이 벌어진 채로 뼈가 잘 낫지 않는 악골괴사가 발생할 수도 있다. 발병률은 치료 약재의 종류에 따라 다르지만 골다공증 환자에서는 0.01~0.04% 정도로 발생 가능성은 아주 낮은 편이다. 그러나 한 번 발생하게 되면 자주 재발하기 때문에 완치가 어려워 위험 요소들은 정확히 파악되어야 한다. 위험 요소들은 환자의 병력 조사를 통해 파악할 수 있기 때문에 치과에 처음 방문했을 때 여러 가지 항목을 평가하는 문진 과정이 꼭 필요하다. 비스포스포네이트 관련 악골괴사는 이를 뽑거나 임플란트 수술 등의 자극이 발단이 되어 시작되기도 하지만 아무 자극 없이 저절로 일어나기도 한다. 잘 맞지 않는 틀니가 있거나 위, 아래턱뼈에 점막이 얇으면서 뼈가 볼록 튀어나온 부위가 자극되어 생기기도 한다.

가장 많이 알려진 비스포스포네이트 약물은 포사맥스이다. 특히 골다공증 치료를 위해 주사를 맞는 경우는 약을 복용하는 것보다 악골괴사가 더 자주 발생할 수 있으니, 이를 뽑거나 임플란트 등의 치과 수술이 필요한 경우 수술 전 치과의사와 상의하는 것이 중요하다.

여성, 치매 없이 101세까지

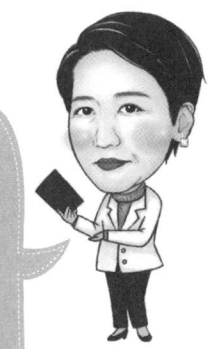

- 누구나 치매에 걸릴 수 있다. 그러나 E (Enjoy), W (Work out), H (Healthy food), A (Achieve)의 생활습관화로 최적의 두뇌 조건과 기능을 최적화한다면 예방할 수 있다.
- 여성은 남성보다 수명은 길지만, 남성보다 여러 질병에 의해 와상 상태에 이르기 쉽고 특히 치매에 걸리기 쉽다.
- 평상시 건망증을 극복하는 실용적인 전략은 손, 입, 몸을 많이 사용하는 것이다. 꼭 기억해야 할 중요한 사항은 입으로 반복하여 되뇌고, 손을 움직여 필기하고 몸을 움직여 정리해야 한다.
- 여성이 치매에 걸리지 않으려면 40대 후반부터 준비해야 한다. 특히 적절한 시기부터 혈관성 위험 인자 조절 및 폐경기 여성 호르몬 치료를 고려해야 한다.

이대목동병원 신경과
정 지 향 교수

수명의 연장으로 모두가 100세를 바라보는 장수 시대가 왔다. 2013년 통계청 발표에 의하면 여성의 평균 수명은 85세, 남성은 78세로 여성이 남성보다 평균 8세 가량 더 길게 산다. 노령화로 인해 당면하게 되는 가장 중요한 질병이 암, 뇌졸중, 치매이다. 대부분의 암은 40대부터 체계적인 검진 과정을 통해 예방과 조기진단을 하게 되어, 암의 극복 목표인 5년 생존율의 목표에 조금씩 도달하고 있다. 그에 반해 치매는 관련 예방 대책이 없이 발병률이 기하급수적으로 올라가는 절체절명의 위험한 고비에 놓여 있다.

특히 여성은 알츠하이머병에 남성보다 고위험군이다. 또한, 뇌졸중 후에도 신경학적 후유증이 많이 남아 와상 상태로 지낼 가능성이 높다. 알츠하이머병은 65세부터 증가하지만, 실은 10~20년 전부터 잠복해 있다. 특히 40~50대에 고혈압이나 고지혈증, 당뇨병이 있는 경우 15년 정도 후부터 치매에 걸릴 위험이 커진다. 뇌신경계통의 질환은 생활습관병으로 많이 발생하기 때문에 단기적으로 예방하기가 어렵고, 40대부터 꾸준히 관리하고 가꾸어 치매에 걸리지 않기 위한 준비를 해두어야 한다.

기억이란 무엇인가?

대부분의 사람들은 50대 중반을 넘어서면 기억력 저하로 인해 당황스런 경험을 하게 된다. 비교적 기억력이 좋았던 사람들도 나이가 들면서 한두 번씩 이러한 경험을 하는데, 이러한 증상은 중년 남성보다 중년 여성에게 더 흔하게 발생한다. 중년 여성이라면 종종 부엌에 들어갔다가 왜 들어갔는지 잊어버리거나, 쇼핑몰에서 차를 어디다 주차했는지 잊어버리거나, 현금인출기에서 돈을 찾을 때 비밀번호를 기억하지 못했던 경험들이 생긴다. 또한, 예전에는 한 번만 읽어도 이해했던 글을 이제는 여러 번 읽어야만 내용을 파악할 수 있다는 사람들도 생긴다. 그러나 이러한 종류의 경험이 항상 치매로 이어지는 알츠하이머병 같은 퇴행성 뇌질환의 발병을 의미하는 것은 아니다.

새 정보를 학습하고 저장, 필요에 따라 되살리는 과정이 기억이다. 이는 대뇌의 신경세포 전달물질의 저장을 통해 진행되는 과정이다. 모든 기억들이 다 똑같이 유지되지는 않는다. 어떤 것들은 단지 짧은 시간 동안만 뇌에 보존되었다가 버려진다. 만약 우리가 머리 속에 그동안 걸었던 모든 전화번호들이나 봐왔던 모든 영화의 시간과 장소를 다 저장하고 다닌다고 상상해보라. 그로 인해 정작 필요한 것을 찾는 일은 더 어려워질 것이다. 그에 반해 중요하다고 판단되거나 강렬한 감정이 개입된 기억들은 두뇌 속에 상당히 오래 저장된다. 그렇게 얻은 이미지, 경험, 지식은 우리의 심리적, 사회적 자아의 본질 측면이 된다. 우리의 기억에는 친한 친구의 이름과 사랑하는 사람들의 얼굴들과 같은 이

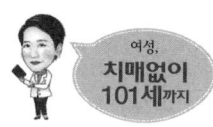

미지, 운전과 같은 절차와 기술, 직장에서 사용되는 전문지식 등이 포함된다. 이런 중요한 것들을 잊어버리기 시작하면 걱정을 해야 하는 단계가 된다.

기억의 종류에는 여러 가지가 있다. 그중 일상생활에 영향을 미치는 기억의 종류는 단기기억과 작업기억이다. 단기기억은 수 초, 수 분 동안 기억할 필요가 있는 정보이며 그 후엔 사라진다. 단기기억은 약속 날짜와 시간을 달력에 기록할 때까지 기억할 필요가 있을 때 사용된다. 작업기억은 좀 더 복잡한 형태의 단기기억으로, 특별한 목적 아래 사용된다. 예를 들어 어떤 것을 선택할지 또는 당장 결정을 내려야 할 때 등이다. 예컨대 슈퍼마켓에서 빨래 세제를 고를 때 어떤 용량을 고르는 게 경제적인지 고려 중일 경우, 각각의 가격을 기억하고 무게당 가격을 계산한 후에 큰 사이즈로 할지 중간 사이즈로 할지 결정할 때까지는 필요하지만, 결정한 후 다음 코너로 이동하면서 바로 잊어버리는 것이 작업기억이다. 반면 장기기억은 알고 있는 모든 것의 총 집합체이다. 여기에는 이름, 주소, 전화번호, 친구나 친척 이름과 같은 단순한 자료부터 10년 전에 일어났던 사건에 대한 기억처럼 좀 더 복잡한 정보까지 모두 포함되어있다. 모든 장기기억이 영원히 지속되는 것은 아니며 사용되지 않거나 불필요한 장기기억은 세월이 흐르면서 사라진다. 그러나 개인에게 의미 있는 어떤 장기기억들은 놀라울 정도로 오래 지속된다.

장기기억에는 서술적 기억과 절차 기억 두 종류가 있다. 서술적 기억은 언어로 표현하려고 할 때 의식적으로 노력을 해야 하는 기억이다. 예를 들어 다음 주의 점심 약속 시간과 장소에 대한 기억, 일반적인 지식이나 사실에 대한 기억 등이다. 서술적 기억은 해마를 통해 대뇌 전반에 저장된다. 그에 반해 절차 기억(예를 들어 자전거, 수영 배우기 등)은 몸의 행위를 통해 기억되는 것을 의미하고 배우는 과정에 일정 부분의 시간이 소요되며, 쉽게 잊히지 않고 뇌의 안쪽에 있는 기저핵을 통해 저장된다. 서술적 기억은 해마를 통해 저장되므로 노화나 알츠하이머처럼 해마를 변화시키는 것에 더 쉽게 손상된다.

건망증은 왜 생기는 걸까?

건망증은 정상적으로 생길 수 있다. 시장에서 물건을 사서 집으로 돌아왔을 때 지갑이 없는 것을 발견하고 가게로 다시 가서 찾아보았으나 없어서 지갑을 도둑맞았다고 낙담하고, 다시 집으로 돌아와 식료품 꾸러미를 풀었는데 지갑이 그 안에서 발견되었을 때가 있다. 이는 지갑을 넣는 일상의 행위가 해마를 거치지 않고 무의식적으로 수행된 행동이기 때문에 의식적인 기억 과정에서 기억해 낼 수 없게 되는 뇌의 생리적인 현상이다.

건망증이 생기는 이유는 첫 번째로 집중력이 떨어져서 동시수행능력이 떨어지게 되는 것이다. 결국 이전에는 다 기억할 수 있었던 일들 중에 한두 가지만 기억하게 된다. 두 번째는 많은 정보와 복잡한 일상이 원인이 되기도 한다. 방금 접한 새로운 정보가 미처 저장되기도 전에 또다시 새로운 정보에 노출되다 보니 입력된 정보의 양이 기억할 수 있는 용량의 범위를 벗어나게 되는 것이다. 세 번째는 분명히 뇌 안에 저장이 되어 있는데 일시적으로 생각이 떠오르지 않는 인출장애이다. 이때는 힌트를 받거나 조금 시간이 지나면 기억하게 된다. 이처럼 가끔 경험하는 일상적인 기억상실은 기억장애와 같은 병적 소견과 무관하며 과도한 업무나 정신적 스트레스, 알코올이나 약물에 의해서도 영향을 받는다. 하지만 이러한 일이 자주 반복되거나 정도가 심할 때, 또 잘 알고 있던 정보에 관한 것이거나 의도적으로 기억하려 하였던 사실인데도 기억이 나지 않는다면 기억장애를 의심해 봐야 한다.

또한, 노화에 의해 신경 세포의 수가 감소하고, 신경 세포 간의 수용

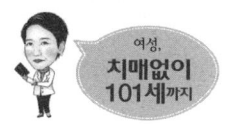

체 수가 감소하여 신경전달물질의 전달 처리가 저하되면 기억의 저하가 발생한다. 이런 변화들은 집중하고, 빠르게 정보를 처리하고, 효과적으로 기억을 저장하고, 쉽게 기억을 되살리는 기능에 영향을 미치며 나이가 들면서 심화되어 특히 50세 전후부터 나타난다.

경도인지장애 증후군

기억장애가 병적인 경우로 의심을 해야 하는 경우는 다음과 같다.
- 어떠한 사건을 회상할 때 사건 자체를 잊어버리는 경우
- 기억력 저하에 의해 심각한 금전적 손실 또는 사회적 실수를 하는 경우
- 새로이 배우는 사실에 대한 기억력 저하 이외에도 이전부터 잘 알고 있던 것들에 대한 기억력 저하가 있는 경우(예를 들어서 오래 거주한 집의 전화번호 또는 주소 등)

이러한 경우는 경도인지장애 증후군(Mild Cognitive Impairment)이라고 명명하는 병적 기억력 저하 상태로 정의할 수 있다. 이 경우 병적 기억력 저하로 인한 일상의 곤란을 겪을 수는 있으나, 그 외 다른 일상생활의 큰 장애는 없는 것이 특징이다. 경도인지장애 증후군은 의학적으로 치매의 전 단계라고 할 수 있다. 그 까닭은 경도인지장애 증후군으로 진단받은 경우 매년 15%가 치매가 발생하고, 10년간 종적 추적 관찰을 한 결과, 89% 이상이 알츠하이머형 또는 혈관성 치매로 진행되기 때문이다.

경도인지장애 증후군을 진단하기 위해서는 자세한 신경인지검사와 신체검사, 신경학적 검사 및 원인을 확인하기 위한 뇌영상검사가 필요하다. 현재까지 경도인지장애에서 치매로 넘어가는 것을 완전히 막는

방법은 없다. 하지만 최근에는 경도인지장애를 발견하여 적극적으로 치료를 하면 치매의 임상적 증상이 발현되는 것을 늦출 수도 있고 증상 악화를 막아 안정된 상태로 유지할 수도 있다는 연구결과들이 보고되고 있다.

치매의 종류: 알츠하이머병 VS 혈관성 치매

경도인지장애의 다음 단계는 치매이다. 치매란 어떤 질병의 이름이 아니라 뇌에 발생하는 여러 가지 병인에 의해 뇌가 담당하고 있는 여러 인지 기능의 저하가 발생하는 총체적 증후군이다. 기억력 저하만을 보이는 경도인지장애 단계에서 초기 치매의 단계로 넘어가게 되면 다른 인지 기능들의 장애가 발생한다. 예를 들어 언어 능력의 저하로 단어 구사력이 감소하고 시공간 능력의 저하로 길을 잃고 헤매는 증상이 발생한다. 또한, 전두엽 집행 능력 저하로 일을 추진하고 수행하는 능력이 떨어지게 되고 판단력이 떨어져 일상생활에서 심한 혼돈을 느끼며 수행의 장애가 발생한다. 이로 인해 주변에서도 문제점을 인식하게 된다. 이러한 인지기능 장애의 발생의 정도는 치매를 야기하는 질병의 원인에 따라 달라진다.

치매를 일으키는 병은 대략 50가지 정도 있으나, 그중 가장 흔한 치매는 알츠하이머병과 혈관성 치매이다. 의학적으로 회복이 가능한 치매(뇌종양 뇌수두증, 갑상선 기능 저하증, 비타민 결핍성 또는 알코올성 뇌중독증)와 어느 정도 회생이 가능하나 뇌의 병변의 정도 여부에 따라 결정되는 회복이 불가능한 치매(알츠하이머병, 혈관성 치매 등)로 나뉜다. 그래서 회복이 가능한 치매인지를 확인하여 영구적 뇌손상이 발생하기 전에 치료를 하는 것이 중요하다.

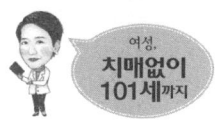

　알츠하이머병은 미국의 레이건 대통령이 걸리면서 세계인의 관심을 끌던 병으로, 노인층에게 치매를 일으키는 가장 흔한 질환 중 하나이다. 알츠하이머병의 명칭은 이 병을 최초로 발견한 독일 의사 엘로이 알츠하이머(Alois Alzheimer)의 이름에서 유래했다. 환자가 생존해 있는 동안 알츠하이머병을 확진하기는 어렵다. 이는 뇌 조직을 현미경으로 이상단백질의 축적에 의해 발생하는 노인반과 신경섬유소체를 확인해야 하기 때문이다. 그러나 임상 양상 및 신경학적 소견, 신경인지검사 소견 및 방사선학적 소견을 종합한다면 임상적으로도 65~85% 정도는 진단이 가능하다. 알츠하이머병의 임상 양상은 초기 기억력 장애부터 시작하여 언어 능력 장애, 시공간 능력 장애, 성격 및 행동 변화의 순서로 진행되는 것이 대부분이다. 경도인지장애 환자와의 차이점은 판단 능력의 악화로 점차 본인이 문제점을 돌아보지 못하게 된다는 것이다. 따라서 대부분 보호자에 의해 병원에 내원하게 된다. 또한, 병의 초·중기까지 신경학적 변화가 거의 없기 때문에 아주 건강해 보이는 것이 특징이다. 알츠하이머병의 위험 인자는 고령일수록(85세 이상인 경우 3명 중 1명), 여성이 남성보다, 사회 활동, 대외 활동을 많이 하지 않을 경우, 반복적인 경도의 뇌 손상이 있을 경우, 치매 가족력이 있는 경우 등이 있다. 현재 알츠하이머병을 완전히 완치할 수 있는 약은 없으나 증상을 호전시키거나 증상의 악화를 늦추는 효과가 있는 약들이 개발되어 사용되고 있다.

　혈관성 치매란 뇌혈관질환에 의한 뇌 손상이 누적되어 발생하는 인지기능장애를 말한다. 주로 고혈압, 당뇨병, 고지혈증, 심장병, 흡연, 비만을 가진 사람에게서 많이 나타나며, 특히 고혈압이 가장 무서운 위험 요소이다. 고혈압이 오래 지속되거나 당뇨병, 고지혈증이 있으면 말랑말랑한 혈관 벽이 두꺼워지고 탄성을 잃게 된다. 이러한 혈관이 터지거나 지질반 등이 침착되어 좁아지게 되면 뇌졸중이 발생하게 되는데, 큰 혈관이 막히면 반신불수, 언어 장애 등 심한 장애가 생길 수도 있다. 이러한 경우 뇌 경색성 혈관성 치매가 생긴다. 하지만 작은 혈관이 막히게 되면 손상되는 뇌세포의 양이 매우 소량이므로 눈에 띄지 않게 장애가 진행되고 이러한 변화가 누적되면 소혈관성 치매가 발생한다. 따라서 혈관성 치매는 알츠하이머병과는 달리 대부분 신경학적 손상에 의해 신체적 장애가 동반되게 되고 혈관이 침범된 부위에 따라 인지기능의 장애가 다양하게 나타난다. 혈관성 위험 인자들을 철저히 조절하면 100% 예방이 가능하다. 또한, 이미 발생한 이후에도 적절한 약물 요법 등으로 더 이상 진행하지 않도록 치료할 수 있다.

65세 이전에 치매가 생긴다면? 초로기 치매!

〈내 머리속의 지우개〉나 〈천년의 약속〉과 같이 젊고 아름다운 여주인공이 치매에 걸리는 안타까운 내용의 영화나 TV 드라마 등으로 젊은 치매에 대한 관심이 높아졌다. 실제 젊은 치매 유병률이 높아지고 있는데, 이는 발생이 증가했다기보다는 이전에 비해 정확한 진단이 빨리 이루어지고 있기 때문으로 설명할 수 있다. 과거에는 젊은 치매환자들이 우울증, 편집증, 성격장애 등으로 정신질환으로 치부되어 치료를 받았을 가능성이 높다. 60~65세 이전에 발병하는 치매를 초로기 치매라고 하는데 이는 유전성일 가능성이 높다. 특히 전체 알츠하이머병의 약 1% 정도인 가족성 알츠하이머병인 경우 30~40대에 발병하는 경우도 있다. 가족성 알츠하이머병을 일으키는 돌연변이는 상염색체 우성유전을 하므로 세대를 거르지 않고 모든 세대에 나타나며, 부모 중 한사람에게 이 병이 있는 경우 자녀들은 50%에서 동일한 질병이 나타난다. 그 외 전두측두엽치매, 크루츠펠트–야콥병 등 다른 원인에 의해서도 젊은 나이에 치매가 발생할 수 있다.

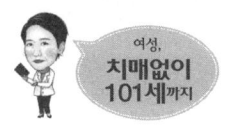

알츠하이머성 초로기치매 또는 젊은 치매의 경우, 만발성(65세 이후 발병하는) 환자군들에 비해 비교적 진행속도가 빨라 초기 기억장애에서 말기 와상 상태로 이르는 병의 경과가 짧다. 또한, 초기에 파킨슨 증상의 운동장애, 망상증을 동반한 정신이상행동증후군 등을 많이 동반한다. 약물에 대한 치료 반응도 만발성 환자군에 비해 떨어지는 것으로 연구되고 있다.

기억력(신경인지기능) 검사의 필요성

만약 당신이나 주변의 가족들이 기억력에 대해 문제가 있지 않을까라는 걱정을 심각하게 하고 있다면 먼저 가까운 의사(자주 진료를 보는 의사나 주치의)와 상의하는 것이 좋다. 가까운 의사는 당신과 당신의 병력에 대해 잘 알고 있기 때문에 당신의 건강에 대해 총체적인 평가를 할 수 있고, 기억 손실을 유발할 수 있는 좀 더 일반적인 의학 및 심리학적 원인을 고려하는 데 유리하기 때문이다. 그러나 어떤 경우에는 기억장애를 유발하는 원인들이 쉽게 찾아지지 않을 때도 있다. 특히 치매의 가족력이 있는 경우에는 치매 관련 전문 의사의 진찰이 필요할 수 있다. 치매 관련 전문 의사를 만나기 전에 아래 사항에 대해 생각을 한 후 진찰을 받는 것이 좋다. 아래 사항의 문진을 통해 기억장애의 원인 질환(건망증, 경도인지장애 또는 치매)이 감별되는 경우가 있기 때문이다.

- 언제부터 기억력 관련 문제가 생겼는가?
- 기억력 관련 문제는 점차적으로 일어났는가, 아니면 갑자기 발생했는가?
- 점점 좋아지고 있는가, 아니면 점점 악화되고 있는가?
- 어떤 종류의 일들을 기억하는 데 어려움을 더 느끼는가?
- 이러한 문제로 인해 독서, 요리 그리고 직장 업무와 같은 평소의

활동이 방해받는가?
- 다른 사람들(친구, 가족 또는 동료)이 개인적으로 당신의 기억력 문제에 대해 언급한 적이 있는가?
- 이전에 익숙하게 하던 업무가 서툴러 졌는가?
- 어떤 약을 복용하며, 어떤 건강 문제를 갖고 있는가?
- 우울증이 있거나 스트레스를 받고 있는가?
- 알츠하이머병 또는 다른 치매의 가족력이 있는가?

중년기 여성 기억력 저하의 흔한 원인

중년기에 알츠하이머병에 의해 기억력이 저하되는 경우는 흔치 않다. 가족력이 있는 경우 65세 이전에 기억력이 저하되면 초로기성 치매를 의심해볼 수 있으나 그것만이 유일한 기억력 감퇴의 원인은 아니다. 훨씬 더 일반적이며 치료 가능한 조건들이 건망증의 원인이 된다. 흔한 원인은 잘 치료되지 않은 고혈압, 고지혈증, 당뇨병, 갑상선 질환, 그리고 폐쇄성 수면무호흡증이 있다. 또한 우울증, 알코올 중독, 불면증, 약물 남용 등이 원인이 되기도 하고 흡연, 영양 불균형, 운동 부족, 새로운 것을 배우고 습득하려는 지적 생활 부족과 같은 나쁜 생활 습관들도 큰 원인이 된다.

폐경기 전후에 호르몬 변화가 발생하면 여성들은 머리가 다소 둔해 졌다고 느낄 수 있다. 여성호르몬인 에스트로겐의 수치가 낮아지면서 수면장애와 정서장애가 발생하고, 주의 집중력, 단기기억력 등의 기억 문제들이 발생한다. 폐경기에 적절한 여성호르몬 대체 요법을 받을 경우 증상이 호전될 수도 있다.

폐쇄성 수면무호흡증은 매우 흔한 증상으로, 수면 중 호흡이 불규칙해지며 수백 번씩 살짝 깨는 상태가 나타나 수면을 방해하게 되며 여덟

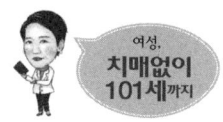

시간에서 열 시간씩 자고도 충분히 쉬지 못하게 된다. 이로 인해 낮 동안 덜 각성된 상태가 지속되어 정보를 처리하여 배우고 기억하는 능력이 떨어지게 된다. 따라서 폐쇄 수면무호흡증을 치료하면 환자의 주의력과 집중력(그리고 이에 따른 정보학습과 기억능력)이 향상된다.

여성의 치매 비율이 높은 이유

뇌 세포는 신경전달물질을 주고받으면서 정보를 보내고 또 저장한다. 이때 통로로 이용되는 것이 신경 줄기 간의 통로망인 시냅스(Synapse)들이다. 뇌 활동을 많이 할수록 이런 신경전달 통로망들의 밀도가 증가하게 된다. 즉, 신경 전선의 굵기가 강화되는 것이다. 따라서 사회 활동과 그에 따른 대외 활동을 비교적 오래하는 남성이 여성에 비해 신경세포의 기능이 활성화되고, 전달망들의 밀도가 증가하게 되어 노화와 연관된 신경세포 기능의 저하를 여성보다 더 쉽게 보상할 수 있다. 또 다른 이유는 여성호르몬의 역할이다. 여성호르몬인 에스트로겐은 신경세포를 보호하는 역할을 하는 것으로 알려져 있는데, 여성은 중년기 이후에 폐경기를 거치며 여성호르몬의 공급이 중단되면 신경계의 손상에 대해 보호 작용이 중단되므로 기능 저하를 보이게 된다. 반면 남성은 70대까지 일정 수준 이상 분비되는 남성호르몬에 의해 신경세포가 보호된다. 여성은 약간의 신경계 손상에도 남성보다 큰 기능 저하를 보이게 된다.

여기서 필연적으로 제기되는 의문은 '폐경기 이후에 여성호르몬 대체 요법 치료가 노화 관련 기억 손상 및 알츠하이머병의 억제를 도울 수 있는가'이다. 1995년부터 2004년까지 미국에서 진행된 Women's Health Initiative Memory Study (WHIMS)라는 대규모 임상 시험 결과는 폐경기 이후의 여성호르몬 대체 요법 투여가 오히려 치매 위험도와 뇌

심장 혈관 질환을 증가시키는 것으로 처음 보고되었다. 그러나 이후 추가 연구를 통해 WHIMS 임상 연구 대상자들이 평균적으로 폐경 후 15년이 지난 여성들이라는 점(완경 후 일정 기간이 지나면 여성호르몬 대체 요법 수용체가 변화되기 때문에, 시간 경과 후 여성호르몬을 투여했을 경우에는 뇌신경 세포나 혈관들이 정상적인 반응을 보이지 않는다)과 난소수술한 여성들을 대상으로 에스트로겐 단독 대체 요법 치료를 한 경우 알츠하이머병의 예방 효과가 있다는 연구가 새로이 보고되었다. 또한 최근에는 프로제스테론, 에스트로겐, 눈가림약을 사용한 비교 연구에서 초기 기억력 및 인지기능이 나쁘지 않았던 군에서 치료 후 더 인지기능의 개선 효과가 있음을 입증하는 연구결과가 보고되어서 폐경전증후군 환자에게 신경세포의 퇴행성 변화가 아직 발생하지 않은 환자에게 에스트로겐 단독 대체 치료가 중요한 의미가 있다는 근거를 제시하고 있다. 한국의 여성에게도 같은 결과를 기대할 수 있는지에 대한 관련 연구가 시급한 상황이다.

중년기 여성 치매의 예방 방법

혈관성 위험 인자 조절

- 고지혈증: 총 콜레스테롤 수치와 나쁜 콜레스테롤인 저밀도(Low Density Lipoprotein, LDL) 콜레스테롤 수치가 높은 경우에는 경미한 인지기능 손상, 뇌졸중, 알츠하이머병을 포함한 많은 뇌 기능 장애의 발병 위험이 있다.
- 고혈압: 중년기의 고혈압은 노년기의 고혈압보다 향후 치매 위험도를 훨씬 높인다. 정상 혈압보다 기억 손상의 위험에 더 노출되어 있기 때문이다. 65세 이전의 중년기에는 수축기 혈압과 이완기 혈압을 140/90 mmHg 미만으로 철저하게 조절하여 뇌혈관을 튼튼하게 유지해야 하고, 뇌 기능 대사 후 발생되는 산화 물질, 염증

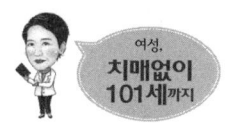

물질(즉, 뇌 내의 쓰레기)을 제거해 뇌에 영양분을 공급하는 모세 혈관의 손상을 예방해야 한다. 당뇨병을 가지고 있는 경우에는 고혈당에 의한 해마 기능 저하로 기억력 저하 및 치매가 발생하기도 하지만, 의식 소실을 동반할 정도의 심한 저혈당이 반복될 경우 치매의 발생률이 더 높아지는 것으로 연구되어 고혈당뿐 아니라 저혈당을 방지하기 위한 세심한 주의가 필요하다.

뇌건강을 지키는 좋은습관: 이화(EWHA)

심장혈관 질환을 예방하기 위한 생활습관들은 뇌의 건강을 유지하는 데도 역시 중요하다.

기억 능력이 부분적으로 유전자에 의해 결정된다는 것이 사실이긴 하지만 최적의 두뇌 조건과 기능을 보존하는 것은 우리가 직접 통제할 수 있는 많은 요소에 의해 좌우된다. 이런 요소들을 최적화하려면 일찍부터 좋은 습관을 갖추어야 한다.

Enjoy

- **술은 적당히 마셔야 한다.**
  - 소량의 알코올 섭취(하루 맥주 350 cc, 와인 한 잔 120 cc 또는 소주 1~2잔 50 cc)는 심뇌혈관 건강에 도움을 준다. 그러나 과도하게 섭취할 경우, 알코올은 신경세포에 해롭고 영양 결핍을 불러올 수 있다.

- **밤에 잘 자야 한다.**
  - 대부분의 사람들은 약 8시간 이상의 수면이 필요하지만, 필요한 수면량은 사람마다, 연령대에 따라 달라진다. 과거 수년간의 흥미 있는 연구 결과들은 충분한 양질의 수면이 뇌가 새로 배운 것을 종합하고 정리하는 데 도움을 준다고 시사하는데, 이는 장기기억

에 매우 중요한 요소이다.

- **스트레스를 조절해야 한다.**
- 일정 수준의 스트레스 속에서 사는 것은 삶의 일부이다. 적당한 스트레스는 긴장 상태를 조성하고 일에 집중할 수 있게 해준다. 그러나 과도한 스트레스는 뇌의 주의 집중력을 약화시키고, 지속된 스트레스는 코티솔을 상승시켜 기억 기능에 중요한 역할을 하는 뇌의 해마에 손상을 불러올 수도 있다.

Work-out

- **TV 시청 같은 수동적 활동은 최소화해야 한다.**
- TV 시청도 정신적 활동의 하나로 생각하는 경우가 많지만 수동적으로 TV를 보는 것은 인지활동이라고 여기지 않는다. 대신 TV를 보면서 대화를 하거나 TV 내용에 대해 일기를 쓰듯이 회상을 하는 등 추가적인 인지활동이 필요하다.

- **일주일에 3~4일 이상, 30분 이상 유산소 운동을 해야 한다.**
- 유산소 운동이 뇌 기능 향상에 도움을 준다는 것을 보여주는 증거들이 아주 많다. 2004년 일리노이 대학의 연구에 의하면 에어로빅을 열심히 한 사람들은 별로 하지 않은 사람들과 비교해 인지기능 수행 시 주요 뇌 영역의 활동이 더 높은 것으로 나타났다. 이는 심혈관 운동이 뇌신경세포 시냅스 밀도를 증가시키고 활동적인 뇌 영역으로 들어가는 혈류를 증가시키기 때문으로 추측된다. 특별한 심장질환 및 신체 질환이 없다면 땀을 흘릴 수 있을 정도의 유산소 운동을 바로 시작해야 한다. 특히 조깅, 자전거, 수영 등 육체 활동이 필요한 스포츠가 좋다.

  만약 규칙적으로 운동할 수 없다면 신체적으로 활발한 활동(계단 올라가기, 걷기, 자전거 타기, 마당 가꾸기 등)을 매일 적어도 30분씩 하는

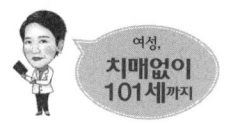

것을 목표로 해도 좋다. 그러나 최근 육체적 활동이 별로 없었다면 먼저 의사와 상담 후 운동을 결정하는 것이 좋다.

Healthy Food

- **뇌 건강 식단을 유지해야 한다.**
  - 정제하지 않은 곡물과 함께 충분한 과일(블루베리, 사과 등), 채소(녹색 채소: 케일, 파슬리 / 붉은 채소: 당근, 토마토, 붉은 파프리카)를 먹어야 한다. 이는 신체 전반에 걸친 노화 관련 산화를 방지해주는 영양소인 항산화제와 복합 비타민 B의 좋은 공급원이다. 또한 생선과 견과류(발효콩인 경우 낫토 또는 청국장콩)를 통해 몸에 좋은 오메가 지방산을 일정 부분 섭취해야 한다. 이러한 음식들은 콜레스테롤 수치를 적절하게 유지하고 피를 맑게 하는 데 도움을 준다. 이런 효능들은 혈관 질환과 발작(누적되어서 뇌의 기능을 손상시키는 작고 조용한 발작들을 포함해서)의 위험을 줄여준다.
  - 포화 지방이나 트랜스 지방이 포함된 음식을 최소한으로 먹어야 한다. 이 지방들은 혈관 벽에 콜레스테롤과 지질이 축적되는 동맥경화를 촉진한다. 이렇게 축적된 지방(플라크)은 혈관을 가늘게 하고, 만약 떨어져 나오려 하는 혈관에 머물게 될 경우 혈액 흐름을 막아 뇌경색을 일으킬 수 있다.
  - 과도한 칼로리 섭취를 피하고 적정 체중을 유지해야 한다. 비만인 사람과 비교해서 정상 체중인 사람들은 뇌혈관 질환의 위험 요소인 성인 당뇨병이나 고혈압 등 노화 관련 질병에 덜 걸린다.

- **비타민을 꼭 섭취하자.**
  - 비타민 C 같은 항산화제의 적절한 사용은 신체와 뇌에서 생산되어 신경 손상을 가져올 수 있는 산화 물질을 감소시킨다. 비타민 B 군도 결핍 시 기억력 감퇴를 불러올 수 있기 때문에 충분히 섭

취해야 한다. 햇볕을 쬐지 못할 때는 비타민 D도 필요하다.

- **의약품의 남용을 주의해야 한다.**
- – 널리 이용되는 많은 일반 의약품들도 뇌의 신경전달물질에 영향을 준다. 또한 이는 처방 의약품, 생약 보조제(Herbal Supplement)와의 상호작용으로 뇌 기능을 방해할 수 있다. 항히스타민제, 항산화제, 수면제(벤조다이제핀) 등과 같은 의약품들의 부작용을 알고 복용 전 의사와 상의하는 것이 필요하다.

Achieve

- **지적인 자극을 유지하기 위해 끊임없이 새로운 것을 배워야 한다.**
- – 새로운 기술, 스포츠, 취미 활동 등 무엇이라도 좋다. 두뇌는 사용하지 않으면 쇠퇴한다. 기존에 알고 있던 사실이나 자극만 반복하고 새로운 것을 배우지 않으면 신경세포 전달 통로인 신경망은 퇴화되어 없어지게 된다. '죽을 때까지 항상 새로운 것을 배운다'라는 신념으로 노력한다.

- **가슴이 설레는 두근거리는 삶을 지속하도록 노력해야 한다.**
- – 이것은 두뇌 건강을 최적화하는 데 무엇보다도 중요하다. 우리의 삶을 소중하게 만드는 무언가를 찾아야 한다. 그것은 가족이나 친구, 어떤 목표, 어떤 생각이나 믿음에 대한 헌신일 수도 있고 그 실체는 인생의 시점마다 변화하겠지만, 지속적으로 인생에서 소중한 것을 찾으려는 노력을 하는 것이 중요하다.

- **괴로움을 맘껏 표현하고 잊어버려라.**
- – 슬픔이나 고통이 있을 경우 스스로 삭이지 말고 혼자의 규칙을 정해서 맘껏 행동으로 분출해야 한다. 춤도 좋고 혼자서 엉엉 우는 것도 좋다. 대신 다른 사람에게 하는 것이 아니라 혼자 하는 것이다.

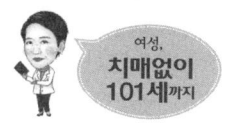

건망증 극복

일상의 기억력을 향상시키는 실용적 전략:
손, 입, 몸 사용하기

정리하기

정리는 일상의 망각에 의한 기억저하를 개선하는 데 있어 가장 주요한 방법 중 하나이다. 정리를 통해 정보와 기억력을 요구하는 일상의 상황들을 효과적으로 다루는 시스템을 구축할 수 있다. 어떤 정리 전략들은 빠르고 간단하게 구축할 수 있는데, 예를 들어 특정 사물을 놓는 장소는 당장 지정할 수 있다. 다른 정리 전략들은 시간, 에너지, 신중한 생각 등을 토대로 계획적으로 진행할 수 있다.

- **휴대용 수첩을 이용해 중요한 일을 기록하자.**
  - 미팅과 약속: 약속과 중요한 날짜를 휴대용 수첩에 기록하고 항상 지니고 다닌다.
  - 매일 할 일: 약속을 적어 놓은 것에 덧붙여, 매일 또는 매주 해야 할 자질구레한 일들의 리스트를 작성한다. 전화 걸 사람이나 사야 할 물건, 집이나 자동차 정비 등이 예이다.
  - 이름, 주소, 전화번호: 주소록에 친구, 가족, 일과 관련된 사람이나 회사의 최신 연락처를 정리한다. 만약 어떤 사람에 대해서 특별히 기억하고 싶은 것(예를 들면 그 사람의 아이들 이름)이 있다면 연락 정보에 기록해 둔다. 만일 당신이 그 사람과 오랫동안 보지 못했다면 그 기록을 보는 것이 그 사람의 중요한 세부 정보에 대한 기억을 되살리는 힌트가 될 것이다.
  - 자신에 대한 중요한 정보를 수첩에 기록해 둔다: 복용하는 약의 리스트와 언제 복용하는지 병력, 담당 의사의 이름과 전화번호,

보험 회사, 응급조치, 주택 보험사의 연락처, 신용카드 정보, 가장 가까운 친구와 친척의 직장과 핸드폰 번호 등을 기록해두는 것이 좋다. 민감한 개인적, 재무적 정보에 암호를 걸어 놓는 것도 필요하다.

- **개인적 물품들을 관리하는 시스템을 만든다.**
- 집안에 중요한 개인 소지품(열쇠, 핸드폰, 안경, 지갑, 핸드백, 노트북 등)을 놓는 장소를 정해 놓고 사용하지 않을 때에는 항상 그곳에 둔다.
- 집안 내 물품을 관리하는 시스템을 만들면 물건들이 어디 있는지 기억하기 쉽다. 정돈을 잘하면 신경 분산을 최소화하여 눈앞에 있는 것에 더 집중할 수 있고, 새로운 정보를 흡수하고 유지할 가능성이 높아진다.
- 보험 서류나 의료 기록 등 중요한 문서들을 체계적으로 정돈하고 명확하게 구분 표를 붙여서 캐비닛이나 다른 지정된 장소에 보관하는 것이 좋다.
- 여권, 유언장, 귀중한 자산의 영수증 원본, 기타 주요 재무 정보 등 더 민감한 정보들은 집 안의 방화 금고나 은행 금고에 보관해야 한다.
- 자주 사용하지 않고 기억하는 데 어려움을 겪을 수 있는 작업(예를 들어 디지털 카메라 사용, CD 굽기, 가정 보안 시스템 초기화 등)에 대해서는 작업 방법을 적어서 관련된 기기 및 사용 설명서와 함께 보관한다.

효과적 학습과 기억을 위한 행동

나이가 들수록 주의 집중을 유지하고 빠른 속도로 많은 정보를 흡수하는 것이 점점 어려워진다. 사실 인지기능 저하의 주요 이론 중 하나의 핵심은 정보 처리 속도의 저하가 노화 관련 기억력 저하의 근본적 원인이라는 것이다. 즉, 뇌의 처리 용량 감소가 정보 처리 과정에 병목

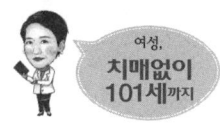

현상을 만들고, 이는 이전보다 더 적은 정보가 활성 기억에서 단기 저장고로 넘어가는 결과를 초래하게 한다. 그러나 이에도 불구하고 정보의 흡수와 기억 확률을 향상시킬 수 있는 방법은 존재한다.

- **한 가지 일을 하고 있을 때에는 방해받는 것을 최소화한다.**
  - 만약 무언가 읽거나 일하는 중에 다른 사람이 질문한다면 끝날 때까지 기다려줄 수 있는지 물어본다. 하고 있는 일을 마칠 때까지 전화를 받지 말고 자동 응답기가 전화를 받게 하면 좋다.

- **집중한다**
  - 다른 사람이 말할 때 그 사람을 보고 주의 깊게 들어야 한다. 만약 이해하지 못한 부분이 있으면 다시 말해달라거나 천천히 말해달라고 요청해야 한다. 확실하게 아는 것이 그 순간 당황스러운 경험을 하는 것 이상의 가치가 있다.

- **이해한다**
  - 어떤 것을 이해하는 것은 기억하기 위한 전제 조건이다. 만약 당신이 어려운 개념이나 복잡한 수학 시스템의 내부 원리를 이해했다면, 그와 관련된 모든 세부 사항들을 이해하는 게 더 쉬워질 것이다. 이해를 통해 새로운 사물과 이미 알던 사물 간의 유사성을 활용할 수 있게 되기 때문이다. 새로운 것을 친숙한 것과 연관시키면 더 잘 기억할 수 있다.

- **반복한다**
  - 지금 듣고 있는 정보가 나중에 무언가를 하기 위해 기억해야 하는 것이라면, 그 말을 다른 말로 해보거나 답변에 포함시켜서 말해본다. 예를 들어, 만약 친구가 "을지로에 있는 한식당이나 영등포에 있는 중국식당에 갈 수 있어"라고 말했다면, "너는 을지로에 있는 한식당이나 영등포에 있는 중국식당 중 어느 쪽이 더 좋니?"

라고 되물어본다. 또한 더 효과적으로 기억하려면, 소리를 내거나 혼잣말로 반복해야 한다. 예컨대 어떤 사람을 처음 만난다면 그 사람의 이름을 대화 중에 사용하는 방법으로 반복하여 떠올려야 한다.

- **메모를 작성한다**
- 필요한 정보를 정기적으로 적는 것 외에, 알아야 할 중요한 정보를 한 번 또는 때때로 다시 적는다. 우리는 무언가를 하고 있을 때 갑자기 중요한 생각이 나곤 한다. 예컨대 다음 번 담당의사를 만날 때 묻고 싶은 질문이나, 딸 생일 선물 아이디어나, 읽고 싶은 책이나, 가보고 싶은 식당 등이 갑자기 떠오르게 된다. 이때 30분 후 책상에 앉았을 때 그 생각을 다시 떠올릴 수 있을 것이라고 생각하지 말고 가능한 한 즉시 메모해야 한다. 반복적으로 적는 행위가 나중에 기억을 되살리기 위해서 메모를 볼 필요가 없을 정도로 기억을 강화시켜준다.

- **시간 차를 둔 반복 연습**
- 새로운 정보를 배우기 위해서는 단기간에 집중적으로 투자하는 것이 가장 좋은 방법이라고 생각하겠지만, 그렇지 않다. 장기간에 걸쳐 분산하여 배우는 것이 짧은 기간에 집중적으로 배운 것보다 더 오래 지속된다. 즉 10분간 10번 리허설을 하는 것보다 하루에 한 번 3일간 리허설할 때 더 효과적으로 기억할 수 있다.

- **인내한다**
- 앞서 말한 것처럼, 나이가 들면서 기억 용량이 감소하는 큰 이유는 뇌의 정보 처리 속도 능력의 저하 때문이다. 하지만 새로운 정보를 흡수하는 데 더 오랜 시간이 걸린다는 것이 끝끝내 받아들이지 못한다는 의미는 아니다. 그러므로 인내심을 가지고 스스로에게 새로운 정보를 이해할 시간을 줘야 한다.

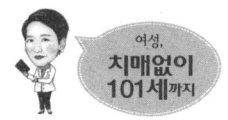

결론

현재까지 치매를 완전히 예방할 수 있는 방법은 없다. 중년 여성의 경우 남성보다 치매 유병률이 높고, 평균 수명이 길기 때문에 향후 건강한 101세를 바라보고 뇌건강(신체 및 심장 건강을 포함)을 지키기 위한 준비가 필요하다. 그러기 위해서는 혈관성 위험 인자(예를 들어 고혈압, 고지혈증, 당뇨, 흡연)를 철저히 관리하며 가슴이 두근거리는 삶을 유지하기 위해 두뇌건강(Brain Fitness) 생활습관을 가져야 한다. 또한 갱년기 전부터 여성호르몬 대체 요법에 대해 지속적인 관심을 갖고 고민을 시작해야 한다. 여성호르몬 대체 요법의 장단점을 이해하고, 향후 치매 및 뇌-심혈관질환 예방 효과에 대한 새로운 결과에 대해 관심을 가지고 주치 의사와 상의하여야 한다.

 딸이 부모가 치매에 걸리지 않게 하는 방법

1. 자주 만나서 대화를 나누고 자주 전화를 건다.

치매 등의 퇴행성 변화는 서서히 나빠진다. 부모의 어떠한 점이 변화되었는지 알기 위해서 자주 대화를 나누어 변화를 늦기 전에 발견해야 한다.

예를 들어, 대화 내용을 기억하지 못한다/같은 말을 반복한다/눈에 띄게 관심과 흥미를 잃었다/매일 하던 일과를 하지 않는다/시간이나 장소에 대한 감각이 흐려졌다/이전에 잘 하던 일을 못하게 된다/익숙한 길에서 길을 잃어버린다.

2. 많이 걷게 한다.

사용하지 않으면 쓸모없이 되는 것은 근육도 마찬가지이다. 무조건 몸을 움직이도록 잔소리를 하자. 스포츠 센터 등 정기적으로 운동을 할 수 있는 장소가 있다면 꼭 다니게 한다. 활기찬 걷기만으로도 뇌혈류를 개선시키고 신경세포를 보호하는 신경영양인자의 생성을 증가시킬 수 있다.

3. 많이 웃게 한다.

입을 벌려 웃는 모양으로 흉내만 내어도 뇌 속의 기억력 증진에 관여하는 행복 호르몬들이 증가한다.

4. 사회생활에 참여하게 한다.

치매예방에 다른 사람과의 의사소통 및 사회참여가 매우 중요하다. 지역사회 활동에 참여할 수 있는 곳을 찾아주어야 한다.

5. 삶의 목표를 갖게 한다.

나이와 상관없는 자기 나름의 보람을 발견하게 해준다. 나이 든 사람들의 모범사례 등을 들려주어 삶의 목표를 부여해 주자.

6. 절제는 적당히

지나치게 절제를 강요하거나 잔소리를 많이 하는 것도 오히려 좋지 않다.

7. 단백질을 충분히 섭취하게 한다.

몸이나 뇌를 유지하지 위해서는 적절한 단백질 섭취는 평생 필요하다. 음식을 잘 드시지 못하면 부드러운 생선살이나, 알, 유제품 등을 통해 동물성 단백질 섭취를 하게 하자.

8. 잘 맞는 틀니를 맞추어야 한다.

치아상태가 좋으면 건강상태가 유지가 되어서 인지장애가 덜 발생한다. 치아가 없는 경우라면 가능한 잘 맞는 틀니를 맞추어서 잘 씹을 수 있다면 건강하게 장수할 수 있다.

9. 보청기를 끼게 하고, 안경을 맞춘다.

시력과 청력은 소통에 있어서 매우 중요한 역할을 한다. 감각기관이 원활하지 않을 경우 정보 처리 능력이 저하되어 인지장애가 더 발생한다.

여성의 안과질환
안구건조증 · 백내장 · 녹내장

✓ 폐경기 여성은 안구건조증이 잘 생깁니다.
✓ 백내장은 수술로 대부분 시력이 호전됩니다.
✓ 녹내장은 진단이 늦어지면 실명할 수도 있습니다.
✓ 증상이 없어도 정기 검사를 받는 것이 좋습니다.

이대목동병원 안과
전 루 민 교수

50세 정혜영(가명) 씨는 요즘 저녁이 되면 즐겨 하던 독서는 물론이고 TV 드라마도 연속해서 2개 이상 보기가 어렵다. 저녁이 되면 눈이 아른거리고 모래가 들어간 것처럼 침침하기 때문이다. 가끔은 눈이 빠질 것처럼 아프기도 해서 걱정스런 마음에 근처 안과에 가서 검사를 했지만 나이들어 그렇다면서 불편할 때 넣으라고 인공누액을 처방해주었다. 약을 받으러 간 약국에서 권해서 눈에 좋다는 영양제를 구입해서 2달 이상 먹었지만 크게 효과를 느낄 수 없어 큰 병원에 다시 가서 검사해봐야 할 지 고민스럽다.

40대 이후가 되면 갑작스럽게 눈에 변화를 느끼는 경우가 많다. 평균적으로 만 45세 전후에 대부분의 사람들이 멀리 보다가 가까이 볼 때 초점이 선명하지 않음을 느끼기 시작한다. 신문이나 책을 볼 때 선명하게 보이는 거리가 이전보다 길어졌다면 노안의 증상이 시작되었다고 볼 수 있다. 우리 눈은 의식하지 않아도 멀리와 가까이 있는 물체를 선명하게 볼 수 있도록 초점을 맞추는 기능을 가지고 있다. 이런 기능을 하는 곳이 수정체인데 나이가 들면 초점을 조절하는 수정체의 탄력성이 떨어지게 되어 가까운 곳에 있는 글씨를 잘 못 보게 된다. 초기에는 본인의 눈에 남아 있는 힘(이것을 조절력이라고 한다)이 허용하는 범위 내에서 신문을 멀게 해서 보기도 하고 글씨를 크게 프린트해서 보기도 하지만 결국은 안경점이나 안과에서 돋보기 안경을 맞추게 된다. 원래 안경을 쓰던 분들은 다초점안경이란 여러 거리의 초점을 가지고 있는 안경을 쓰기도 하는데, 아무리 비싸고 좋은 안경을 해도 눈의 피로도는 그리 호전되지 않고 어떨 때는 눈이 터질 것 같기도 하고 모래나 먼지가 들어간 것처럼 까끌거리기도 한다.

중년 이후에 생기는 대표적인 질환으로 안구건조증, 백내장, 녹내장 등을 들 수 있다. 수십 년간 별 탈 없이 잘 있었던 눈에 증상이 생기면 당황스럽지만 이 기회에 그동안 당연하게 여겼던 눈에 대해 관심을 가져본다면 노안으로 시작되는 중년 이후의 안질환들을 잘 극복해 나갈 수 있을 것이다.

안구건조증

우리 눈의 표면에는 눈물이 늘 눈을 적시고 있다. 눈물막은 각막(검은동자)에 영양 공급을 해주며 노폐물이나 이물을 희석, 세척해주고 항균 작용을 가지며 눈 표면을 매끈하게 유지함으로써 사물이 선명하게 보이는 것을 도와주기도 한다. 따라서 이런 눈물이 부족하거나 불안정하면 각막에 염증이 생기고 때로는 보이는 것이 선명하지 않게 느끼기도 한다. 안구건조증 환자들이 느끼는 증상은 피로감이나 뻑뻑함부터 작열감, 콕콕 찌르는 것 같은 통증, 가려움, 이물감, 쓰라림, 시림, 눈부

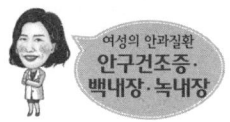

심 등 다양하다. 안구건조증 환자들이 느끼는 증상은 증상의 변동이 있는 것이 특징이다. 증상이 하루 중에도 호전과 완화가 있어 일반적으로는 오전보다는 오후에 증상이 심하고 환경이나 업무량에 따라서도 증상의 변동이 있다. 예를 들면 독서나 TV 시청, 컴퓨터 작업 등 집중을 요하는 작업이나 에어컨, 연기, 건조한 실내나 사람이 밀집한 곳 등에 영향을 받는다. 습도가 낮은 동절기가 하절기보다 더 증상이 심하기도 하다.

우리 눈 표면의 각막은 인체에서 가장 예민한 조직 중의 하나여서 단지 눈물이 그 표면에 매끈하게 유지되지 않음으로 해서도 통증을 느끼게 된다. 안구건조증 환자들이 느끼는 안통은 대체로 모래가 들어간 것 같은 이물감이나 찌르는 것 같은 통증이고 심한 경우 눈이 찢어질 것처럼 아프기도 한다.

예전에는 나이가 들면 눈물이 적게 나와 증상이 생긴다고 생각했으나, 눈을 사용하는 시간이 많아지면서 점점 젊은 나이의 환자들까지 안구건조증이 확산되고 있다. 안구건조증의 유병률은 대상 인구에 따라 차이를 보이며 대략 5~35% 정도로 알려져 있는데 가까운 일본에서 나온 최근 역학 연구에 따르면 컴퓨터 사용 노동자에서 안구건조증은 남자 60.2%, 여자 76.5%였고 30세 이상이거나 컴퓨터 사용이 하루 8시간

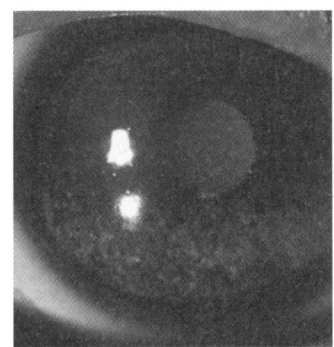
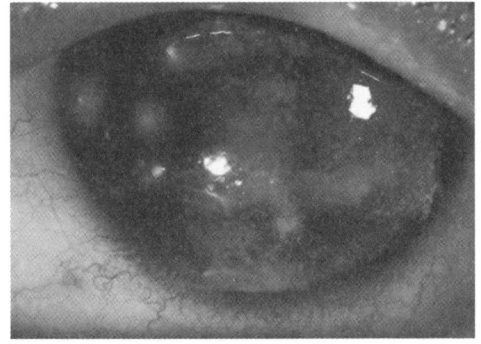

그림 1. 안구건조증

이상인 경우 위험도가 증가했다. 연구마다 차이를 보이지만 대부분의 연구에서 안구건조증은 남성보다 여성에서 더 많고 서양여성보다 동양여성에 더 많다고 보고되고 있다. 이렇게 성별에 따른 차이를 보이는 이유는 남성과 여성의 성호르몬 차이에서 기인한다. 에스트로겐 같은 여성호르몬은 면역계에 영향을 주어 안구건조증의 발생과 진행에 관여하며 안드로겐과 같은 남성호르몬은 안구건조증에 방어적인 효과를 가지는 것으로 알려져 있다. 폐경 후에는 에스트로겐과 안드로겐이 모두 감소하며 특히 안드로겐 감소에 의해 눈물샘이나 마이봄샘의 기능이 저하되어 안구건조증이 유발되는 것으로 생각되고 있다. 그 외에 대표적인 안구건조증의 위험 요인은 고령, 낮은 습도 환경, 컴퓨터 사용, 콘택트렌즈 사용, 각막굴절교정 수술, 결체조직병 등을 들 수 있다.

결체조직병 중 안구건조증과 구강건조증을 가진 환자들을 쇼그렌 증후군이라고 한다. 쇼그렌 증후군 이외에도 류마티스 관절염, 전신홍반성 낭창 같은 질환들에서도 안구건조증을 잘 동반하는데, 이런 경우는 이차성 쇼그렌 증후군이라고 한다. 쇼그렌 증후군 역시 중년 이후의 여성에서 주로 발병하는데 단순 안구건조증보다 안 표면의 염증 및 손상이 심하고 만성적인 경과를 보이므로, 눈마름과 입마름, 관절염 등의 증상이 심한 경우라면 이런 질환에 대한 검사를 받아야 하고 전신적인 치료와 안과적 치료를 병행하여야 좋은 경과를 보일 수 있다.

안구건조증의 치료는 건조한 증상을 호전시킴으로써 삶의 질을 높이고 안구 표면을 건강하게 유지하는 것이다. 안구건조증은 일종의 만성병으로 치료약으로 완전히 증상을 없앨 수는 없으나 대부분 증상의 호전을 경험한다. 심하지 않은 안구건조증은 적절한 인공누액 점안과 악화시키는 인자들을 피하게 하는 것만으로도 증상의 호전을 일으킬 수 있다. 최근에는 안구건조증에서 안 표면의 염증 조절이 중요하게 여겨지고 있어 중등도 이상의 안구건조증에서는 항염증치료를 병합하며, 눈 표면의 점액성눈물성분의 분비를 촉진시키는 약제도 출시되어있다.

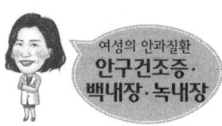

아직까지 한 가지 약물로 안구건조증의 증상을 확실하게 없앨 수 있는 약물은 없지만 환자의 증상과 눈상태에 맞추어 병합치료를 하는 경우 대부분에서 증상의 호전을 보이게 된다. 그 외에도 눈물이 내려가는 눈물점에 마개를 삽입하거나 수술적으로 막음으로써 눈물의 양을 증가시키는 치료를 하기도 한다.

안구건조증이 있는 경우 충분한 수분을 섭취하고 실내 습도를 적절하게 유지하며 컴퓨터나 독서 등 근거리 작업 시에는 1시간에 5~10분 정도 휴식하는 것이 좋다. 식이는 오메가3 등의 필수지방산의 섭취가 도움이 될 수 있으므로 녹황색채소나 등푸른생선 등을 충분히 섭취하고 필요한 경우 영양제로 섭취하면 도움이 될 수 있다. 특히 폐경 전후의 여성이나 업무상 컴퓨터를 많이 쓰는 경우, 류마티스 관절염 등 결체질환이 있는 경우, 방사선 치료나 항암치료 중인 경우, 당뇨, 안면신경 마비, 굴절 수술이나 안내 수술 후 안구건조증이 생기기 쉬우므로 위와 같은 생활 습관에 주의하고 증상이 호전되지 않는 경우 내원하는 것이 좋다.

안구건조증은 대부분 심한 영구적인 눈의 손상을 일으키지 않고 치료로 증상이 완전히 없어지지도 않기 때문에 환자 자신도 방관하거나 불만족스러울 때가 있지만 적절한 약제와 상담으로 증상의 많은 부분을 호전시킬 수 있으므로 적극적으로 치료하는 것이 중년 이후의 삶의 질을 개선시키는 데 도움이 될 것이다.

백내장

우리 눈 안에는 수정체라는 원반 모양의 돋보기 같은 구조물이 있다. 이 수정체가 사물을 볼 때 자동으로 두꺼워졌다 얇아졌다 하면서 원거리와 근거리를 자유롭게 보게 되는데, 40대 중반이 되면 이 수정체

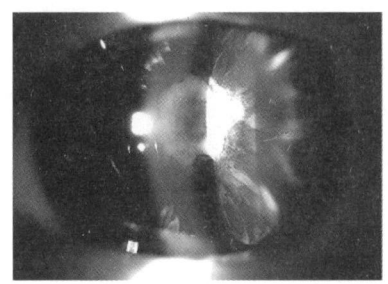 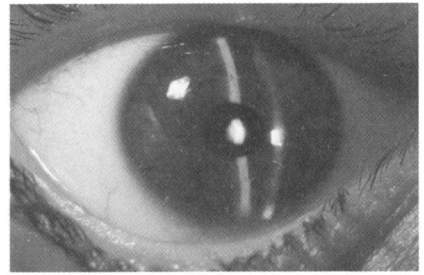

그림 2. 백내장

의 탄력성이 떨어지면서 근거리의 작은 글씨를 볼 때 돋보기에 의존하게 되는 노안이 나타난다. 평균적으로 이런 45세 전후가 되면 이런 변화가 시작되어 50대 중반까지 점점 더 시력이 떨어진다고 생각하는 분들이 많은데, 실제로는 수정체의 탄력성이 떨어짐으로 해서 가까운 사물에 초점을 맞추는 힘이 조금씩 더 줄어들어서 생기는 현상이므로 병적이라기보다는 나이에 따라 생기는 우리 몸의 생리적 변화라고 보는 편이 맞다. 이렇게 탄력성이 저하된 수정체가 50세 이후가 되면 맑고 투명하게 유지되지 못하고 뿌옇게 흐려지거나 혼탁이 생기는데, 이것을 백내장이라고 한다. 수정체에 혼탁이 생기면 빛이 통과하기 어려우므로 환자 역시 사물이 뿌옇게 보이게 된다. 초기에는 사물이 겹쳐 보이거나 이전에 쓰던 안경이 안 맞는 것처럼 느껴지고 때로는 수정체의 굴절률이 증가하면서 이전에 돋보기를 써야만 잘 보이던 글씨가 맨눈으로 잘 보이게 되어서 일시적으로 눈이 좋아진 것처럼 느껴지기도 한다. 진행하면서 점점 원거리와 근거리 시력이 모두 떨어지게 되는데, 젊은 나이에 잘 생기는 전낭이나 후낭하 백내장의 경우 중심부에 혼탁이 진하게 생겨서 밝은 데에선 더 잘 안보이고 어두운 조명하에서 상대적으로 낫게 보이는 '주맹' 현상이 나타나기도 한다.

백내장의 원인은 선천성이나 외상, 눈에 병이 있는 사람에서 이차

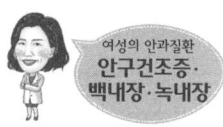

성으로 나타나거나 천식 등 만성병에 쓰는 전신적 약물의 합병증으로 나타나는 등 여러 가지 원인이 있지만, 가장 흔한 것은 노인성 백내장이다. 노인성 백내장의 경우 나이가 들면서 유병률이 높아져 60대에는 50%, 70대에는 80%에 이르게 된다.

 백내장의 진행을 더디게 하는 점안이나 경구약도 있지만 이런 약들은 백내장의 진행을 더디게 하는 것이지 이미 생긴 백내장을 없애는 약은 아니므로 어느 이상 진행하면 수술로 혼탁해진 백내장을 제거하는 방법이 유일한 치료 방법이다. 혼탁해진 백내장을 제거하고 나면 우리 눈 안에 있던 두꺼운 돋보기 역할을 했던 수정체가 없어지므로 인위적으로 만들어진 수정체를 눈 안에 넣어주게 된다. 이런 인공수정체는 인체 적합성이 높고 굴절률이 높은 재질로 만들어지게 되며 반영구적으로 안전성이 입증되어 있다. 안과에서 수술 전 검사를 통해서 본인 눈에 맞는 인공수정체의 도수를 계산하여 삽입하게 된다.

 일반적인 노인성 백내장은 진행이 빠르지 않아 수개월에서 수년에 걸쳐 서서히 진행하게 되므로 백내장이 있다고 해서 무조건 수술부터 할 필요는 없다. 그러나 일상생활에 지장을 줄 정도로 시력이 떨어지는 경우에는 수술을 고려한다. 때로 백내장 때문에 포도막염이나 녹내장을 유발하는 경우 역시 백내장 수술을 받아야 한다. 백내장 수술은 대부분의 환자들이 수술 후 시력 호전을 보이는 좋은 수술이다. 특히 최근에는 수술방법이 더욱 발전하여 대부분 입원하지 않고 당일 수술, 퇴원이 이루어지며 점안 마취하에 2 mm 정도의 작은 소절개로 20~30분 정도의 시간 내에 수술이 이루어지며 수술의 결과 역시 점점 더 좋아지고 있다. 인공수정체도 난시 교정, 다초점, 조절 인공수정체 등 여러 특수 인공수정체로 시술이 가능하므로 담당 선생님과 본인의 생활패턴이나 직업의 종류, 강도 등을 고려하여 잘 맞는 인공수정체를 선택한다면 만족도를 더 높일 수 있다.

 백내장은 수술결과가 다른 여타의 수술보다 좋은 편이어서 대부분의 환자들이 백내장이 생기기 전의 시력을 찾을 수 있다. 다만 녹내장이나 망막질환, 시신경 이상 등 백내장 이외에 시력에 영향을 미치는 질환이 동반되어 있는 경우에는, 수술 후 시력 예후가 좋지 않을 수 있으므로 수술 전 검사를 통하여 이런 질환의 여부를 검사하고 시력 예후에 관한 충분한 상담 후에 수술을 진행하는 것이 좋다.

백내장 수술은 점안 안약으로 마취한 후 약 2 mm 정도의 작은 절개부를 통하여 백내장이 생긴 수정체의 앞쪽 낭 부분을 동그란 모양으로 절제하고 초음파를 이용하여 백내장을 분쇄하여 흡입해 낸 다음 수정체의 낭 내에 인공수정체를 삽입한다. 수술 후에는 바로 일상생활이 가능하기는 하지만 약 1~2주 정도는 눈에 물이 들어가지 않도록 주의하고 심한 운동이나 사우나, 음주 등은 피하는 것이 좋으며 처방받은 안약을 용법대로 잘 넣도록 한다. 비교적 예후가 좋은 수술이기는 하지만 감염이나 출혈, 부종 등의 부작용이 생길 수 있으며 이런 경우 시력 결과가 좋지 않다. 약 500명 중 한 명은 성공적인 수술 후에도 눈 속에 균이 들어가서 심한 시력 저하를 유발할 수 있으니 수술 후 관리를 잘하여야 한다. 수술 후 시력은 약 1달 정도 지나게 되면 안정되며 이때 필요에 따라 돋보기나 안경을 처방받아 사용하면 된다.

백내장 수술은 수술 시 인공수정체의 고정을 위해 뒤쪽에 있는 낭(후낭)을 남기게 되는데, 이 부분에 수술 후 몇 년 내에 혼탁이 생기면 시력이 떨어진다. 이런 현상을 후발성 백내장 혹은 후낭 혼탁이라고 한다. 약 30% 정도 생기는 것으로 생각되나 환자의 나이가 젊거나 다른 안질환(포도막염 등)이 있을 때는 더 빨리 생긴다. 환자들은 백내장이 재발된다고 생각할 수 있으나 수정체의 혼탁이 다시 생기는 것은 아니고, 뒤쪽의 낭에 얇게 혼탁이 끼는 현상으로 다시 수술할 필요는 없으며 외래에서 간단히 레이저로 혼탁이 생긴 부분에 구멍을 내면 시력이 회복되므로 두려워할 필요는 없다.

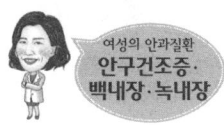

녹내장

　외래에는 눈이 터질 듯이 아파 눈에 압력이 오르는 것 같은 느낌으로 병원을 찾는 환자들이 있다. 이렇게 터질 듯하게 아플 때 안압이 비례하여 오른다면 이 환자는 녹내장이 생길 위험이 높은 것이다. 혈관에 혈압이 있듯이 공 모양을 하고 있는 눈의 압력을 안압이라고 한다. 눈 안에는 방수라고 불리는 물이 차 있는데 늘 일정량이 만들어지고 비슷한 양이 빠져나가 일정 범위에서 안압이 유지된다. 어떤 원인이던 안압이 일정 범위 이상으로 올라가면 지속적으로 시신경에 손상을 주어 그 시신경이 담당하던 시야에 보이지 않는 부분이 생기게 되는데 이런 병을 녹내장이라고 한다. 의학이 발전하면서 대부분의 질병에서 예방 혹은 조기진단, 조기치료의 개념이 중요하게 생각되고 있는데 이런 개념이 중요한 병 중의 하나가 녹내장이다. 녹내장은 치료받지 않거나 진단이 너무 늦어지는 경우 시야 결손이 커져 결국 실명에 이를 수 있기 때문이다.

　녹내장은 크게 급성으로 안압이 심하게 오르는 급성 폐쇄각 녹내장이 있고 만성으로 서서히 진행하여 시신경 손상을 일으키는 개방각 녹내장이 있다. 급성 폐쇄각 녹내장은 갑자기 심하게 안압이 높아지는 급성 발작으로 나타난다. 갑작스럽게 매스껍고 구토, 심한 두통과 안통, 충혈, 시력저하의 증상이 생기며 불빛을 볼 때 무지개색 달무리처럼 보이기도 한다. 정상적으로 우리 눈은 21 mmHg 이하의 안압을 유지하게 되는데, 급성으로 물이 나가는 부분이 막히게 되면 심하게 안압이 올라 50~60 mmHg 내외까지 높아진다. 때로는 두통으로 오인하여 신경외과나 내과에서 자기공명영상(MRI)이나 기타 다른 검사와 치료를 받게 되는 경우도 있어 급성으로 두통과 안통이 있다면 안압을 꼭 확인하여야 한다. 빨리 안압을 내려주지 않으면 심한 시신경 손상을 유발할 수 있기 때문이다.

이런 폐쇄각 녹내장은 가족력의 성향을 가지고 있으며 원시안을 가지고 있는 50~60대 여성에서 발생하기 쉽다. 원시안에서 수정체가 노화로 두꺼워지는 경우 눈 안의 물이 빠져나가는 앞방각이 해부학적으로 폐쇄되기 쉽기 때문이다.

폐쇄각 녹내장에서 생기는 급성 고안압은 응급처치로 먼저 정맥 주사나 경구 제제 등을 통해 안압을 내리고 물이 내려가는 길을 새로 만들어 주는 레이저 치료(레이저홍채절개술)를 시행하며 때로는 백내장 수술로 두꺼워진 수정체의 부피를 줄여주는 것이 도움이 되기도 한다. 보통 반대편 눈에도 발작의 위험이 있으므로 예방적으로 레이저 치료를 시행한다. 이런 폐쇄각 녹내장이 생기기 쉬운 50~60대 여성은 낮은 조도나 고개를 숙이고 장시간 독서나 뜨개질 등 근거리 작업을 하는 경우 폐쇄각 상태를 유발할 수 있으므로 피하는 것이 좋으며, 원시가 있는 경우 안과에서 안압이나 시신경 상태, 앞방각 상태를 점검하는 것이 좋다.

만성 녹내장은 개방각 녹내장이 대부분이다. 개방각 녹내장은 눈 안의 물이 내려가는 길이 뚫려 있는데도 만성으로 안압이 올라 시신경 손상을 일으키는 병이다. 안압이 정상보다 높지만 아주 심하게 높지는 않기 때문에 환자가 느끼는 증상이 거의 없어 때로는 극히 적은 시야만 남을 정도로 진행한 후에야 알게 되는 경우도 있다. 눈 안의 물이 내려가는 길이 보기에는 뚫려 있지만 그 저항이 커져 있어 물이 내려가지

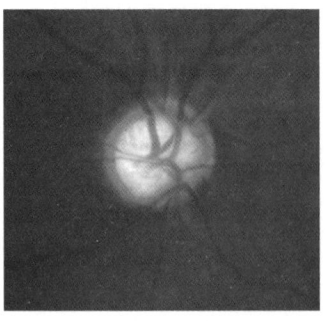

그림 3. 녹내장-시신경유두

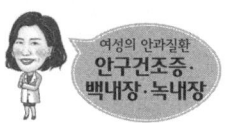

못하는 것으로 생각되고 있다. 개방각 녹내장은 전형적으로 안압이 높으면서 시신경 손상이 생기지만 안압이 정상 수준이어도 녹내장성 시신경 손상이 생길 수 있다. 이는 안압의 하루 중 변동 폭이 크거나 시신경으로 가는 혈액순환이 잘 안 되는 등 다양한 원인으로 발생하며 병원에서 측정한 안압 자체는 정상범위로 높지 않다. 이런 경우를 정상안압녹내장으로 부르는데 시신경이나 시야의 변화는 전형적인 개방각 녹내장의 소견을 보인다. 우리나라 일본 등에서는 안압이 높은 원발개방각녹내장에 비하여 정상안압녹내장의 빈도가 훨씬 더 높으므로 안압이 정상범위라 하더라도 반드시 안과에서 시신경 손상 여부를 확인하여야 한다.

개방각 녹내장은 말기가 될 때까지 거의 증상이 없다. 시야 손상이 악화되어 말기가 되면 주변 시야는 보이지 않게 되고 중심부만 남게 된다. 이런 경우 계단을 걷거나 보행 시에 좁은 시야 때문에 장애가 되는데, 이런 증상이 생길 때에는 이미 시야 손상이 상당히 와 있으며 여기서 더 진행하면 시력이 떨어지면서 실명에 이르게 된다. 진단을 위해서는 세극등광학현미경 검사, 안압 측정, 전방각경 검사, 각막두께 측정과 함께 시신경 검사, 망막신경섬유층 검사 및 시야 검사 등의 검사를 시행하게 된다.

치료 원칙은 약물요법이다. 안압을 시신경 손상이 더 이상 일어나지 않는 범위까지 낮추도록 점안약을 매일 점안한다. 안압이 정상범위에 해당하는 정상안압녹내장에서도 현재 안압보다 더 낮아지도록 안압약을 점안한다. 녹내장 약은 장기간 점안해야 하는 약이므로 담당 의사가 환자의 전신상태와 녹내장 상태를 종합적으로 판단하여 선택하게 된다. 녹내장은 일단 발생하면 완치될 수 있는 병은 아니지만 조기에 발견하여 잘 조절하면 실명으로 진행하는 위험을 낮출 수 있다. 안약으로 안압을 관리하며 정기적으로 내원하여 필요시 레이저나 수술을 추가하여 안압 조절을 도와줄 수도 있다. 그러나 백내장처럼 한 번의 수술로 회복될 수 있는 병은 아니며 현 상태를 유지하거나 진행을 늦추도록 하는 것이 치료목표인 만성질환이므로 당뇨병이나 고혈압처럼 일생 동안 관리해야 하는 질환이다. 증상이 없다고 해서 임의로 치료를 중단하면 시신경 손상이 빠르게 진행할 수 있다. 치료를 시작한 이후에도 녹내장의 진행 정도에 따라 약물이나 치료방식을 조정할 수 있으므로 정기 검사로 치료 효과를 평가하고 전문의와 상담하여야 한다.

담배는 혈관 수축효과로 시신경의 혈액순환을 나쁘게 하고 일시적으로 안압을 상승시킬 수 있으므로 금연하는 것이 좋다. 목이 조이는 넥타이나 복장, 머리로 피가 몰리는 자세(물구나무서기 등)는 피하는 것이 좋다. 스트레스나 음주는 피하는 것이 좋으며 혈액순환에 도움이 되는 음식이나 항산화 기능을 가지는 야채나 과일이 도움이 될 수 있다.

원칙적으로 40대 이상은 시신경과 안압검사를 받는 것이 좋으며 안압이 높은 경우, 녹내장의 가족력이 있는 경우, 당뇨, 심혈관질환, 근시, 스테로이드 약물을 사용한 경우, 눈에 외상을 받은 경우 등은 녹내장의 위험이 증가하므로 정기 건강검진이 필요하다.

노년으로 가는 길목에서 눈은 그 소중함을 많이 느끼게 하는 기관 중의 하나이다. 노안이 온 것 자체가 서글프기도 하지만 현재 상태를 받아들이고 적극적인 자세로 잘 관리해 나간다면 건강한 눈을 오래 잘 유지할 수 있다. 필자는 40대 중반에 오는 노안은 어찌 보면 앞으로 눈을 잘 관리하라는 메시지일 수도 있다고 생각한다. 폐경과 함께 찾아오는 안구건조증과 소리없이 찾아오는 녹내장, 시력을 떨어뜨리는 백내장까지 모두 이 시기에 정기검진을 시작함으로써 진단과 적절한 치료가 가능한 질환이기 때문이다. 안구건조증을 위해서는 근거리 작업 시의 적절한 자세 및 휴식, 점안제 치료가, 백내장은 수술시기 및 수술 전후의 시력관리를 위한 적절한 상담이, 녹내장은 정기검진 및 치료가 중요하며, 특히 여성에서 주로 많이 생기는 안구건조증이나 이와 연관된 쇼그렌 증후군, 폐쇄각 녹내장에 유의해서 관리해 나간다면 더욱 좋겠다.